科学出版社"十四五"普通高等教育研究生规划教材

《伤寒杂病论》妇科临证指要

主　编　马小娜
主　审　刘雁峰　王雪茜

科学出版社
北　京

内 容 简 介

本书为科学出版社"十四五"普通高等教育研究生规划教材之一。本书介绍了妊娠病、产后病、妇科杂病、妇科常用方4个部分，在《金匮要略》和《伤寒论》教材的基础上，总结了在妇科应用较多的《金匮要略》妇人三篇和《伤寒论》中妇科常用方剂的原文、方药、释义、注释选录、临证指要、医案及现代研究。本书旨在弘扬经方在妇科的临床运用，满足研究生及临床医生的临床学习及临证实践的需要，为学习经方在妇科的临床运用提供帮助。

本书可供中医妇科、中医临床基础方向的研究生使用，也可供中医临床医生和中医爱好者参考。

图书在版编目（CIP）数据

《伤寒杂病论》妇科临证指要 / 马小娜主编. 北京 ：科学出版社，2025.2. -- （科学出版社"十四五"普通高等教育研究生规划教材）. -- ISBN 978-7-03-081101-1

Ⅰ. R222.1

中国国家版本馆 CIP 数据核字第 2025K1R037 号

责任编辑：刘　亚 / 责任校对：刘　芳
责任印制：徐晓晨 / 封面设计：陈　敬

科学出版社 出版
北京东黄城根北街 16 号
邮政编码：100717
http://www.sciencep.com
固安县铭成印刷有限公司印刷
科学出版社发行　各地新华书店经销

*

2025 年 2 月第　一　版　　开本：787×1092　1/16
2025 年 2 月第一次印刷　　印张：10
字数：237 000
定价：68.00 元
（如有印装质量问题，我社负责调换）

编 委 会

序

妇科之学，其源久矣。妇人以血为本，经、带、胎、产诸疾，皆关乎气血冲任之盈虚，脏腑经络之调和。古之医家，于妇科病症多有精研，其治方用药，独具匠心，或调补气血，或疏泄肝郁，或温通胞宫，或清利湿热，法虽各异，然皆要在使妇人之身复归通调平衡健康之态。

《伤寒杂病论》一书，集先贤之大成，承医经、经方家之智慧，开后世临证医学之先河，为后人颂为"启万世之法程，诚医门之圣书"。后虽经战乱，分为《伤寒论》《金匮要略》两书，但均对妇科学之发展作出了重要贡献。《伤寒论》虽主论外感热病之诊治，并未专辟妇科专篇，然其间理法方药，与妇科临证多有契合。如热入血室之病，以小柴胡汤和解枢机，为后世论治此病奉为圭臬；抵当汤、桃核承气汤治下焦蓄血如狂发狂，也为后世治妇人瘀血重症多有启发；其余所载诸方，若能深入研习其配伍奥意，也多能为治疗妇人杂病提供借鉴。《金匮要略》则专设妇人三篇论妇人杂病，详述妇人经水不利、带下、腹痛及胎前产后诸病之证治，其方如温经汤、胶艾汤、当归芍药散等，沿用至今，效验彰明。泱泱仲景之学，以其辨证之精准、方药之精当为妇科临证奠定了坚实之理论基石，启迪后学无穷智慧。

马小娜教授所著《〈伤寒杂病论〉妇科临证指要》一书，匠心独运，意义非凡。此书紧扣伤寒、金匮之精要，详析书中妇科相关条文之奥旨，探微索隐，阐发经义，务求止于至善。其于每一经方在妇科之应用，则条分缕析，明其主治病证、方解药理、加减之要妙，变化之规范。且广采古今医案，以实例佐证经方之效，使读者能直观领略《伤寒》《金匮》经方于妇科临证运用之技巧。不唯如此，又虑及现代医学之发展，于书中适当参以现代医学之认识，力求古今融合，为妇科临床提供更为全面、实用之参考。

此书为研习《伤寒》《金匮》之学，并致力于妇科之应用者，架起了一座便捷之桥梁，必将极大推动中医妇科之学术传承与临床发展，可谓嘉惠医林，功在当代，利在千秋。

是为序。

北京中医药大学 王庆国

2024 年 12 月 10 日

前　言

本教材主要面向中医学、针灸推拿学、中西结合临床医学等专业的研究生及初、中级临床医生使用，以培养高素质、应用型临床人才为宗旨，经典与临床并重，提高经方的临床应用水平。

中医药学是具有中国特色的医学理论，是中国传统文化的重要组成部分，具有独特的理论体系和丰富的临床经验。几千年来，中医药学为中国人民的生存与繁衍作出了巨大贡献。《伤寒杂病论》的出现奠定了中医临床之基础，其中方药为经方之代表，多年来广泛应用于临床，是中医治病群方之祖，也是历代中医教育的核心。经方既能体现中医辨证论治的鲜明特点，又能反映其效专力宏的治疗特色。因而，掌握经方的使用是提高中医临床技能的有效途径。

经方在妇科的临床运用非常广泛，《中医妇科学》中的用方有很大部分出自《金匮要略》妇人三篇和《伤寒论》。本教材将《金匮要略》妇人三篇中的用方和《伤寒论》中妇科常用方总结在一起，在原文、释义、注释选录的基础上总结每个用方的临证指要及现代研究，并附上医案帮助学生进一步加深对用方的理解。

本教材的编写团队来自全国 17 所中医院校及附属医院的中医妇科教研室、伤寒论教研室及金匮要略教研室，由北京中医药大学马小娜担任主编，刘雁峰、王雪茜担任主审，郭亚楠、刘丹彤担任秘书。第一章由马小娜、洪艳丽、崔树娜编写；第二章由陈景伟、胡向丹、张勤华编写；第三章由赵宏利、张小花、曹颖、孙振高、陈艳辉编写；第四章由夏天、吴冬梅、胥风华、李云君、刘艺、谭展望、曹颖编写。

在编写过程中，各位编委通力合作，为本教材的顺利完稿付出了辛勤的劳作，在此表示诚挚的感谢！但书中难免存在不足之处，恳请广大师生及各位同道给予指正并提出宝贵意见，以便不断修订与提高。

编　者

2024 年 6 月

目　　录

第一章　妊娠病 ……………………………………………………………… 1

　第一节　妊娠呕吐 ………………………………………………………… 1

　第二节　妊娠素有癥病 …………………………………………………… 4

　第三节　妊娠腹痛 ………………………………………………………… 6

　第四节　半产下血 ……………………………………………………… 10

　第五节　妊娠小便难 …………………………………………………… 14

　第六节　妊娠水肿 ……………………………………………………… 16

　第七节　胎动不安 ……………………………………………………… 18

第二章　产后病 …………………………………………………………… 22

　第一节　产后郁冒 ……………………………………………………… 22

　第二节　产后大便难 …………………………………………………… 24

　第三节　产后腹痛 ……………………………………………………… 26

　第四节　产后恶露不尽、产后发热 …………………………………… 33

　第五节　产后中风 ……………………………………………………… 36

　第六节　产后虚烦 ……………………………………………………… 42

　第七节　产后下利 ……………………………………………………… 45

第三章　妇科杂病 ………………………………………………………… 47

　第一节　热入血室 ……………………………………………………… 47

　第二节　梅核气 ………………………………………………………… 52

　第三节　脏躁 …………………………………………………………… 54

　第四节　妇人吐涎沫 …………………………………………………… 56

　第五节　崩漏、月水过多 ……………………………………………… 58

　第六节　经行不畅 ……………………………………………………… 65

　第七节　陷经 …………………………………………………………… 68

　第八节　水血俱结血室 ………………………………………………… 70

　第九节　闭经 …………………………………………………………… 73

　第十节　下白物 ………………………………………………………… 75

　第十一节　腹中痛 ……………………………………………………… 79

　第十二节　转胞 ………………………………………………………… 84

　第十三节　阴疮 ………………………………………………………… 86

　第十四节　阴吹 ………………………………………………………… 89

第四章　妇科常用方 ·· 92

　　第一节　桂枝汤 ·· 92

　　第二节　葛根汤 ·· 96

　　第三节　小柴胡汤 ··· 99

　　第四节　柴胡加龙骨牡蛎汤 ·· 104

　　第五节　柴胡桂枝汤 ··· 107

　　第六节　柴胡桂枝干姜汤 ·· 110

　　第七节　栀子豉汤 ·· 113

　　第八节　桃核承气汤 ··· 116

　　第九节　半夏泻心汤 ··· 118

　　第十节　黄芩汤 ··· 121

　　第十一节　白虎汤 ·· 124

　　第十二节　五苓散 ·· 127

　　第十三节　猪苓汤 ·· 130

　　第十四节　当归四逆汤 ··· 133

　　第十五节　理中丸 ·· 135

　　第十六节　茵陈蒿汤 ··· 139

　　第十七节　黄连阿胶汤 ··· 142

　　第十八节　炙甘草汤 ··· 144

　　第十九节　乌梅丸 ·· 147

第一章
妊 娠 病

第一节 妊 娠 呕 吐

妊娠期间出现严重的恶心呕吐，头晕厌食，甚则食入即吐者，称为"妊娠恶阻"。妊娠恶阻又称"妊娠呕吐""子病""病儿""阻病"等，是妊娠早期最常见的病证之一，也有少数持续至妊娠晚期。

若妊娠早期仅见恶心、择食，或偶有晨起呕吐，为正常早孕反应，不作病论。一般妊娠3个月后可逐渐消失。

一、脾胃虚弱

【原文】

师曰：妇人得平脉①，阴脉②小弱，其人渴，不能食，无寒热，名妊娠，桂枝汤主之。于法③六十日当有此证，设有医治逆④者，却一月，加吐下者，则绝之。

【方药】

桂枝汤方

桂枝三两（去皮），芍药三两，甘草二两（炙），生姜三两，大枣十二枚（擘）。

上五味，㕮咀，以水七升，微火煮取三升，去滓，适寒温，服一升。服已须臾，啜稀粥一升余，以助药力，温覆令一时许，遍身漐漐，微似有汗者益佳，不可令如水流漓，病必不除。若一服汗出病差，停后服，不必尽剂。若不汗，更服依前法。又不汗，后服小促其间，半日许，令三服尽。若病重者，一日一夜服，周时观之。服一剂尽，病证犹在者，更作服。若汗不出，乃服至二三剂。禁生冷、粘滑、肉面、五辛、酒酪、臭恶等物。

【词解】

①平脉：平和无病之脉。

②阴脉：指尺脉。

③于法：法，指法度、法则。于法，即按照一般规律。

④治逆：指采用与妊娠病情不相适应的治法。

【释义】

诊得妇人的脉象平和无病，尺脉小弱，兼有口渴，不能正常进食等症，但身无寒热，这正是妊娠之象，可用桂枝汤治之。但按理妊娠 2 个月后才有上述症状，如治疗不得法，后 1 个月出现呕吐、腹泻症状，此时则应停止服药。

【注释选录】

徐忠可《金匮要略论注》 平脉者，不见病脉，一如平人也。关前为阳，关后为阴，小弱者，脉形小不大，软弱无力而非细也。诸脉既平，而独下焦阴脉，微见不同，是中上焦无病，乃反见渴、不能食之证，则渴非上焦之热，不能食，亦非胃家之病矣。少阳有默默不欲食之证，今无寒热，亦无少阳表证可疑矣。是渴乃阴火上壅，不能食乃恶心阻食，阴脉小弱乃胎元蚀气，故曰名妊娠，孕也。因经已阻，故如此断。药用桂枝汤者，此汤，表证得之，为解肌和荣卫，内证得之，为化气调阴阳。今妊娠初得，上下本无病，因子室有凝，气溢上干，故但以白芍一味，固其阴气，使不得上溢，以桂、甘、姜、枣，扶上焦之阳，而和其胃气，但令上之阳气充，能御相侵之阴气足矣。未尝治病，正所以治病也。否则，以渴为邪热而解之，以不能食为脾不健而燥之，岂不谬哉。于法六十日当有此证者，谓胎已成而气干上，治之当以胎气为主也。设有因医治逆，逆者，误也，却一月，其期未满六十日，则胎未成，又加吐利，而因医治误，则脾胃实有受伤处，是当但以断绝病根为主，不得泥安胎之说，而狐疑致误也，故曰绝之。论曰：《内经》谓手少阴脉动甚，谓之有子，言心脉主血，血聚则气盛也。又谓阴搏阳别，谓之有子，言阴得胎气而强，脉则搏击而别于阳脉。今反以脉小弱为妊娠，可知孕只两月，能蚀下焦之气，而不能作盛势也。过此则不然可知，故《千金》云：初时寸脉微小，呼吸五至，三月尺脉数也。

【临证指要】

徐忠可云："桂枝汤，外证得之为解肌和营卫，内证得之为化气调阴阳也。"妊娠初期轻度的恶心、饮食欠佳、乏力、嗜睡本不是疾病，因无恶寒发热等症状，所以可以排除外感病。脉、证均无异常，但患者有不适，为妊娠后阴阳失调所致，故用桂枝汤调和营卫。临床中遇到阴阳失和之证，如更年期潮热、汗出、半身汗出等症均可用桂枝汤加减治疗。

【医案】

邵继棠医案

李某，女，24 岁。1985 年 9 月 18 日就诊。

患者停经 45 日后，突感周身畏寒，嗣后每日早晨起床后发生恶心呕吐，所吐之物多系清涎。头目眩晕，倦怠嗜睡，择食厌食。尿妊娠试验阳性。诊为妊娠恶阻。舌苔薄白而润，脉象细滑。治宜调和气血，降逆止呕。方选桂枝汤加味：桂枝、白芍、鲜生姜各 6g，甘草 3g，法半夏、茯苓各 10g，陈皮、砂仁（后下）各 5g，大枣 4 枚。另以伏龙肝 30g 煎取清汁，代水熬药。药尽 2 剂，胃寒消失，呕恶渐止，继服 3 剂，诸恙尽瘥。

按语 妊娠恶阻之生，多因冲气上逆、胃失和降所致。其症亦属气血阴阳一时性失调。桂枝汤善于调阴阳、和气血、理肝脾，实为治疗恶阻之对症良方。

【现代研究】

妊娠恶阻病因不明。鉴于早孕反应出现及消失的时间与孕妇血 hCG 值上升及下降的时间一致，加之葡萄胎、多胎妊娠孕妇血 hCG 值明显升高，剧烈呕吐发生率也高，说明妊娠剧吐可能与 hCG 值升高有关。雌激素也与妊娠剧吐密切相关，妊娠恶心和呕吐随雌二醇水平的增减而增减，服用雌激素的妇女比未服用者更易恶心和呕吐，证明了这种症状对雌激素的易感性。精神过度紧张、焦急、忧虑及生活环境和经济状况较差的孕妇易发生妊娠剧吐，提示此病可能与精神、社会因素有关。妊娠剧吐也可能与感染幽门螺杆菌有关。

二、胃虚饮逆

【原文】

妊娠呕吐不止，干姜人参半夏丸主之。

【方药】

干姜人参半夏丸方
干姜、人参各一两，半夏二两。
上三味，末之，以生姜汁和丸如梧子大。饮服十丸，日三服。

【释义】

干姜人参半夏丸中，半夏、干姜均为妊娠禁药，但胃虚寒饮之恶阻，非此药不除，正合"有故无殒"之义。

【注释选录】

赵以德《金匮玉函经二注》 此即后世所谓恶阻病也。先因脾胃虚弱，津液留滞，蓄为痰饮；至妊二月之后，胚化为胎，浊气上冲，中焦不胜其逆，痰饮遂涌，呕吐出不已，中寒乃起。故用干姜止寒，人参补虚，生姜、半夏治痰散逆也。

徐忠可《金匮要略论注》 诸呕吐酸，皆属于火。此言胃气不清，暂作呕吐者也。若妊娠呕吐不止，则因寒而吐，上出为呕，不止则虚矣。故以半夏治呕，干姜治寒，人参补虚，而以生姜汁协半夏，以下其所逆之饮。

尤在泾《金匮要略心典》 此益虚温胃之法，为妊娠中虚而有寒饮者设也。夫阳明之脉，顺而下行者也。有寒则逆，有热亦逆，逆则饮必从之，而妊娠之体，精凝血聚，每多蕴而成热者矣。按：《外台》方，青竹茹、橘皮、半夏各五两，生姜、茯苓各四两，麦冬、人参各三两，为治胃热气逆呕吐之法，可补仲景之未备也。

【临证指要】

妊娠恶阻是临床常见病，由冲脉之气上逆犯胃所致，干姜人参半夏汤治疗寒饮中阻，脾胃虚寒型妊娠恶阻，效果良好。干姜人参半夏丸适用于妊娠呕吐 1～3 个月不能消失，呕吐物中含有痰涎及食物，且进行性加重的恶阻证者。临床上除治疗脾胃阳虚，胃有寒饮所致的妊娠恶阻外，还可以治疗其他疾病病机为虚寒痰饮者。《黄帝内经》（以下简称《内经》）指出："诸风掉眩皆属于肝"。而临床上也常见虚寒痰饮上逆所致眩晕者；腹痛由里虚兼寒引起者亦多见；因暑天嗜食冷饮吐泻治愈后出现胃脘痞满不适者，均可用干姜人参半夏丸加减进行治疗。

【医案】

陈邦芝医案

黄某，女，27 岁，农民。1992 年 12 月 17 日就诊。

停经 2 个月，食欲欠佳，头晕。精神疲惫，晨起恶心呕吐，或吐痰涎，或吐宿食。自以为呕吐是妊娠反应，未服药。延时月余，渐至水饮不入，食入即吐，呕吐痰涎清水，故来就诊。诊脉虽细但滑象明显，面色苍白，形瘦肢冷，脘痞不舒，舌淡苔薄白而润。此为脾胃虚寒，痰饮内阻，浊气上逆之象。处方：干姜 6g，党参 10g，半夏 6g。3 剂。嘱服药时取生姜汁 10 滴于药中，频服。药后呕吐大减，能进少量稀粥。再投原方 3 剂，呕吐止，食欲增。后以香砂六君子汤调治，7 个月后顺产 1 名男婴。

按语　妊娠恶阻是妊娠常见反应，轻则不治自愈，或经治疗后即迅速痊愈。今妊娠呕吐月余不止，可知呕吐较剧，正气受伤，脾胃虚弱，寒饮内停。妊娠 2 个月，胚已成胎，浊气上冲，中焦不胜其逆，痰饮遂涌，呕吐不已。故用干姜温中散寒，党参扶正益气，半夏、生姜汁蠲饮降逆，使中阳得振，寒饮蠲化，胃气得降，则呕吐自止。《内经》云："有故无殒，亦无殒也"。由此更信不诬也。

【现代研究】

《神农本草经》中并没有妊娠禁忌半夏之说。历来对于半夏是否应为妊娠禁忌意见不一。如《中国药典》1963 年版，半夏被列为孕妇慎用药，但 1977 年版及 1985 年版，半夏不再被规定为孕妇禁药、慎药。生半夏对妊娠不利的可能性最大，但由于半夏止呕作用明显，临床采用炮制半夏或与人参、白术、生姜、甘草、黄芩等配伍使用，可能会减少不利作用。堕胎是妊娠禁忌半夏最初也是最主要的理由。文献中还提到碍胎、动胎、犯胎乃至损血、耗气等作用，可能不利胎儿和母体。不少医家经验否认半夏动胎作用，但也有医家强调曾见半夏动胎、堕胎的案例。实验提示，半夏对妊娠和胚胎具有一定的毒性，也存在致畸可能，为了保护胎儿、孕妇，为了优生优育，目前，半夏在妊娠期仍以慎用为是。

（马小娜）

第二节　妊娠素有癥病

妇人癥病是指胞宫或下腹部有坚硬不移，痛有定处的积块，属《金匮要略》的"癥积"病范畴，与《内经》的"瘕聚""肠覃""石瘕"联系紧密。妇人癥病即现代医学的子宫肌瘤、卵巢肿瘤、子宫癌等病。

【原文】

妇人宿有癥病[①]，经断未及三月，而得漏下不止，胎动在脐上者，为癥痼害。妊娠六月动者，前三月经水利时，胎也。下血者，后断三月衃[②]也。所以血不止者，其癥不去故也。当下其癥，桂枝茯苓丸主之。

【方药】

桂枝茯苓丸方

桂枝、茯苓、牡丹（去心）、芍药、桃仁（去皮尖，熬）各等分。

上五味，末之，炼蜜和丸，如兔屎大。每日食前服一丸。不知，加至三丸。

【词解】

①瘕：腹内有瘀阻积聚形成包块的疾病。

②胚（pēi）：《说文解字》谓："胚，凝血也"，即色紫而暗的瘀血，此作为癥病的互辞。

【释义】

本条论述妊娠与癥病的鉴别及癥病漏下的治疗。妇女素有癥病，停经不到3个月，又漏下不止，并觉脐上似乎有胎动，其实这不是真正的胎动，而是癥积作祟，故曰"为癥痼害"。一般胎动均在妊娠5个月左右出现，且此时其部位应在脐下，不会在脐上。如果妊娠6个月感觉有胎动，且停经前3个月月经正常，受孕后胞宫按月增大，当属胎孕。若前3个月经水失常，后3个月又经停不行，胞宫也未按月增大，复见漏下不止，则是癥痼造成的。宿有癥积，血瘀气滞，所以经水异常，渐至经停。瘀血内阻，血不归经，则漏下不止。癥积不去，漏下难止，宜消癥化瘀，使瘀去血止，用桂枝茯苓丸治疗。方中桂枝、芍药通调血脉，牡丹皮、桃仁活血化瘀，茯苓渗湿利水。

对于本条，历代注家多从癥胎互见释之，即宿有癥病，又兼受孕，并因癥病致孕后下血不止，故均以"有故无殒"作为使用本方的理论依据。但从临床实际看，即便胎癥互见出现先兆流产下血，也当以安胎为要而非消癥，故解释为胎癥的鉴别及癥病的治疗，既符合文义，又切合临床。

【注释选录】

徐忠可《金匮要略论注》 妇人行经时遇冷，则余血留而为癥，癥者，谓有形可癥，然癥病，女人恒有之，或不在子宫，则仍行经而受孕，经断即是孕矣。未及三月，将三月也，既孕而仍见血，谓之漏下，今未及三月，而漏下不止，则养胎之血伤，故胎动。假使胎在脐下，则真欲落矣，今在脐上，是每月凑集之新血，因癥气相妨而为漏下，实非胎病，故曰癥痼害。痼者宿疾，难愈曰痼，害者，无端而累之曰害。至六月胎动，此宜动之时矣，但较前三月，经水利时，胎动下血，则已断血三月不行，乃复血不止，是前之漏下，新血去而癥反坚牢不去，故须下之为安。药用桂枝茯苓汤者，桂枝、芍药，一阳一阴；茯苓、丹皮，一气一血，调其寒温，扶其正气，桃仁以破恶血、消癥癖，而不嫌伤胎血者，所谓有病则病当之也。且癥之初，必因寒，桂能化气而消其本寒；癥之成，必挟湿热为窠囊，苓渗湿气，丹清血热，芍药敛肝血而扶脾，使能统血，则养正即所以祛邪耳。

此方去癥之力不独桃仁。癥者阴气也，遇阳则消，故以桂枝扶阳，而桃仁愈有力矣。其余皆养血之药也。然消癥方甚多，一举两得。莫有若此方之巧矣。每服甚少而频，更巧，要知道癥不碍胎，其结原微，故以渐磨之。

【临证指要】

桂枝茯苓丸组方配伍精巧，药物功专，寒温相宜，攻坚破结而不伤正，通滞祛瘀而不耗阴，故证凡见瘀血之候，若能审证确切，加减得当，无论何种疾病用之都能见效。用桂枝茯苓丸加柴胡活血理气可以治黄褐斑，因黄褐斑多与肝、脾、心、肾及胃等经气郁滞不畅有关。桂枝茯苓丸活血祛瘀，柴胡疏肝理气，引药直捣病所。用桂枝茯苓丸加车前子治疗输卵管结扎术后小便涓滴不利。因术后气血损伤，气血流通不畅，腑气为瘀所阻，决渎无权，气化不散，遂癃闭。用桂枝茯苓丸通经活血以开泄州都，偏寒者重用桂枝，偏热者重用赤芍、牡丹皮。又可用桂枝茯苓汤加当归、香附、丹参祛瘀通经以恢复月经周期，治疗证属瘀阻胞宫、气滞不畅的月经后期。桂枝茯苓丸具有活血、化瘀、消癥之效，主治妇人宿有癥块和因瘀血所致各种病证，传世至今，后世历代医家根据张仲景的阐述及其确立的辨证论治原则，充分运用于治疗现代称谓的子宫肌瘤、异位妊娠、不孕症、月经不调、痛经、流产后阴道出血、子宫内膜炎、附件炎等妇科疾病，疗效颇佳。

【医案】

赖良蒲医案

邓某，女，48岁，萍乡人。经血暴下，势不可止，色呈紫黑，腥臭难闻。小腹闷痛，脉弦有力，舌青苔黄。证属瘀积日久，陡然暴崩。治宜因势利导，通因通用。方选桂枝茯苓丸加减：牡丹皮6g，赤芍药6g，炒蒲黄3g，桂枝3g，茯苓9g，五灵脂6g，桃仁3g，生蒲黄3g，生鹿角片9g，水煎服。3剂后腹不痛，出血减。再予以加味四物汤调理善后：川芎4.5g，小蓟炭6g，蒲黄炭4.5g，醋香附6g，当归9g，赤芍药9g，生地黄12g，炒棉花籽6g。水煎服。5剂而愈。

按语 此例为通因通用之法。病因为瘀，法当活血化瘀。方以桂枝茯苓丸加减，蒲黄生用性滑，有活血祛瘀、凉血、利小便的作用，炒用性涩，有止血作用。故生、炒各半可活血止血。用药之妙在生鹿角片，既可补肝肾以扶正，又可活血散瘀以祛邪。

【现代研究】

子宫内膜异位症作为育龄期女性的一种高发病、疑难病，目前尚无法根治，经过历代医家的不断探索，中医药在治疗此病上越来越发挥出其独特的优势。出自《金匮要略》的桂枝茯苓丸具有活血化瘀、缓消癥块的功效，在临床上治疗子宫内膜异位症的疗效尤为显著。近年来桂枝茯苓丸治疗子宫内膜异位症的相关文献很多，归纳总结发现：在基础研究方面，桂枝茯苓丸可以通过抑制异位内膜的黏附、侵袭及转移，阻碍血管生成，调节免疫及炎症反应，诱导异位内膜细胞的凋亡，镇痛解痉，缓解子宫内膜异位症的痛经症状等作用机制来达到治疗子宫内膜异位症的作用；在临床研究方面，桂枝茯苓丸具有缓解痛经症状、缩小异位病灶、提高临床有效率及受孕率、降低术后复发率、调节激素及细胞因子水平等作用。金季玲等用加味桂枝茯苓丸治疗子宫内膜异位症，发现加味桂枝茯苓丸具有降低患者血液黏滞性和红细胞聚集性，改善局部血液循环，促进异位结节消散的作用。

（马小娜）

第三节　妊娠腹痛

女性在妊娠期，因胞脉阻滞或失养，发生小腹疼痛者，称为"妊娠腹痛"，亦名"胞阻"，也有称"痛胎""胎痛""妊娠小腹痛"。妊娠腹痛属于西医学先兆流产的症状之一。

《金匮要略》所论妊娠腹痛有阳虚寒盛和肝脾失调两型。

一、阳虚寒盛

【原文】

妇人怀妊六七月，脉弦发热，其胎愈胀，腹痛恶寒者，少腹如扇①。所以然者，子脏②开故也，当以附子汤温其脏。

【方药】

方未见

《伤寒论》所录附子汤：少阴病，得之一二日，口中和，其背恶寒者，当灸之，附子汤主之。

附子汤方

附子二枚（炮，去皮，破八片），茯苓三两，人参二两，白术四两，芍药三两。

上五味，以水八升，煮取三升，去滓，温服一升，日三服。

【词解】

①少腹如扇：形容少腹恶寒，犹如风吹状。扇，此指风吹。

②子脏：即子宫，又称"胞宫"。

【释义】

本条论述妊娠阳虚寒盛腹痛的证治。妊娠六七月时出现脉弦发热，胎胀愈加明显，腹痛恶寒，少腹阵阵作冷，有如风吹的感觉，这是肾阳亏虚、阴寒内盛所致。阳虚阴盛，寒凝气滞，所以其胎愈胀、腹痛。肾阳虚不能温煦，胞宫失于温摄，故恶寒，少腹如扇。此脉弦为虚寒之征。唯发热出现于一派阴寒之象中，显然既非外感，亦不是真热，而是虚阳外浮的假热，故用附子汤温阳散寒，暖宫安胎。原方未见，徐忠可等注家认为可能是《伤寒论·辨少阴病脉证并治》篇的附子汤（炮附子二枚，茯苓三两，人参二两，白术四两，芍药三两）。

【注释选录】

徐忠可《金匮要略论注》　怀妊至六月、七月，此胃与肺养胎之时也。脉弦者，卫气结则脉弦。发热者，内中寒亦能作热也。寒固主胀，故弦脉使人胃胀，六、七月胃肺养胎而气为寒所滞，故始胀尚可，至此则胎愈胀也。寒在内则腹痛恶寒，然恶寒有属表者，此连腹痛，则知寒伤内矣。少腹如扇，阵阵作冷，若或扇之也，此状其恶寒之特异者，且独在少腹，盖因子脏受寒不能阖，故少腹独甚。子脏者，子宫也，开者，不敛也。附子能入肾温下焦，故曰：宜以附子汤温其脏。原方失注，想不过《伤寒论》中，附子合参、苓、术、芍之附子汤耳。

尤在泾《金匮要略心典》　脉弦发热，有似表邪，而乃身不痛而腹反痛，背不恶寒而腹反恶寒，甚至少腹阵阵作冷，若或扇之者然，所以然者，子脏开不能合，而风冷之气乘之也。夫脏开风入，其阴内胜，则其脉弦为阴气，而发热且为格阳矣。胎胀者，胎热则消，寒则胀也。附子汤方未见，然温里散寒之意，概可推矣。

【临证指要】

黄元御认为木郁则脉弦；木郁阳陷，故发热而恶寒；木郁克土，故胎胀而腹痛；木郁风生，故少腹凉气如扇。所以然者，土湿水寒，肝木不荣，陷而生风，疏泄失藏，致令子脏开张故也。当以附子汤，温其肾脏，茯苓、附子泻水而驱寒，人参、白术补土而益气，芍药敛木而息风，水温土燥，木荣风息，则寒热止而痛胀消矣。

本证特征为腹痛伴少腹阵阵作冷，形寒怯冷，腹胀，舌质淡，苔白润，脉弦而无力或沉迟无力，至于发热，则可有可无。若有，亦多为短暂的微热。对于确属阳虚阴盛的妊娠腹痛、子肿、先兆流产、习惯性流产、早产等病证，可以使用本方。

【医案】

刘长天医案

王某，女，35岁。经产妇，妊娠7个月，忽感腹部疼痛绵绵不休，经多方治疗，痛反益甚。余诊时已延月余，畏寒，腹部更甚，口中和，喜热饮，泛清涎，脉弦而无力。先以逍遥散加味治之，无效。不得已乃用《伤寒论》附子汤原方：制附子15g，茯苓15g，党参25g，白术25g，白芍15g，连服3剂而愈。至期产1名男婴，甚壮。

按语　附子是妊娠期忌药。《神农本草经》将其列为下品，云："附子气味辛温，有大毒，主风寒咳逆邪气，温中，金疮，破症坚积聚，血瘕，寒湿踒躄，拘挛膝痛，不能行步"。由于此药大热大毒，走而不守，有破坚作用。且后世方书有胎前不宜热之说，所以张路玉氏认为附子为坠胎百药之长。自仲景之后，妊娠少有用者。然傅青主云："妊妇有畏寒腹痛因而堕胎者……谁知是气虚不能摄胎乎？夫人生于水，亦养于火，非气不充，气旺则火旺，气衰则火衰……胎日加长，而气日加衰，安得不堕哉……无如人拘于妊娠之药，禁而不敢用，故致堕胎"。魏念庭论附子汤云："急温脏回阳以救胎，法当附子汤，用附子而佐以参术固气安胎，洵善治也"。诸前辈的识见，征之临床是完全正确的。

【现代研究】

附子被后世医家列为妊娠忌药，是因为附子辛热有毒，有耗津液、损胎元之可能。仲景将其用于阳虚阴盛的腹痛，是本《素问》"有故无殒"之意。不过妊娠期使用附子应当注意三点：一是中晚期妊娠（六七个月后）方可使用，此时胎元已稳定，相对早期妊娠，附子对胎元的不良影响较小；二是确属阳虚阴盛的腹痛才能使用；三是尽可能与扶正暖宫安胎的人参（或党参）、白术、艾叶等配伍使用。如果阳虚阴盛较轻，可将附子换成菟丝子、补骨脂等既能温肾又无毒性，且能安胎的药物。

二、肝脾失调

【原文】

妇人怀娠，腹中㽲痛[①]，当归芍药散主之。

【方药】

当归芍药散方

当归三两，芍药一斤，茯苓四两，白术四两，泽泻半斤，芎䓖半斤（一作三两）。

上六味，杵为散，取方寸匕，酒和，日三服。

【词解】

①疞（jiǎo）痛：指腹中急痛。

【释义】

本条论述妊娠肝脾失调腹痛的证治。据方测证，可知此妊娠腹痛是由肝脾失调、气血郁滞湿阻所致。肝藏血，主疏泄，脾主运化水湿，妊娠时血聚胞宫养胎，肝血相对不足，则肝失调畅而气郁血滞，木不疏土，脾虚失运则湿生。以药测证，本条除腹中拘急作痛的主症外，可有面白乏力、唇甲淡白、胸胁胀闷、郁郁寡欢、小便不利、足部浮肿等症。故当治以养血疏肝，健脾利湿。治用当归、芍药养血调肝、渗湿健脾。方中重用芍药养血柔肝、缓急止痛，当归助芍药补养肝血，川芎行血中之滞气，三味共以调肝；泽泻用量亦较重，意在渗利湿浊，白术、茯苓健脾除湿，三者合以治脾。肝血足则气条达，脾运健则湿邪除。

【注释选录】

魏荔彤《金匮要略方论本义》 再有妇人妊娠腹中疼痛，血气虚阻，如上条所言，而证初见者也，主以当归芍药散。归芍以生血，芎䓖以行血，茯苓、泽泻渗湿利便，白术固中补气。方与胶艾汤同义，以酒和代干姜，无非温经补气，使行阻滞之血也，血流通而痛不作，胎斯安矣。

尤在泾《金匮要略心典》 《说文》疞音绞，腹中急也，乃血不足而水反侵之也。血不足而水侵，则胎失其所养，而反得其所害矣。腹中能无疞痛乎？芎、归、芍药，益血之虚；苓、术、泽泻，除水之气。赵氏曰：此因脾土为木邪所客，谷气不举，湿气下流，搏于阴血而痛，故用芍药多他药数倍，以泻肝木，亦通。

【临证指要】

此方主治妇人腹中疞痛，而兼和血利水之效，故建中汤证而兼水气者及逍遥散证而带痛者，皆可用之。本方广泛运用于妇科、内科、五官科、外科等病证，但其病机都属肝脾失调，气郁血滞湿阻。胎位不正可加菟丝子、续断、桑寄生、大腹皮、苏叶、陈皮等；先兆流产可加续断、桑寄生、菟丝子、苎麻根；排卵障碍型异常子宫出血可加茜草、仙鹤草、蒲黄等；盆腔炎性疾病后遗症可加白花蛇舌草、红藤、薏苡仁等。

【医案】

伍炳彩医案

罗某，女，25岁，1993年5月10日初诊。

患者妊娠已2个月，近日工作繁忙，腹部隐痛不适，邀余诊治。症见腹部隐隐作痛，休息稍舒，伴腰酸，腹部有下坠感，口不渴，纳可，食后不胀，大便适中，小便稍黄，苔白，脉弦滑。诸症正符合"妇人怀妊，腹中疞痛"之经文，以当归芍药散加味：当归10g，白芍15g，川芎3g，云茯苓10g，泽泻10g，白术10g，杜仲10g，桑寄生10g，黄芪15g，党参15g，3剂。

1993年5月13日二诊：药后腹部隐痛停止，腰酸亦减，腹部下坠感减轻，嘱用上方再服5剂。药后诸症消失，足月生一男婴。

按语　本方可用于胎动不安，但目前临床医生惧而不用，多用寿胎丸。据日本中田敬吾的研究，其对妊娠期服用本方的孕妇及儿童进行了随访调查，结果 27 例均未发现因服本方剂对母子健康有不良影响者。此外，在产后母体恢复和小儿发育方面未见到任何有害作用的迹象。现代医学认为，在受精卵分裂旺盛的妊娠初期服药，畸形发生率高；从本方的使用来观察，在胚胎尚未形成以前给药，可以改善母体内环境，对受精卵形成胚胎的发育过程产生良好影响，未见有致畸性，而且对儿童的健康起着积极的作用。伍老每年均可遇类似病例，用当归芍药散加味，大多数获满意疗效，足见经方疗效之可靠。

【现代研究】

现代药理学研究表明，当归芍药散及方中多种有效成分具有抗炎、调节免疫、保护神经等作用。因此，该方不仅可以用于先兆流产、习惯性流产等妊娠类疾病，还可以调节母胎免疫交互、促进胚胎及胎儿发育等。另外，随着对其药理机制的深入研究，本方亦可用于盆腔炎性疾病等妇科杂病，以及乳腺炎性疾病、肠炎、肾病综合征、肾积水、皮肤病等各科疾病。

（洪艳丽）

第四节　半　产　下　血

半产下血是指妇人妊娠 3 个月以后，胎儿已成形而自然殒堕，伴见阴道流血不止。半产下血在《金匮要略》中有冲任虚损和气滞血瘀两型。

一、冲任虚损

【原文】

师曰：妇人有漏下①者，有半产②后因续下血都不绝者，有妊娠下血者，假令妊娠腹中痛，为胞阻③，胶艾汤主之。

【方药】

芎归胶艾汤方（一方加干姜一两，胡氏治妇人胞动无干姜）

芎䓖二两，阿胶二两，甘草二两，艾叶三两，当归三两，芍药四两，干地黄六两。

上七味，以水五升，清酒三升，合煮，取三升，去滓，内胶，令消尽，温服一升，日三服。不差，更作。

【词解】

①漏下：妇女经血非时而下，淋漓不断如漏。

②半产：亦称小产，指妊娠 3 个月以后，胎儿已成形，但未足月而自然殒堕。

③胞阻：一指妊娠腹痛，即妊娠时孕妇小腹作痛。如《医宗金鉴·妇科心法要诀》曰："孕妇腹痛，名为胞阻"。另指妊娠腹痛伴下血，此条原文即是。当今医者多从前者。

【释义】

本条论述妇人冲任脉虚三种下血的证治。妇人下血之证，一为经水淋漓不断的漏下，二为半产后的下血不止，三为妊娠胞阻下血。"假令"是承"有妊娠下血者"而言，意指若妊娠下血而有腹痛者，即属胞阻。因妊娠时阴血下漏，以至不能入胞养胎，"而阻其化育"故称胞阻。以上三种下血虽出现于不同的病证，但病机皆属冲任脉虚，阴血不能内守。冲为血海，任主胞胎，冲任虚损，不能约束经血，故淋漓漏下或半产后下血不止；冲任虚而不固，胎失所系，则妊娠下血，腹中疼痛。以上皆可用胶艾汤调补冲任，固经安胎，异病同治。方中阿胶补血止血，艾叶温经止血，两药均能安胎。干地黄、芍药、当归、川芎养血和血，甘草调和诸药，清酒助行药力。诸药合用，具有养血止血、固经安胎、调补冲任之功。《太平惠民和剂局方》中的补血调经要方四物汤就是由胶艾汤减阿胶、艾叶、甘草而成，故芎归胶艾汤可视为补血剂之祖方。

【注释选录】

赵以德《金匮玉函经二注》　经水与结胎，皆冲任也。冲任乃肾用事者也。肾属坎，坎者时与离会，则血满经水行，犹月之禀日光为盈亏也。精有所施，心神内应，血即是从，故丁壬合而坎离交，二气凝结，变化豚胎矣。然持守其阴阳交合，长养成胎者，皆坤土资之也。阴阳抱负则坤土堤防，故不漏。若宿有瘀浊客于冲任，则阴自结而不得与阳交合，故有半产漏下不绝也。若妊娠胞阻者，为阳精内成胎，阴血外养胞，胞以养其胎，今阴血自结，与胎阻隔，不与阳和，独阴在内，作腹中痛、下血，皆是阴阳失于抱负，坤土失其堤防，用此方皆治之。芎、归辛温，宣通其阳血；芍药味酸寒，宣通其阴血；阿胶之甘温，而牛皮乃土畜之属金者[①]《内经》曰：肺外合皮毛。皮毛生于肾水。东垣谓其入于手太阴、足少阴、厥阴。尝思坤土在身气化成形，金石草木之药，终不如血肉之质与其同类者以养之。此方用阿胶安胎补血，塞其漏泄宜矣；甘草和阴阳，通血脉，缓中解急；艾叶其气内入，开利阴血之结而通于阳；地黄犹是补肾血之君药也。调经止崩，安胎养血，妙理无出此方。然加减又必从宜。若脉迟缓，阴胜于阳，则加干姜、官桂；若数大，则宜加黄芩。

①而牛皮乃土畜之属金者：《二注》无此十字。

【临证指要】

魏荔彤认为妊娠下血，腹中痛，为胞宫气机阻滞所致。胞宫气机阻滞的原因为气虚寒，气虚寒则血必不足而凝，凝则气愈阻而作痛。气阻血凝，则又内生虚热。此胞中气血因虚而寒，因寒而阻，因阻而凝，因阻凝而热，因热而下血，因下血而伤胎坠堕，递及之道也。师主之以胶艾汤，用川芎行血中之凝；阿胶、甘草、当归、地黄、芍药五味全补胞血之虚；艾叶温子脏之血。寒证见加干姜，热证见者干姜烧灰存性，温经散寒，开凝通阻，而血反止矣。干姜之加，乃注中所增，实不易之药，余治妇人经血，屡试屡效者也。故竟僭而添入方中，高明鉴焉。

本证特征：妇女下血血色浅淡或黯淡，质清淡，常伴头晕目眩，神疲体倦，舌淡、脉细等。本方广泛运用于多种妇科出血病，包括崩漏、产后恶露不绝、胎漏、胎动不安、滑胎等，涉及功能性子宫出血、先兆流产、习惯性流产等疾病，病机多属冲任脉虚、气血两亏、血分虚寒。临床应随症化裁，腹不痛可去川芎；血多，减当归用量，加贯众炭、地榆炭；气虚，少腹作坠，加党参、黄芪、升麻；妊娠恶阻，加砂仁、苏梗、陈皮；腰酸痛，加杜仲、川续断、桑寄生；胎动不安，加菟丝子、苎麻根。

【医案】

苑淑肖医案

黄某，33 岁。2008 年 2 月 28 日初诊。

患者 1 年前有 2 次堕胎史。今停经 2 个月，10 日前出现阴道少量出血，色暗，次日出血量增多，伴少腹坠痛，有胎块排出，但阴道出血淋沥不净 10 余日而来就诊。尿 hCG 阳性，B 超示宫腔内可见少量妊娠残留物。舌淡红，脉沉细无力。诊为胎堕不全。治宜活血逐瘀，养血止血。方以胶艾汤合生化汤加减：阿胶、当归、桃仁、甘草各 8g，白芍、艾叶各 9g，炮姜 6g，蒲黄、益母草各 10g。3 剂后出血止，腹痛消失，但感腰酸、头晕。上方去桃仁、蒲黄，加杜仲、桑寄生各 10g。续服 7 剂后，诸症消失。2 周后 B 超复查，提示宫腔内未见异常回声。

按语　本例患者因禀赋薄弱，孕后血聚养胎，使气血更虚，加之屡次堕胎损伤冲任，冲任不固，胎元不实，以致堕胎。胎殒已堕，堕而未尽，瘀阻子宫，新血不得归经，故阴道出血不止。投生化汤祛瘀下胎，胶艾汤养血止血，故收止血不留瘀之效。

【现代研究】

妇人胞宫出血之证易致血虚、血瘀，然活血恐令出血更盛，止血恐令瘀滞更重。胶艾汤乃以养为塞、祛瘀生新、养血活血以止血之良方。现代药理学研究表明，本方中多种有效成分有增强子宫平滑肌收缩、促进凝血因子生成及抑制纤维蛋白溶解系统的活性等改善凝血的作用，亦有提升血小板、促进骨髓造血功能，提升血红蛋白及血浆促红细胞生成素水平等纠正贫血之效。基于此，本方在临床上不仅用于出血性胎产病，还广泛运用于其他虚寒性出血类疾病，如非静脉曲张性上消化道出血等。

二、气滞血瘀

【原文】

寸口脉弦而大，弦则为减[①]，大则为芤，减则为寒，芤则为虚，寒虚相搏，此名曰革。妇人则半产漏下，旋覆花汤主之。

【方药】

旋覆花汤方

旋覆花三两，葱十四茎，新绛少许。

上三味，以水三升，煮取一升，顿服之。

【词解】

①弦则为减：革脉包括弦、大两象，但弦脉是按之不移，而革脉的弦，重按则减，所以说弦则为减。

【释义】

妇女寸口脉呈现弦而大的革脉，与阳虚血少有关。由于阳虚里寒，经脉失于温养，则脉弦而按之无力，故云"弦则为减"，"减则为寒"；血少亏虚，脉道不充，则脉芤大中空，故谓"大则为芤"，"芤则为虚"。可见，脉形弦而无力，大而中空之象，即为革脉，乃与阳虚内寒、血少亏虚有关，阳虚失于温摄，血少不养胞胎，则可致半产漏下。原文治以旋覆花汤开结通络，行瘀止漏。

【注释选录】

赵以德《金匮玉函经二注》 《本草》谓旋覆花主结气，胁下满，通血脉，去脏家热；葱管亦主寒热，安胎，除肝邪，且更能主血；新绛疑是绯帛也，凡糸帛皆理血，血色红，用绛尤切于活血。肝为藏血，主生化，故冲任之脉成月事及胞胎者，皆统属之。三味入肝理血，除邪散结，岂非以气阳也、血阴也、气少则无阳，无阳则寒；血虚则无阴，无阴则热、两虚相搏，以害其肝之生化欤？所以用是汤先解其结聚之邪也，而温补其虚寒者，必另有法矣。

黄元御《金匮悬解》 水寒木枯则脉弦，营虚卫浮则脉大，弦则阳衰而外减，大则阴衰而内芤，减则阳气不足而为寒，芤则阴血不充而为虚，寒虚相合，此名曰革，如鼓之外硬而中空也。气血虚寒，脉如皮革，妇人见此，则胎孕殒落而半产，经脉沉陷而漏下，旋覆花汤，旋覆花行经脉之瘀，葱白通经气之滞，新绛止崩而除漏也。

【临证指要】

魏念庭认为半产漏下为气虚不能统血所致。旋覆花清气分药也，佐以葱之通阳，无非为气分虚寒主治也，加以新绛少许，引入血分，而下趋之血可以随升举之阳气而思返矣。唐容川认为用葱白以通胸中之气，如胸痹而用薤白之例；用旋覆以降胸中之气，如胸满噫气而用旋覆之例也。惟新绛乃茜草所染，用以破血，正是治肝经血着之要药，通窍活血汤恰合此方之意，故用之有效。

《金匮要略》记载："肝着，其人常欲蹈其胸上，先未苦时，但欲饮热，旋覆花汤主之。"仲景以此方论治肝着证，证属肝络瘀滞，气机不畅。除此之外，临床属营气痹塞，经脉瘀阻之内科、妇科杂病均可用本方治疗。因实致虚者，加益气养血之黄芪、当归、丹参、人参、生地黄等；络瘀盛者，加三七粉、红花、全蝎、土鳖虫、蜈蚣、瓜蒌、赤芍、延胡索等。

【医案】

李继路医案

许某，女，32岁。

流产已2月余，阴道出血不净。脉细滑，苔白舌淡红，少腹时痛，痛轻则血流量少，痛重则量多，不痛则血止，腰酸。诊断为瘀血结于少腹，积滞不通，故漏下时止时行。治之散结祛瘀，旋覆花汤主之。处方：旋覆花10g，新绛（茜草）12g，青葱10根，当归10g，赤芍6g，五灵脂10g，炒蒲黄6g，艾叶3g，阿胶10g，3剂。药后下瘀血数团，其中有一白色皮肉样物，从此血止腹不痛，再用八珍汤收功。

按语 半产漏下，其在失血方面，固属虚寒之例，但漏下的原因，往往为半产留有瘀血所引起，瘀血不去，漏下奚止。征诸临床，对半产漏下的患者，用温补剂效果多不理想。近代医家对流产而阴道出血不净者，则用刮宫术，中医治用旋覆花汤去瘀散结，与近代刮宫术，法虽不同，其意则一，符合瘀结去、新血生的道理。

【现代研究】

旋覆花汤可作为治疗内科、妇产科等杂病证属肝经气血瘀滞、着而不行的各种病证的基础方，随症加减，有较广泛的运用前景及研究价值。如以《内经》"女子以肝为用"与经络病理论结合，以旋覆花汤为基础方研究治疗妇人子宫内膜异位症及乳腺增生症等病；用《内经》"肺主皮毛"和仲景络病理论结合研究治疗皮肤病久治不愈或易复发等疑难杂症；现代药理学研究表明，本方及方中多种有效成分具有抗炎、抗菌、抗自由基、免疫抑制、升高白细胞计数、促进机体造血功能等药理作用，还可广泛运用于冠心病、食管癌与周围血管粘连而不能手术、偏头痛等证属本方病机的疾病。

（洪艳丽）

第五节　妊娠小便难

妊娠期间，尿频、尿急、淋沥涩痛者，称为"妊娠小便淋痛"，亦称为"妊娠小便难""子淋"，相当于西医学的妊娠合并尿道炎、膀胱炎、肾盂肾炎等泌尿道系统感染的疾病。

《金匮要略》所论有血虚热郁证。

【原文】

妊娠小便难，饮食如故，当归贝母苦参丸主之。

【方药】

当归贝母苦参丸方（男子加滑石半两）
当归、贝母、苦参各四两。
上三味，末之，炼蜜丸如小豆大。饮服三丸，加至十丸。

【释义】

本条论述妊娠血虚郁热小便难的证治。妊娠小便难，即后世所称"子淋"。妊娠妇女但见小便难而饮食如常，可知病不在中焦，而在下焦。从方测之，此由妊娠血虚热郁，通调失职，兼膀胱湿热蕴结，导致小便不利，故用当归贝母苦参丸养血开郁，清热除湿。方中当归养血润燥，贝母清热开郁下气，以复肺之通调，苦参清热润燥而能通淋涩。诸药合用，使血得濡养，热郁得开，湿热得除，水道通调，则小便自能畅利。

对于原文中的"小便难"，有医家认为应是大便难之误。观当归贝母苦参丸能养血润燥外，还有下气开郁、清热除湿作用，且方名后又注"男子加滑石半两"，意在加强清热渗湿利窍之功，故仍以小便难为是。不过肺为水上之源，又与大肠相表里，肺热气郁通调失职，则小便不利；若影响传导之功，则大便难。所以妊娠血虚热郁，大小便不利，均可用本方治疗。

【注释选录】

赵以德《金匮玉函经二注》　小便难者，膀胱热郁，气结成燥，病在下焦，不在中焦，所以饮食如故。用当归和血润燥；《本草》：贝母治热淋。以仲景陷胸汤观之，乃治肺金燥郁之剂，肺是肾水之母，水之燥郁，由母气不化也。贝母非治热，郁解则热散，非淡渗而能利水也，其结通则水行。苦参长于治热利窍逐水，佐贝母入行膀胱，以除热结也。

徐忠可《金匮要略论注》 从来小便难，伤寒热邪传里则有之，必先见表证；或化原郁热者有之，上必见渴；中气不化者有之，饮食必不调；中气下陷者有之，必先见脾胃证；下焦郁热有之，必不渴而饮食如故。今妊娠饮食如故，然小便难，必因便溺时得风冷，郁于下焦而为热，致耗膀胱之水，故以当归贝母苦参丸主之。苦参能入阴治大风，开结气，除伏热，故以为君。当归辛温，能入阴利气，善治卫带之病，故以为臣。其证虽不由肺，然膀胱者，气化之门，下窍难，则上必不利，故以贝母开肺气之郁为佐，全不用利水药，病不因水郁也。

尤在泾《金匮要略心典》 小便难而饮食如故，则病不由中焦出，而又无腹满身重等证，则更非水气不行，知其血虚热郁，而津液涩少也。《本草》：当归补女子诸不足，苦参入阴利窍除伏热，贝母能疗郁结，兼清水液之源也。

【临证指要】

本方体现了下病上取的治疗思路。原方治"妊娠小便难"，除清热利湿治下焦外，还用贝母开郁下气治上焦，体现了正本清源，下病上取，故临床治疗小便难，若单纯清利下焦无效时，可资借鉴。

妊娠小便难，虽与湿热有关，但不可通利太过。因妊娠后阴血下聚胞宫养胎，全身阴血相对不足，若渗利太过，不仅耗伤津血，还恐引起滑胎。所以原方后注"男子加滑石四两"，说明虽同属一病，但妊娠妇女与男子用药有别。

本条文"小便难"可表现为小便短黄不爽，或尿频尿急，淋漓涩痛，伴小便灼热，小腹胀痛。

【医案】

李遇春医案

张某，女，24岁，2004年12月28日初诊。

其夫代诉：剖宫产术后7日，因尿潴留导尿引发尿痛、尿频急不畅、尿色鲜红。诊断：血淋。治则：清热、凉血、通淋。处方：当归15g，苦参12g，浙贝母10g，茯苓15g，车前子10g（包），生地黄18g，木通8g，竹叶6g，甘草6g，金银花15g。3剂，水煎服。

二诊：血尿消失，尿痛、尿急减轻，但大便干结，纳少，脉弱，舌苔白厚。上方加桃仁10g，肉苁蓉20g，鸡内金10g，以养血通便。1个月后随访病愈。

按语 热伤阴络，迫血妄行，血随尿出形成血淋。本例患者产后气血两亏，但临床辨证属膀胱湿热，热伤血络，血虚而热郁，当治以泄热通淋，本案应当归贝母苦参丸改汤，"汤者，荡也"，更加强本方荡涤泻热之效。

【现代研究】

现代研究表明，当归贝母苦参丸活性成分主要包括槲皮素、β-胡萝卜素、木犀草素、芒柄花素、豆甾醇等，槲皮素具有很好的抗炎、抗菌、抗病毒作用；实验研究表明，槲皮素可通过降低炎症因子 IL-6 而达到抗炎的效果；β-胡萝卜素具有抗炎作用，能够抑制炎症信号传导和组织损伤，降低炎性疾病的发病风险。除此之外，槲皮素还可增强人体免疫力，对 Toll 样受体 4 信号通路具有调控作用。芒柄花素是一种植物雌激素，且可发挥类雌激素作用。豆甾醇能显著降低白细胞介素6（IL-6）水平达到抗炎作用。

（崔树娜）

第六节　妊娠水肿

妊娠中晚期，孕妇肢体面目发生肿胀者，称为"妊娠水肿"，亦称"子肿"。依据肿胀部位、性质及程度不同，分别有"子气""皱脚""脆脚"等名称。

如无明显肿胀征象而每周体重增加超过0.5kg，或每月体重增加超过2.3kg者，称为隐性水肿，亦属"妊娠水肿"的范畴。

此外，妊娠七八月后，仅足部浮肿，休息后自消，且无其他不适者，为妊娠晚期常见现象，可不必治疗。

【原文】

妊娠有水气，身重，小便不利，洒淅恶寒①，起即头眩，葵子茯苓散主之。

【方药】

葵子茯苓散方

葵子一斤，茯苓三两。

上二味，杵为散。饮服方寸匕，日三服，小便利则愈。

【词解】

①洒淅恶寒：形容身体恶寒好像冷水浇后复被风吹一样。

【释义】

本条论述妊娠水气的证治。妊娠水气即后世的"妊娠肿胀"，亦称"子肿"。本证是由胎气影响膀胱气化，水湿停聚所致。水盛则身肿身重；水气阻遏卫阳，则洒淅恶寒；水湿内阻，清阳不升，故起则头眩。此非脾肾虚所致，关键在于气化受阻，小便不利，故用葵子茯苓散利水通阳。小便通利，水湿下走，阳气宣通，气化复常，则诸症悉除。因而，方后注云"小便利则愈"。后世叶天士治湿温提出"通阳不在温，而在利小便"，亦即此意。方中葵子滑利通窍，茯苓淡渗利水，两药合用，利水通窍，渗湿通阳。

【注释选录】

徐忠可《金匮要略论注》　有水气者，虽未大肿胀，经脉中之水道，已不利，而卫气挟水，不能调畅如平人也。水道不利，则周身之气为水滞，故重。水以通调而顺行，逆则小便不利矣。洒淅恶寒，卫气不行也。起即头眩，内有水气，不动则微阳尚留于目而视明，起则厥阳之火逆阴气而上蒙，则所见皆玄，故头眩。药用葵子、茯苓者，葵滑其窍，而苓利其水也，下窍利则上自不壅，况葵子淡滑属阳，亦能通上之经络气脉乎。然葵能滑胎而不忌，有病则病当之也。又肝主疏泄，葵子尤能通肝经之滞，使疏泄不失其职，故便无不利，而他如乳闭、乳肿，奏功尤速也。

尤在泾《金匮要略心典》 妊娠小便不利，与上条同，而身重恶寒头眩，则全是水气为病，视虚热液少者，霄壤悬殊矣。葵子、茯苓滑窍行水，水气既行，不淫肌体，身不重矣；不侵卫阳，不恶寒矣；不犯清道，不头眩矣。《经》曰：有者求之，无者求之。盛虚之变，不可不审也。

【临证指要】

本证属于膀胱气化受阻，水气内停的实证，故以身肿身重、小便不利、洒淅恶寒、起则头眩为辨证要点。

葵子，又名冬葵子，性滑利，后世列为妊娠慎用药。此处用之，取"有病则病当之"之意，不过临床须谨慎使用。一是服药量不可太大。原方虽用500g，但每次只服方寸匕，用量并不大。二是不可久服，小便利则宜停服，以免造成滑胎。三是妊娠晚期方可使用，若孕妇素体虚弱或有滑胎史者，亦不宜用本方。

【医案】

周德清医案

袁某，女，23岁。

产后次晨即发现小便点滴而下，渐次闭塞不通，小腹胀急疼痛，西医拟诊为膀胱麻痹、尿路感染，经用青霉素、庆大霉素、新斯的明、乌洛托品等药，治疗5日未效，无奈放置导尿管以缓解小腹胀痛之苦。闻其语言低弱，少气懒言；观其面色少华，舌质淡，苔薄白；察其脉缓弱。处方：炒冬葵子（杵碎）、云茯苓、党参各30g，黄芪60g，焦白术12g，桔梗3g。3剂，水煎服。前方1剂服后，小便即畅通自如，小腹亦无胀急疼痛感。3剂服完，诸症悉除，一如常人。

按语 产时易失血耗气，致肺脾气虚。脾主运化水饮，脾能将水饮化为津液，"脾气散精，上输于肺"，通过肺气宣降输布全身。肺脾功能失调，通调水道功能失司，水液停聚，膀胱气化不利，出现小便不通。膀胱气机运行失常，则小腹胀急疼痛。面色少华，舌质淡，苔薄白，脉缓弱，可知为气血亏虚，乃产时失血所致。其病机为气化受阻，水湿内停。病属膀胱气化受阻，水湿内停，小便不通。治以化气行水，滑利窍道。方用葵子茯苓散加减。方中冬葵子滑利通窍，茯苓淡渗利水，两药合用，水湿去而阳气宣通，气化恢复正常。加桔梗提壶揭盖，以利通调水道；党参、焦白术、黄芪补益脾肺之气虚，助膀胱气化复元，故小便自通。

黄晓桃医案

梁某，女，35岁。

妊娠6月余，身浮肿，头眩，近10日浮肿加剧，腹部隆起，小便不利，西医检查提示羊水过多，伴高血压，腹围158cm，血压166/90mmHg，脉滑数，舌淡白，苔白腻，行动气促，卧不安，当淡渗利湿，健脾导水，予以葵子茯苓散合千金鲤鱼汤加减：冬葵子10g，猪苓10g，茯苓10g，泽泻10g，焦白术24g，车前子10g（包煎），子芩6g，白扁豆10g，赤小豆15g，太子参12g，冬瓜皮15g，5剂；另用鲤鱼清蒸分食，3日一条。药后浮肿减退，腹围缩小15cm，头眩减轻，小便量明显增多，睡能安卧。

二诊：续服原方7剂，产科复查提示羊水量较前减退，药用白术、茯苓、冬瓜子、车前子，直至分娩，顺产一子，母子俱安。

按语 妊娠浮肿多因妊娠中晚期，胎体增长，气机之升降易于失调，气机升降失常，三焦水道不畅。妊娠后阴血下聚于冲任以养胎，且妊娠期赖脾之运化水谷化生精血以养胎儿，若素体脾胃虚弱，孕时其脾胃运化之功更弱，水谷运化不利，以致水湿停滞。肾为先天之本，胎络系于肾，脾为后天之本，气血化生之源，肾虚则胎失所系，脾虚则胎失所养。故妊娠浮肿以脾虚气滞为本，水湿内停为标。治疗以淡渗利湿为主，兼健脾理气以化水，同时酌加安胎之品。方中冬葵子滑利通窍，茯苓淡渗利水，焦白术健脾利湿，加猪苓、泽泻、车前子、冬瓜皮、赤小豆加强利水除湿消肿之功，使小便通利，水有去路则气化阳通，诸症可愈，白扁豆、太子参益气健脾，子芩安胎。

【现代研究】

子肿、子晕、子痫是妊娠特有病证，是疾病发展的不同阶段，与西医之妊娠期高血压疾病的临床过程相类似。妊娠期高血压疾病的孕妇发病背景复杂，尤其是子痫前期及子痫存在多因素发病异源性、多机制发病异质性、病理改变和临床表现的多通路不平衡性，存在多因素、多机制、多通路发病综合征性质。其病理生理学改变广泛而复杂，包括慢性子宫胎盘缺血、免疫不耐受、脂蛋白毒性、遗传印记、滋养细胞凋亡和坏死增多及孕妇过度耐受滋养细胞炎性反应等。这些异常改变导致多器官系统血管的病理性损害（如肾、肝、心、脑及子宫胎盘血管床），结果可引起胎儿生长迟缓、死胎、早产、围生期窒息，孕妇也容易并发胎盘早剥、抽搐、颅内出血、肺水肿及肝肾衰竭。如何早期排查和筛选风险因素，如何做好早期预防和预警，如何早诊断、早干预、早处理，是诊治妊娠期高血压疾病的重要临床措施。

（崔树娜）

第七节　胎 动 不 安

妊娠期间出现腰酸、腹痛、小腹下坠，或伴有少量阴道出血者，称为"胎动不安"，又称"胎气不安"。

胎动不安常与胎漏相鉴别，但临床上难以截然分开。西医学妊娠早期的先兆流产和妊娠中晚期的前置胎盘出血，可参照本病辨证治疗。

《金匮要略》论有血虚湿热与寒湿中阻两型。

一、血虚湿热

【原文】

妇人妊娠，宜常服当归散主之。

【方药】

当归散方

当归、黄芩、芍药、芎䓖各一斤，白术半斤。

上五味，杵为散。酒饮服方寸匕，日再服。妊娠常服，即易产，胎无疾苦。产后百病悉主之。

【释义】

本条论述血虚湿热胎动不安的治法。妇人妊娠后，最需重视肝脾两脏。因胎在母腹，全赖气血以养之。肝血足则胎得养，脾运健则气血充。若肝血不足，脾运不健，酿湿蕴热，则胞胎失养，甚至可导致胎动不安，故用当归散养血健脾，清热除湿，祛病安胎。妊娠肝血下注胞宫养胎，肝血不足，故用当归、芍药补肝养血；配川芎行血中之气，补而不滞；白术健脾除湿；黄芩坚阴清热。诸药合用，使血虚得补，湿热得除，收到邪去胎自安、血足胎得养的效果。

原文"常服"两字宜活看。妊娠肝脾不调，血虚湿热者常服之，确能清化湿热，安胎保产；若孕妇体健无病，胎有所养，胎元自安，则无需服药。"妊娠常服即易产，胎无苦疾。产后百病悉主之"，亦应从肝虚脾弱、血虚湿热着眼，并非产后百病都可用当归散。

【注释选录】

赵以德《金匮玉函经二注》 《内经》：阴搏阳别，谓之有子。尺脉搏击者，由子宫之气血相搏而形于脉也。精留血裹，阴阳纽合也。动搏则变化，而变化生于动；若静而不动，则不生不化。是以妊娠之血不可以静，静则凝，凝则泣，泣则亏少而虚，皆不得与化胎之火相合。要其胎孕生化，必脉动搏。故调之者，先和阴阳，利其气血，常服养胎之药，非惟安胎易产，且免产后诸病。芎、归、芍药之安胎补血，如上条之所云。白术之用有三：一者益胃，致胃气以养胎；二者胎系于肾，肾恶湿，能燥湿而生津；三者可致中焦所之新血，去腰脐间之陈瘀；至若胎外之血，因寒湿滞者，皆解之。黄芩减壮火而反于少火，则可以生气与脾土。湿热未伤及，开血之瘀闭，故为常服之剂。然当以脉之迟数虚实加减之，有病可服，否则不必也。药者但宜攻邪扶正，不比米谷。性味偏而不正，不可久服。《内经》曰：味道之所入，各归所喜。攻气增而久，夭之由也。

徐忠可《金匮要略论注》 宜常服者，虽无病亦宜服之也。盖生物者土也，而土之所以生物者，湿也，血为湿化，胎尤赖之。故以当归养血，芍药敛阴；肝主血，而以芎䓖通肝气；脾统血，而以白术健脾土。其用黄芩者，安胎之法，唯以凉血利气为主，故凡砂仁、枳壳、苏梗，皆为安胎善物，不知气尤主于肺，黄芩能清肺，而利气之源，白术佐之，则湿无热而不滞，故白术佐黄芩，有安胎之能，是立方之意，以黄芩为主也。胎产之难，皆由热郁而燥，机关不利，养血健脾，君以黄芩，自无燥热之患。故曰常服易产，胎无疾苦，并主产后百病也。

尤在泾《金匮要略心典》 妊娠之后，最虑湿热伤动胎气。故于芎、归、芍药养血之中，用白术除湿，黄芩除热，丹溪称黄芩、白术为安胎之圣药，夫芩、术非能安胎者，去其湿热而胎自安耳。

【临证指要】

本方药物组成为当归芍药散去茯苓、泽泻加黄芩，具有养血健脾、清热除湿之功，但较当归芍药散其利湿作用不及而清热之力有余。临床见血虚兼湿热之象者服之无碍。可用治先兆流产、母婴血型不合之新生儿溶血病等胎产疾病。

【医案】

朱丹溪医案

一妇人三十余，或经住，或成形未具，其胎必堕。察其性急多怒，色黑气实，此相火太盛，不能生气化胎，反食气伤精故也。因令住经第二月，用黄芩、白术、当归、甘草，服至3月尽，止药，后生一子。

按语 产前多热，患者又性急似火，以致相火太盛，扰于胎元，轻则胎动不安，重则胎屡堕。当清热安胎以治，用当归散加减而安。

【现代研究】

当归散用药精简，药力和缓而适于妊娠期服用。现代临床研究中，当归散多用于妇科疾病的治疗。现代药理学研究显示，当归中含有的挥发油成分具有明显的抗子宫平滑肌痉挛作用，可用于治疗痛经；黄芩具有抗炎、抗氧化、保护神经系统等作用，尤为适宜阴道流血日久并发炎症表现者。此外，当归散可以不同程度地改善氯米芬引起的子宫内膜微血管密度下降，提高子宫内膜容受性。有研究表明，使用当归散加减治疗早孕合并宫腔积血的先兆流产患者能提高早孕孕酮水平，积血范围减少的有效率高于对照组。

二、寒湿中阻

【原文】

妊娠养胎，白术散主之。

【方药】

白术散方（见《外台》）

白术四分，芎䓖四分，蜀椒三分（去汗），牡蛎二分。

上四味，杵为散，酒服一钱匕，日三服、夜一服。但苦痛，加芍药；心下毒痛，倍加芎䓖；心烦吐痛，不能食饮，加细辛一两，半夏大者二十枚。服之后，更以醋浆水服之。若呕，以醋浆水服之；复不解者，小麦汁服之。已后渴者，大麦粥服之。病虽愈，服之勿置。

【释义】

养胎不唯在血，胎系于肾，又得养于胃。脾虚寒湿逗留于中，可见心腹时痛，有气撑逆，上则泛吐清涎，下则白带增多，甚则胎动不安；故方中白术健脾燥湿；川芎疏肝活血；蜀椒温中散寒；牡蛎可直接驱寒湿病邪以达安胎固胎之效。

所谓"养胎"，实际仍是祛病养胎，或祛病安胎。若腹痛者，于白术散中加芍药以缓急止痛；脘腹剧痛者加大川芎用量以加强活血止痛之效；心烦呕吐，不能食饮，加细辛、半夏散寒降逆、止呕开胃。服药后进少量醋浆水，取其甘酸以调中和胃之效；若呕吐者用浆水服药，药后仍呕吐者，再服小麦汁以补脾和胃止呕；呕吐止后见口渴者，此为胃液已伤，再服大麦粥以补脾和胃生津。病愈后常服大麦粥可益母养胎。

【注释选录】

赵以德《金匮玉函经二注》　四味《本草》皆谓能去恶血，而此养胎，何也?盖血聚而后成胎，少遇邪则所聚之血将宿而不运，反类瘀恶。必生新开陈，然后胎可养也。养胎不惟在血，而胎系于肾，养之又在于胃，所以补其肾，调其胃；补肾固其精也，调胃和其中也。用术调胃；蜀椒开痹，痹开则阳精至；牡蛎治崩，崩止则阴精固；川芎下入血海，运动胎血[①]，破旧生新。或阴血不利，肝木为害，在内抑屈而痛者，泻以芍药之酸通其阴；设冲遇而痛者，则散以芎䓖之辛温，宣通其阳。或挟瘀恶之气，上逆于胃而胃吐，烦不能食者，用细辛温中去痰下气，半夏治心下急痛，和胃进食，止呕逆。若呕而不止者，由肝木不务德，舍己而妄动，用小麦饮养其本气以安之，又且平胃下气止烦，一举两得。大麦主消渴，益气调中，故中气不足而渴者用之。

①血：《二注》作"气"。

程云来《金匮要略直解》 白术主安胎为君，川芎主养胎为臣，蜀椒主温胎为佐，牡蛎主固胎为使。按瘦而多火者，宜用当归散。肥而有寒者，宜用白术散，不可混施也。芍药能缓中，故苦痛者加之。芎劳能温中，故毒痛者倍之。痰饮在心膈，故令心烦吐痛，不能食饮，加细辛破痰下水，半夏消痰去水，更服浆水以调中。若呕者，复用浆水服药以止呕。呕不止，再易小麦汁以和胃。呕止而胃无津液作渴者，食大麦粥以生津液。病愈服之勿置者，以大麦粥能调中补脾，故可常服，非指上药可常服也。

【临证指要】

从妊娠病方当归芍药散、当归散、白术散药物组成看，可知仲景治妊娠病，非常重视调理肝脾两脏，此两脏功能协调，则母健胎旺，气血调畅充裕，寒、湿、热即不会滋生。如用当归、芍药、川芎以养血活血调肝；茯苓、白术、泽泻、牡蛎以健脾利湿养胎；蜀椒温中散寒；黄芩清化湿热。上述各药出入化裁组方，若肝脾失调、血滞湿聚，用当归芍药散和调之；若肝脾失调、湿热内生，用当归散清养之；若脾气虚弱、寒湿中阻，用白术散温散之。

【医案】

徐彬云医案

予治迪可弟妇，未孕即痰嗽见血，既孕而不减人瘦，予以白术散治之，因其腹痛加芍药，两大剂而痰少嗽止，人爽胎安。

按语 徐氏注曰：胎之为物，土以载之，血以养之，故以白术培土，芍防利肝，胎恶阴气上逆，故取椒性纯阳，以阴为归者，使其摄上焦气分之热而下达，亦除腹中偶感之寒，而使平然入阴不能养阴，故以牡蛎气化纯雄性阴之物，使散阴分凝结之热气而和其阳。

【现代研究】

现代研究发现，米非司酮造模的先兆流产大鼠灌服白术散后可使大鼠血清孕酮及 β-hCG 水平升高，白术散对米非司酮造模的先兆流产大鼠有保胎作用；孕酮及 β-hCG 对妊娠的维持有着重要作用。孕酮有降低子宫平滑肌兴奋性及其对缩宫素的敏感度，抑制子宫收缩的作用，故有利于胚胎及胎儿宫内生长发育。β-hCG 功能主要有：①维持月经黄体寿命，使月经黄体增大成为妊娠黄体，增加甾体激素的分泌以维持妊娠；②促进雄激素芳香化转化为雌激素，同时能刺激孕酮的产生；③吸附于滋养细胞表面，以免胚胎滋养层被母体淋巴细胞攻击。

（崔树娜）

第二章
产 后 病

第一节 产后郁冒

产妇分娩后因失血过多，气随血泄，汗出腠理不密，寒邪乘虚而入，正虚不能祛邪外达，反逆上冲，而出现头眩目瞀、昏蒙而神不清、郁闷不舒等症。

《金匮要略》所论其病机为亡血伤精。

【原文】

产妇郁冒[1]，其脉微弱，呕不能食，大便反坚，但头汗出。所以然者，血虚而厥，厥而必冒；冒家[2]欲解，必大汗出[3]。以血虚下厥，孤阳上出[4]，故头汗出。所以产妇喜汗出者，亡阴血虚，阳气独盛，故当汗出，阴阳乃复。大便坚，呕不能食，小柴胡汤主之。

【方药】

小柴胡汤方

柴胡半斤，黄芩三两，人参三两，半夏半升（洗），甘草三两（炙），生姜三两（切），大枣十二枚（擘）。

上七味，以水一斗二升，煮取六升，去滓，再煎取三升，温服一升，日三服。

【词解】

①郁冒：头晕眼花，郁闷不舒。郁：郁闷不舒；冒：头晕目不明，如有物冒蔽。

②冒家：经常郁冒的人。

③大汗出：相对"头汗出"的局部症状而言，指周身汗出津津，有阴阳相和之意，并非大汗淋漓。

④孤阳上出：指阳气独盛而上逆。

【释义】

本条论述产妇郁冒兼大便难的脉因证治。产妇郁冒由产后亡血伤津，复感寒邪，偏盛之阳逆而上冲所致。阴血亏虚则阳无所制，阳气相对偏盛而上逆，故见头晕目眩，郁闷不舒，但头汗出；气机郁闭，胃失和降，故呕不能食；津亏肠燥，故大便难；正虚津血不足，故脉微弱。

欲使郁冒病解，则当周身汗出津津，以使阴阳恢复相对平衡，此即"冒家欲解，必大汗出"之意。对郁冒兼见呕不能食，大便坚属血虚津伤、阴阳失调、胃失和降者，治用小柴胡汤和利枢机，扶正祛邪，使阴阳调和，则郁冒诸症可解。

【注释选录】

徐忠可《金匮要略论注》 此下言新产之病虽三，痉病尚少，唯郁冒与大便坚，每相兼而具，且详其病因与治法也。谓产妇郁冒，虚多而邪少，故其脉微弱，中气虚也；中虚则阴火为逆而呕，且不能食，然不能食，似乎胃弱易泄，而不知亡津胃燥，故大便反坚；内虚燥而身之阴阳不和，故身无汗，但头汗出数证，乃郁冒中兼有之证也。因复详病因，谓所以冒者何？血虚则阴不能维阳而下厥，厥者，尽也，寒也，下寒，则上郁如冒。冒家欲解，必大汗出，见当听其自汗，非汗下所宜也。其所以头汗者何？既血虚下厥，则下之阴气尽，而阳为孤阳，阳孤则上出而头汗矣。然既头汗，仍喜其汗出而解者何？盖阴不亡，则血未大虚，唯产妇之血，至过多而亡阴，则阳为孤阳，自阴较之，阳为独盛，所以喜其汗，损阳而就阴，则阴阳平，故曰乃复。然大便坚非热多，乃虚燥也，呕非寒，乃胆气逆也，不能食，非实邪，乃胃有虚热则不能食也，故以柴胡、参、甘、芩、半、姜、枣和之。

尤在泾《金匮要略心典》 郁冒虽有客邪，而其本则为里虚，故其脉微弱也。呕不能食，大便反坚，但头汗出，津气上行而不下逮之象，所以然者，亡阴血虚，孤阳上厥，而津气从之也。厥者必冒，冒家欲解，必大汗出者，阴阳乍离，故厥而冒，及阴阳复通，汗乃大出而解也。产妇新虚，不宜多汗，而此反喜汗出者，血去阴虚，阳受邪气而独盛，汗出则邪去，阳弱而后与阴相和，所谓损阳而就阴是也。小柴胡主之者，以邪气不可不散，而正虚不可罔顾，惟此法为能解散客邪，而和利阴阳耳。

【临证指要】

小柴胡汤常用于外感热病证见少阳证者，若高热不退，可加生石膏、金银花、板蓝根等清热解毒之品。急慢性肝炎、胆胰疾病证属阳热者，可以小柴胡汤为基本方随症加减。肝硬化腹水，若腹水消退后，亦可用本方作善后调理。本方也是妇科病的常用方剂，除用于热入血室外，还可治疗妊娠恶阻、经前期紧张综合征。与甘麦大枣汤合用，还可治疗绝经综合征。

【医案】

某产妇，28岁，产后20日，2010年6月2日初诊。

诉产后目昏郁闷伴发热、咳痰、纳差10日。患者于自然分娩后10日感寒，且多食肥甘滋腻之品，遂致昏冒，伴见发热，体温39.2℃，咳嗽吐黄痰，颈部淋巴结肿大，经西医诊断为感冒。头孢唑林、病毒唑静脉滴注治疗7日后，体温由39.2℃降至37.2~37.5℃，痰由黄变白，但痰量多而稠，乏力，时有汗出，口干，纳差，大便艰难，2日1行，神志清，精神差，面色苍白，舌边红，苔腻微黄，脉浮滑而略数。血常规示：白细胞计数 3.9×10^9/L，红细胞计数 3.5×10^{12}/L。胸部X线检查提示：双肺纹理紊乱增粗。诊断为产后郁冒兼咳嗽，证属气血不足、寒闭卫郁而兼肺有痰热，治当补养气血、透邪解郁为主，兼以清肺祛痰，处方以小柴胡汤加减：柴胡18g，黄芩15g，党参15g，半夏15g，胆南星12g，鱼腥草30g，百部12g，当归12g，金银花30g，连翘15g，杏仁12g，川贝母9g，浙贝母9g，甘草9g，生姜3片，大枣4枚。3剂，每日1剂，水煎取500ml，分2次空腹温服。

2010年6月6日二诊：患者发热已止，咳嗽次数、程度及痰量均大减，偶有咳嗽，吐少量白痰，补诉乳汁自产后一直偏少。遂去金银花、胆南星等清肺祛痰药而加益气补血、温肾通乳之品，处方以小柴胡汤合下乳涌泉散加减：柴胡12g，黄芩9g，党参15g，半夏12g，当归15g，黄芪30g，白芷12g，木通6g，王不留行15g，穿山甲6g（冲服），天花粉15g，浙贝母15g，甘草6g，鹿角霜15g，大枣4枚，生姜3片。6剂，每日1剂，水煎取500ml，分2次空腹温服。

2010年6月13日随访，患者已痊愈。

按语 《金匮要略》云："新产妇人有三病，一者病痉，二者病郁冒，三者大便难……亡血复汗，寒多，故令郁冒……产妇郁冒，其脉微弱，不能食，大便反坚，但头汗出，所以然者，血虚而厥，厥而必冒"。"郁"即郁闷不舒；"冒"即昏冒而目不明，如有物盖蒙；"郁冒"即头晕眼花、郁闷不舒，多由产后亡血复汗外加感受风寒而致。因新产后失血较多，气随血脱，故气虚，若再汗多则营卫外泄，营卫虚则不能固护肌表，寒邪乘虚袭表，寒性收引，故而腠理闭塞，卫气郁闭，不得上宣外达，故郁冒发热。此案中患者于新产后10日因感寒而导致昏冒、发热、咳嗽、纳差、大便难而时有汗出，其病因病机、症状均与经文相符，故诊断为郁冒。

【现代研究】

根据现代医学研究，产后抑郁属于现代产科精神神经医学范畴的疾病，指产妇在分娩后出现情绪低落、精神抑郁为主要症状的病证，是产褥期精神综合征中最常见的一种类型。产后郁证的患病率介于15%～80%，但多数报道在50%左右，产后郁证的症状与新产郁冒一致。

小柴胡汤作为中医经典方剂，配伍严谨，组方精良，全方共奏和解表里、枢转少阳、燮理阴阳、调畅气机之功效，在痛经、月经不调等多种妇科病中应用广泛，疗效显著。肝郁气滞是不孕症的基本病因之一，从古至今各代医家的临床经验和近现代以来的临床及基础研究已证实，小柴胡汤可以治疗产后郁证、子宫内膜异位症、多囊卵巢综合征、盆腔炎、高泌乳素血症等导致不孕症的多种疾病，亦可直接用于治疗免疫性不孕。

（陈景伟）

第二节 产后大便难

产后饮食如故，大便艰涩，数日不解或排便时干燥涩痛，难以解出，称为"产后大便难"，又称"产后大便不通""产后大便秘涩""产后大便秘结"。

《金匮要略》论其病机为阳明腑实，肠道阻滞。

【原文】

病解能食，七八日更发热者，此为胃实，大承气汤主之。

【方药】

大承气汤方

大黄四两（酒洗），厚朴半斤（炙去皮），枳实五枚（炙），芒硝三合。

上四味，以水一斗，先煮二物，取五升，去滓；内大黄，煮取二升，去滓；内芒硝，更上微火一、二沸，分温再服。得下止服。

【释义】

本条论述郁冒病解转为胃实的证治。产后郁冒本有呕不能食之症，服用小柴胡汤后郁冒病解，胃气恢复，转而能食，这是病情向愈的表现，只要适时调理即可痊愈。但七八日后又出现发热，此乃未尽的余邪与未消之食滞相抟，化燥成实所致，当以大承气汤攻泄实热，荡涤实邪。

【注释选录】

徐忠可《金匮要略论注》 此段言大虚之后有实证，即当以实治。故谓病解能食，则经络脏腑之气俱平，无产后本病可疑。至七八日，更发热不恶寒，又无表证可疑，明是食复之象，故曰胃实。大承气峻逐之，恐因循致虚也，属词比事，新产郁冒，大虚之后，药不嫌峻如此，况他病乎。

尤在泾《金匮要略心典》 病解能食，谓郁冒解而能受食也。至七八日更发热，此其病不在表而在里，不属虚而属实矣，是宜大承气以下里实。

【临证指要】

大承气汤是张仲景在《伤寒杂病论》中为阳明腑实证所设，它擅通胃结、救胃阴，散结通腑。本为阳明腑实证燥屎内结而设，又可应用于阳明热结旁流、少阴水竭土燥、温病实热内结等证。该方药力峻猛且疗效显著。后世医家在运用过程中，传承其下法理论，或保持药物组成及用量不变，或结合自身临床经验，对药物剂量进行增减，现代临床常用于治疗肠梗阻、急性胰腺炎、阑尾切除手术、妇科腹腔镜等手术后肠功能恢复之中，临床取得了显著疗效。

【医案】

邓鹤芝医案

麦某，女，24岁。

结婚5年，生育1次，足月生产，临产前3日无大便，至本月3日产一男婴，产后发热6日，至今未退，经医治无效。刻诊：发热，心烦，胸闷，8日无大便，两颧红赤，舌苔厚黄而干，今日下午4时起，神昏谵语，两手脉隐伏不显，按足部趺阳脉滑实有力。因热邪内闭、阳明胃实所致。拟用大承气汤下之，荡涤肠胃，通利热邪。处方：枳实12g，厚朴18g，大黄12g，芒硝12g。先以清水2盅，煎枳实、厚朴至1盅，去滓，纳大黄、芒硝微火煮数沸，去滓，分3次温服。此证当时神昏谵语，需人慢慢用汤匙喂服。至11时服完，2小时后患者渐渐苏醒，方见大便2次。明日再诊，谵语止，发热、心烦、胸闷减轻。两手脉滑有力，照方连服3剂，每服1剂，大便2次，各症状均减。

按语 妇女产后大便困难的原因多由津液减耗、营血亏虚、虚热内扰、肠失所润引起。本案患者始因产后亡血伤津，阴液亏损，导致发热、颧赤等；产后不大便，且无少腹坚硬疼痛，故并非恶露瘀血所致，可知其病在大肠；阳明旺于申酉，故日晡时烦躁、谵语，是邪热内闭，阳明胃实证，治宜大承气汤泄热攻下，切不可拘泥于产后多虚而贻误病机，所谓"无粮之师，贵在速战"。然而，在具体用药时，"切勿忘于产后"，应遵循仲景"得下，余勿服"之戒，中病即止，不可过量，以免损伤产妇正气。

【现代研究】

现代药理学研究表明，大承气汤及其制剂除有泻下通便、改善胃肠运动障碍、增加胃肠激素和消化液分泌的作用外，还有显著的抗炎、解热、抗氧化及抑制内毒素产生致炎因子等作用。朱天垣等报道，子宫切除术后应用大承气汤可促进患者胃肠功能的恢复，平均通气、通便时间缩短为常规疗法的一半。陶健敏等的研究显示复方大承气汤能有效促进妇科患者术后肠道功能恢复，减轻炎症反应。

（陈景伟）

第三节 产后腹痛

产后腹痛是指产妇在产褥期发生与分娩或产褥有关的小腹疼痛，又称儿枕痛、儿枕腹痛、产后腹中痛等。产妇分娩后，由于子宫的缩复作用，小腹呈阵阵疼痛，于产后 1～2 日出现，持续 2～3 日自然消失，属生理现象，一般不需要治疗。若腹痛阵阵加剧，难以忍受，或腹痛绵绵，疼痛不已，影响产妇的康复，则为病态。

《金匮要略》所论产后腹痛有血虚里寒、气血瘀滞、瘀血内结、脾胃虚寒四型。

一、血虚里寒

【原文】

产后腹中疒痛，当归生姜羊肉汤主之；并治腹中寒疝，虚劳不足。

【方药】

当归生姜羊肉汤方

当归三两，生姜五两，羊肉一斤。

上三味，以水八升，煮取三升，温服七合，日三服。若寒多者，加生姜成一斤；痛多而呕者，加橘皮二两，白术一两。加生姜者，亦加水五升，煮取三升二合，服之。

【释义】

本条论述产后血虚里寒的腹痛证治。血虚夹寒之腹痛，当具有腹部绵绵作痛、喜温喜按的特点，故以当归生姜羊肉汤养血补虚、温中散寒。当归生姜羊肉汤妙用羊肉，取其血肉有情，大补气血，散寒止痛，配以当归养血补虚，生姜温中散寒。全方共奏补虚养血、散寒止痛之功。体现了《内经》"形不足者，温之以气；精不足者，补之以味"之旨。

本证与妇人妊娠病当归芍药散证主症同为"腹中疒痛"，但病机不同。彼为肝郁血虚、脾虚湿滞，用当归芍药散养血疏肝、健脾除湿；本证为血虚内寒，用当归生姜羊肉汤养血补虚、温中散寒，体现了同病异治的精神。

【注释选录】

徐忠可《金匮要略论注》 疒痛者，缓缓痛也，概属客寒相阻，故以当归通血分之滞，生姜行气分之寒，然胎前责实，故当归芍药散内，加茯苓、泽泻泻其水湿。此之产后，大概责虚，故君之以羊肉，所谓形不足者，补之以味也。盖羊肉补气，疼痛属气弱，故宜之。此方攻补兼施，故并治寒疝、虚损。

尤在泾《金匮要略心典》 产后腹中疙痛，与妊娠腹中疙痛不同，彼为血虚而湿扰于内，此为血虚而寒动于中也。当归、生姜温血散寒。孙思邈云：羊肉止痛利产妇。

【临证指要】

当归生姜羊肉汤除用于产后血虚里寒之腹痛、血虚寒疝外，还常用于阳虚血寒之痛经、月经后期量少，不孕症及阳虚有寒的脘腹疼痛。本方作为膳食疗法的祖方之一，还可用于阳虚有寒之人的食疗。

方中羊肉为血肉有情之品，性味甘温，可大补气血，又能温中止痛，当归养血活血，生姜散寒暖胃，若寒凝较甚可加重生姜用量，若腹痛兼呕吐加橘皮、白术健脾行气，和胃止痛。当归生姜羊肉汤亦用于治腹中寒疝。《金匮要略·腹满寒疝宿食病》曰："寒疝腹中痛，及胁痛里急者，当归生姜羊肉汤主之"。血虚寒疝之腹痛较产后血虚里寒之腹痛尤重。当归生姜羊肉汤甘温润养精血，可作为气血阴阳俱虚之虚劳病的调养方。

【医案】

孙朝宗医案

杨某，女，31岁，饭店职员。1984年9月20日初诊。

产后半个月，左少腹隐隐作痛，并引小腹隐痛，按之痛甚，有时腹部冷痛，暖之其痛缓解，并有少量恶露色紫暗，乳汁不多，精神不振，有时心悸，不欲食，脉沉迟，舌质淡红，边有瘀点，舌苔白腻。

此属产后气血虚弱，元气不足，治以益气活络，调补肝肾冲任，方用当归生姜羊肉汤加味：鲜羊肉150g，当归30g，生姜30g，白术20g，川芎10g，小茴香10g，甘草10g。

上药以水800g，煮羊肉熟料捞取出，去汤中浮沫，加入当归、生姜、白术、川芎、小茴香、甘草，煮30~40分钟，取汁400g，分2次温服。

1984年9月23日二诊。上药服3剂，少腹、小腹痛止，恶露已止，心悸好转，饮食增加，乳汁较前增多，精神好转，脉来较前冲和，仍守原方续服3剂。

1984年9月30日，其夫来告病愈。

按语 当归生姜羊肉汤一方，乃养血补虚、温肝活络、散寒止痛之剂。本案偏重于血虚，病变只在于少腹、小腹部位，与肝之经络关系甚为密切，两胁及少腹属肝，肝主藏血，气血虚寒而凝泣。故用当归、生姜温煦肝经之虚寒，补益肝血以和络；鲜羊肉乃血肉有情之品，补虚而生血，益气以温经。《素问·阴阳应象大论》指出："形不足者，温之以气，精不足者，补之以味"。既补其形，又补其精，可为两全其美之方。

推其仲景心法，实乃炖羊肉汤之法，当归、生姜不过为炖羊肉汤之佐料而已，不以炖羊肉汤名之，而以当归生姜羊肉汤名之。点宾为主，以俾其为医者之正统方例耳。患者产后气血不复，或感到寒冷，亦易引发腹痛，肝之气虚、血虚，虽有少量恶露，补气补血，其症必瘥，此理之固然也。

李翠萍医案

刘某，女，27岁。

产后第 5 日，感腹部冷疼，得温稍舒，恶露量少色暗，舌淡苔白，脉细弱无力。系产后血虚肝寒之腹痛证。用当归生姜羊肉汤加味治之：当归 10g，羊肉 1 斤，生姜、大茴香、桂皮、葱白适量，盐少许。共煮取汤，以汤煮挂面和鸡蛋，与羊肉共食之，1 剂而愈。

按语 肝主藏血而养筋，产后血虚，寒动于中，少腹失其温煦，故筋脉挛急而痛。《素问·藏气法时论》云："肝苦急，急食甘以缓之"。《素问·至真要大论》亦云："寒淫于内，治以甘热，佐以苦辛"。当归生姜羊肉汤温肝散寒，缓急止痛。对于妇人产后及平人虚劳不足之腹痛，即血虚内寒所致者，均有良效。

【现代研究】

羊肉含有丰富的维生素 B_{12}，可治疗由叶酸或维生素 B_{12} 缺乏所致巨幼红细胞性贫血。当归生姜羊肉汤通过补肾健脾、调和气血、平衡阴阳达到延缓衰老、养生保健的目的。当归精油可提高痛阈值而具有镇痛作用，有较强的抗子宫平滑肌痉挛作用。当归生姜羊肉汤具有增加冠脉血流、改善心肌收缩力、抗血小板聚集等作用，并能调整心律、保护心肌细胞、增加心肌营养、提高耐缺氧能力。

张立君认为食疗方当归生姜羊肉汤体现了仲景治病疗疾顾护中焦脾胃的根本大法，以脾胃为本，使祛邪而不伤正，以食物协助药物发挥效力，既能治愈疾病，而又不损伤脾胃。刘冬慈指出当归生姜羊肉汤不仅可以治疗产后血虚里寒腹痛，并对血虚寒疝和虚劳腹痛皆有一定疗效。蔡淑芬选用当归生姜羊肉汤以温经散寒、补阳制阴，用于治疗阳虚寒盛患者，促使这类患者机体恢复阴阳平衡，防止疾病的产生，从而达到"阴平阳秘，精神乃治"。陈美惠指出人参补气，羊肉补形，羊肉补血虚，阴生则阳长故，故认为当归生姜羊肉汤具有兼补形、精之虚，适用于产后妇女，并有养精补血、缓中补虚之效。徐平认为当归生姜羊肉汤方中用羊肉，一取其味，与当归相配，温补阴血；一取其气，与生姜相合，不仅具有温中散寒止痛之效，还有补虚劳不足之功。

二、气血瘀滞

【原文】

产后腹痛，烦满不得卧，枳实芍药散主之。

【方药】

枳实芍药散方
枳实（烧令黑，勿太过）、芍药等分。
上二味，杵为散，服方寸匕，日三服。并主痈脓，以麦粥下之。

【释义】

本条论述产后气血郁滞腹痛的证治。产后腹痛有虚实之异：上条所述腹痛绵绵，喜温喜按，为里虚寒证，本条腹痛兼烦满不得卧，属里实证。因满痛俱见，病势较剧，故有不得安卧之症。因产后恶露不尽，致气血郁滞，且气滞重于血滞，故治以行气散结、和血止痛的枳实芍药散。方中枳实理气散结，炒黑入血分，能行血中之气；芍药和血止痛；大麦粥和胃安中，使破气之品不耗气伤中。三药合用，使气血得畅，则腹痛烦满诸症可除。本方乃排脓散去鸡子黄、桔梗加麦粥组成，亦可排脓散结，故方后云"并主痈脓"。唐容川曰："并主痈脓者，脓乃血所化，此能行血中之滞故也"。

【注释选录】

赵以德《金匮玉函经二注》 仲景凡治腹痛，多用芍药，何也？以其能治气血积聚，宣行腑脏，通则痛止也。阴气之散乱成痛，用此收之也。以其能治血痹之痛也，以其能缓中而止急痛也。《本草》谓主邪气腹痛，故多用之。盖五气之邪，莫如厥阴肝木之性急暴，一有不平，则曲直作痛；又，肝为藏血之海，瘀积则海不清，而肝木之气塞矣。东方震，木出于纯阴，则能振起发生，若出于散乱之阴，则肝木之气狂矣，木强直。更值邪气，则肝木与之搏击矣。由此三者而言，芍药所治，皆肝木也。虽曰治之而亦补之，木之味酸，芍药亦酸，故云补也。枳实炒黑，入血破瘀；麦粥补血脉也。

徐忠可《金匮要略论注》 痛概由气阻，腹痛则脾虚气弱而阻也。脾虚而正气不敛则满，气阻而壅火在上则烦，壅极而阳明逆，不得从其道，则不得卧。故以枳实通气，所谓通则不痛也；芍药补脾，敛气以消满；气顺不痛，则不烦而卧矣。然通气敛血，则气血自调，故又主痈脓。以麦粥下之，和肝气以养心脾也。小麦为肝家之谷。

尤在泾《金匮要略心典》 产后腹痛，而至烦满不得卧。知血郁而成热，且下病而碍上也，与虚寒疗痛不同矣。枳实烧令黑，能入血行滞，同芍药为和血止痛之剂也。

【临证指要】

《医宗金鉴》云："产后腹痛，不烦不满，里虚也；今腹痛烦满不得卧，里实也"。尤氏云："产后腹痛，而至烦满不得卧，知血郁而成热，且下病而碍上也，与虚寒疗痛不同矣"。

枳实芍药散为行气和血散结之剂，对气滞血凝、恶露不尽者有良效。临床上除用于产后气血郁滞之腹痛外，凡气血郁滞、气机不畅的腹痛均可加减使用。枳实芍药散方后指出："并主痈脓，以麦粥下之"。此方与《金匮要略》中排脓散相比，两方均有枳实、芍药，排脓散多出一味桔梗，两方主药基本相同，故枳实芍药散也可治疗痈脓。

枳实芍药散证并非仅仅发生于产后，举凡寒凝、气滞、血瘀、虫积、食滞、湿热等因素，使腹内脏腑、经脉受损，经脉气血失于运行，脏腑传化失司，均可导致肠道气血郁滞，发生腹痛、腹满。

【医案】

尹光侯医案

杨某，女，27岁，1981年4月15日就诊。

产后7日，恶露已尽，小腹隐痛，经某院医生治疗无效。现小腹疼痛剧烈，面色苍白带青，痛苦面容，烦躁满闷，不能睡卧，拒按，舌质淡紫，苔薄白，脉沉弦，此乃气血壅结。治以破气散结，和血止痛。投枳实芍药散：枳实（烧黑）、芍药各12g，水煎服，当晚即安。1剂而愈。

按语 《金匮要略》云："产后腹痛，烦满不得卧，枳实芍药散主之"。方中枳实破气入血，能行血中之气，芍药和血以止痛，为此气血得以宣通，则腹痛烦满可消。

【现代研究】

现代药理学研究亦证实，枳实含生物碱、黄酮苷、挥发油等主要成分，其对胃肠平滑肌呈双重作用，既能兴奋胃肠使蠕动增强，又有降低平滑肌张力和解痉作用。芍药含芍药苷、挥发油、鞣酸、树脂、苯甲酸等成分，能抑制中枢神经而起镇静作用，此外，还有一定的抗炎、镇痛及抗惊厥作用。日本学者细野史郎综合芍药的作用，认为其"对横纹肌、平滑肌的挛急，不管中枢性的，或是末梢性的，均有镇静作用"。故二药合用，在解痉镇痛消炎方面能起到协同作用。

唐容川曰："并主痈脓者，脓乃血所化，此能行血中之滞故也。"痈脓与腹痛、腹满同为枳实芍药散所主，两者皆因肝脾失调，气血郁滞所致。本方除可治疗痈脓、腹痛、腹满之外，亦可治疗带状疱疹。刘永祥即用此方治疗带状疱疹，收到较满意的疗效。其认为带状疱疹属中医学"蛇患疮"、"腰缠火丹"等病范畴，病机关键在于脾之湿热蕴结，肝经气郁火炽，故可用枳实芍药散治疗。

（陈景伟）

三、瘀血内结

【原文】

师曰：产妇腹痛，法当以枳实芍药散，假令不愈者，此为腹中有干血着脐下，宜下瘀血汤主之。亦主经水不利。

【方药】

下瘀血汤方

大黄三两，桃仁二十枚，䗪虫二十枚（熬，去足）。

上三味，末之，炼蜜和为四丸，以酒一升，煎一丸，取八合，顿服之，新血下如豚[①]肝。

【词解】

①豚（tún）：小猪，泛指猪。

【释义】

老师说：产妇腹中疼痛，当用枳实芍药散治疗。假使服药后不效，这是由于肝血凝于脐下，那就应当用下瘀血汤主治。本方还可以主治经水不利之证。

【注释选录】

徐忠可《金匮要略论注》　此言产妇腹痛，果是脾虚气阻，枳实芍药散逐恶气、敛正气，决无不愈。有不愈，即不可责虚，必是有瘀血。然产后之血，不能瘀于上，故曰脐下。既有瘀血，即当专攻血，不得复狃"虚寒"二字，掣肘其药力。故直以大黄、桃仁、䗪虫峻攻之，谓病去即是补耳。唯专去瘀血，故亦主经水不利，既曰新血，又曰如豚肝，骤结之血也。

赵以德《金匮玉函经二注》　血之干燥凝著者，非润燥荡涤不能去也。芍药枳实不能治，须用大黄荡逐之，桃仁润燥缓中破结，䗪虫下血，用蜜补不足，止痛和药，缓大黄之急，尤为润也。与抵当同类，但少缓尔。

尤在泾《金匮要略心典》　腹痛服枳实芍药而不愈者，以有瘀在脐下，着而不去，是非攻坚破积之剂，不能除矣。大黄、桃仁、䗪虫，下血之力颇猛，用蜜丸者，缓其性不使骤发，恐伤上二焦也。酒煎顿服者，补下治下制以急，且去疾惟恐不尽也。

【临证指要】

临床中遇到瘀血结滞之多种杂病，不必局限于小腹有痛块，肌肤甲错，只要舌色紫绛，或有瘀斑、瘀点，或舌下静脉怒张，或唇紫，或身面见红点，其脉象为迟紧、沉结或涩，如崩漏、闭经、中风后遗症、痹证、肝硬化、冠心病、心绞痛等证均可用下瘀血汤加减治疗。魏荔彤云："平日之瘀血为患也，宜下瘀血汤主之，类于抵当汤、丸之用。亦主经水不利，无非通幽开积之治也"。

【医案】

张谷才医案

石某，女，37 岁。产后 2 日，胞衣不下，腹中冷痛，形寒怕冷。脉象弦迟，舌淡苔白。一医认为瘀血内阻，用抵当汤破血泻衣，胞衣不下；一医认为气血亏虚，用八珍汤扶正下衣，少腹胀痛更重。殊不知病因乃客寒外侵，血凝瘀阻，单用破瘀或纯用扶正，都不能下其胞衣。因为寒凝瘀阻，非温阳寒不解，非下瘀胞不下。所以用四逆汤温阳祛寒，下瘀血汤活血化瘀。处方：大黄 10g，桃仁 10g，䗪虫 8g，附子 6g，干姜 3g，甘草 4g，艾叶 5g。每日服 2 剂，胞衣即下，诸证消失。后用生化汤调治。

按语 下瘀血汤为产后瘀血腹痛的常用方。病因产后瘀血内停，导致少腹疼痛，拒按，恶露不尽，夹有紫色血块，治宜活血破瘀。方用大黄、桃仁、䗪虫炼蜜为丸，因其攻血力猛，蜜丸缓其药性，加酒煎服，取酒引入血中。凡属产后瘀血内停，恶露不净，少腹满痛，拒按，或下紫黑血块；或胞衣不下；或瘀血从下上冲，胸脘闷塞，脉象沉涩，舌质偏紫。治疗可用下瘀血汤加减，攻下瘀血。如血虚加当归、白芍养血活血；气虚加人参、黄芪补气安中；夹寒加炮姜、吴茱萸温中散寒；气滞加木香、香附。至于月经不调，经来腹痛，夹有血块，或月经不行属于血瘀者，均可用本方加味治疗。

四、脾胃虚寒

【原文】

《千金》内补当归建中汤治妇人产后虚羸不足，腹中刺痛不止，吸吸少气[1]，或苦少腹中急，摩痛[2]，引腰背，不能食饮。产后一月，日得服四五剂为善，令人强壮宜。

【方药】

《千金》内补当归建中汤方

当归四两，桂枝三两，芍药六两，生姜三两，甘草二两，大枣十二枚。

上六味，以水一斗，煮取三升，分温三服，一日令尽。若大虚，加饴糖六两，汤成内之，于火上暖令饴消。若去血过多，崩伤内衄[3]不止，加地黄六两，阿胶二两，合八味，汤成内阿胶；若无当归，以芎䓖代之。若无生姜，以干姜代之。

【词解】

①吸吸少气：即吸气之声，一般在忍痛吸气时发生。

②𤷒痛：少腹拘急挛痛。

③内衄：身体内部的出血。

【释义】

《千金》内补当归建中汤治妇女产后身体虚弱，腹中有持续性针刺样疼痛，呼吸气短，或少腹拘急疼痛牵引腰背，不能进饮食。产后一月以内，最好能服四五剂，可使人身体强壮。

【注释选录】

徐忠可《金匮要略论注》　桂枝汤，为中风家和荣卫、调阴阳圣方。加饴糖为建中，已为邪盛正虚者，巧定一先本后标之法。今产后虚羸不足，先因阴虚，后并阳虚，补阴则寒凝，补阳则气壅。后天以中气为主，故治法亦出于建中，但加当归即偏于内，故曰内补当归建中汤。谓腹中刺痛不止，血少也，吸吸少气，阳弱也。故将桂枝、生姜、当归之辛温，以行其荣卫之气；甘草、白芍，以养其脾阴之血；而以饴糖、大枣，峻补中气，则元气自复，而羸者丰，痛者止也。然桂枝于阴阳内外，无所不通，尤当归善入阴，治带下之疾，故又主少腹急𤷒痛引腰背，不能饮食者，盖带下病去，而中气自强也。曰产后一月，日得服四、五剂为善，谓宜急于此调之，庶无后时之叹。然药味和平，可以治疾，可以调补，故又曰令人强壮宜。若云大虚，加饴糖，而不用人参，盖人参补元气，与中气不相安者有之。饴糖乃补中气，而听元气之自生，故因此一味而曰建中。正为产后先血虚，人参偏于气，未免使阳骤胜，骤胜则愈伤阴也。若去血过多，崩伤内衄，方加干地黄、阿胶，所伤偏于阴，故特多加阴药，非产后必宜用地黄、阿胶也。论曰：近来肾气丸、十全大补汤，俱用肉桂，盖杂温暖于滋阴药中，故无碍。至桂枝汤，因作伤寒首方，又因有春夏禁用桂枝之说，后人除有汗、发热、恶寒一证，他证即不用，甚至春夏，则更守禁不敢用矣。不知古人用桂枝，取其宣通气血，为诸药向导，即肾气丸，古亦用枝，其意不止于温下也。他如《金匮》论虚损十方，而七方用桂枝。胎前用桂枝汤安胎；又桂苓汤去癥；产后中风面赤，桂枝附子并用；产后乳子，烦乱呕逆，用竹皮大丸内加桂枝，治热烦，此于建中加当归，为内补。然则桂枝，岂非通用之药，若肉桂，则性热下达，非下焦虚寒者，不可用，而人反以为通用，宜其用之而多误矣。予自究心《金匮》以后，其用桂枝取效，变幻出奇，不可方物聊一拈出，以破时人之惑。

【临证指要】

张石顽云："此即黄芪建中汤之变法也。彼用黄芪以建卫外之阳，此用当归以调内营之血，两不移易之定法也"。徐忠可亦云："故治法亦出于建中，但加当归即偏于内，故曰内补当归建中汤"。妇人产后百节空虚，虚羸不足，以补血建中为要，故用内补当归建中汤建中养血，临床中所遇血虚中气不足之证，如妇人产后体虚羸瘦、腹中绞痛、食欲不振、面色萎黄、唇口干燥、乳汁缺乏、不孕症，经后腹痛等，均可用内补当归建中汤加减治疗。

【医案】

张康甫妇，新产患虚证，治之者反以攻表出之，犯虚虚之禁。今见舌胀大而色淡，虚证一；脉洪无力，不耐重取，虚证二；大便不通，无气推下，虚证三；口噤，是牙关硬，不能大开，非咬牙之比，其虚证四；遍体麻木，血失濡养之权，气失温煦之力，其虚证五。头痛亦是虚阳上冲。全是虚证，而反以攻表之剂投之，宜乎？故愈医愈剧也。不得已，故救之。桂枝4.5g，白芍12g，炙甘草4.5g，当归身9g，生姜6g，大枣8枚，化龙骨9g，饴糖2匙，真阿胶6g。

按语 产后失血，本已荣卫俱虚，有医生用攻表之剂，发汗后气血阴阳俱虚。气虚且阴液不足导致大便不通、排便无力。血虚不能荣养筋脉导致肢体麻木、口周肌肉紧张。舌胖大、色淡，脉浮大无力，均为气血虚之象。故给予当归养血和血；桂枝、白芍、生姜、炙甘草、大枣调和阴阳；饴糖建立中气、缓急止痛；真阿胶养血止血；化龙骨敛震上冲之虚阳。

【现代研究】

产后宫缩痛是指在产褥早期因子宫收缩而引起的阵发性下腹部剧烈疼痛，一般出现于产后1～2日，持续2～3日，产后宫缩痛发生率高，临床中疼痛控制不佳的问题也普遍存在。

产后宫缩痛的机制：①神经压迫，当子宫收缩时，紧张的子宫肌层压迫神经末梢，导致大量神经递质释放，引起疼痛。②组织缺血，子宫平滑肌强烈收缩时，分布在子宫内的血管遭到压迫，可导致局部组织缺血，而组织缺血和子宫肌层损伤则可能引起相应的炎性致痛介质（如前列腺素、缓激肽、白三烯等）释放，进而加重疼痛。③疼痛易感性，子宫收缩及胎儿娩出损伤子宫平滑肌弹性纤维，影响子宫内感受器向脊髓和脊髓上传导信息，导致神经中枢敏化，另外母乳喂养期间释放的内源性缩宫素也可增强产妇对疼痛的感知能力。

产后宫缩痛的常见诱因：①使用子宫收缩药物，临床中使用的各种预防和治疗产后出血的子宫收缩药物可显著加重产后宫缩痛；②按压子宫，产后按压子宫这一操作刺激，可引起剧烈的宫缩痛；③哺乳刺激，产后哺乳时，新生儿吸吮可刺激乳头，引起垂体后叶反射性释放缩宫素，经循环运输的缩宫素可直接作用于子宫平滑肌，导致子宫收缩加强，从而加重产后宫缩痛；④其他，产后宫缩痛的程度也与产妇的情绪、睡眠情况等密切相关，焦虑、抑郁及睡眠不足等情况，可使产妇对疼痛耐受度降低，从而自觉宫缩痛更加明显。

目前临床中产后宫缩痛的治疗方法，除常规热敷与按摩等一般治疗外，常见的有椎管内镇痛、口服或注射药物、神经阻滞治疗、经皮神经电刺激及中医内服与外治治疗等，均取得了较好疗效。

（胡向丹）

第四节　产后恶露不尽、产后发热

产后由阴道内排出的瘀血浊液，一般在3周内完全排尽，如超过3周，仍淋漓不畅者，称恶露不尽。现代医学认为产后恶露是胎盘附着面缩小，表面粗糙如一创面，血管断端有血栓形成，其表面的坏死组织及机化血栓脱落随恶露排出。

产后发热持续不退，甚至高热谵语，称为产后发热。

《金匮要略》所论为瘀浊内结证型。

【原文】

产后七八日，无太阳证，少腹坚痛，此恶露①不尽；不大便，烦躁发热，切脉微实，再倍发热，日晡时烦躁者，不食，食则谵语，至夜即愈，宜大承气汤主之。

热在里，结在膀胱②也。

【方药】

大承气汤方

大黄四两（酒洗），厚朴半斤（炙，去皮），枳实五枚（炙），芒硝二合。

上四味，以水一斗，先煮二物，取五升，去滓；内大黄，煮取二升，去滓；内芒硝，更上火微一、二沸，分温再服。得下止服。

【词解】

①恶露：分娩后阴道流出的余血浊液。

②膀胱：这里泛指下焦。

【释义】

本条指出产后瘀血内阻兼阳明里实的证治。产后七八日，无太阳表证，症见少腹坚硬疼痛，当考虑恶露不尽，内阻胞宫，可用破血逐瘀的下瘀血汤治疗。如再兼无大便、烦躁发热、日晡加剧、不食、食则谵语、脉数实等症，乃实热结于阳明之证。阳明胃实，故发热烦躁，日晡为甚；阳明胃实，腑气不通，故不欲食；若勉强进食则更增邪热，热扰神明则谵语；至夜阳明气衰，故热轻症减。治当攻下瘀热，主以大承气汤。方中大黄既能荡涤实热，亦可攻逐瘀血。

【注释选录】

魏荔彤《金匮要略方论本义》　如邪在胃，则胃为仓廪，主受主纳，邪入而无所复传，《伤寒论》中阳明病言之详矣，岂能至夜即愈，而明日复发乎？此亦恶露不尽之故，而瘀血积于血室，地近膀胱，故移热于是，究之为血实之证，与前条无异耳。主之以大承气汤，明是下胃实之治，而以之下血实者，实邪则可下，不必更论何实也。然何以不用下瘀血汤治下焦之积血？不知下瘀血汤为癥血之治，积而干之血，必须攻破也。此恶露不尽，不过产后新血而已，无所用其攻破也，大承气硝黄咸寒并用，厚朴、枳实降气开积，而病可已矣。此俱师处方斟酌轻重之妙法也。

尤在泾《金匮要略心典》　无太阳证者，无头痛恶寒之表证也。产后七八日，少腹坚痛，恶露不尽，但宜行血去瘀而已。然不大便，烦躁，发热，脉实，则胃之实也。日晡为阳明旺时，而烦躁甚于他时，又胃热之验也。食气入胃，长气于阳，食入而助胃之热则谵语，至夜阳明气衰而谵语愈，又胃热之验也。故曰热在里，结在膀胱。里即阳明，膀胱即少腹。盖谓不独血结于下，而亦热聚于中也。若但治其血而遗其胃，则血虽去而热不除，即血亦未必能去，而大承气汤中，大黄、枳实均为血药，仲景取之者，盖将一举而两得之欤。

吴谦《医宗金鉴》　无太阳证，无表证也；少腹坚痛，有里证也。因其产后七八日，有蓄血里证，而无太阳表证，则可知非伤寒太阳随经瘀热在里之病，乃产后恶露未尽，热结膀胱之病，当主以下瘀血可也。若不大便、不食、谵语、烦躁、发热，日晡更甚，至夜即愈，此为胃实之病，非恶露不尽之病。以其日晡更甚，至夜即愈，则可知病不在血分而在胃也，故以大承气汤下之。

【临证指要】

李彭曰："此一节具两证在内，一是太阳蓄血证，一是阳明里实证"。如为瘀血证的郁热之热入血室造成的发热，那一定是昼而安静，一到夜间如见鬼状，而本条文言"至夜即愈"指的是再倍发热这个情况，一到夜间就好了，正同阳明病的典型临床表现，说明此发热并不是血实造成的，而是热在里使得恶露结而不行。临床中所遇邪热积滞，阻于肠腑之证，出现大满、大热、大实和脉沉、实、滑为主者，如以痛而闭为特征的外科急腹症，热性传染病如细菌性痢疾、乙型脑炎、流行性感冒等，感染性疾病如病毒性肺炎、大叶性肺炎等伴有严重中毒症状等证均可用大承气汤加减治疗。

【医案】

萧琢如医案

古人谓产前责实，产后责虚，殊未尽然。王氏妇年二十，产后四、五日，患外感，寒热往来，余以小柴胡汤二剂愈之。厥后七、八日，疾复作，他医进四物汤加味益剧。复求示方，脉之沉实，日晡发热，烦躁，谵语，大便难，腹痛拒按，疏方用大承气汤。病家疑之，仍请前医就商，入门寒暄数语，即曰："产后大抵多虚，先生所示大承气汤，毋乃太峻？"余曰："有此症则用此方，试取仲景《金匮》阅之便知。"其人曰："古方难以今用，如《本草医方合编》，读之熟矣，他非所知。"余曰："若此，则君应早治愈矣，奚待今日？"其人语塞，逡巡退去。余亦向主人告辞，主人不可，余曰："既疑余方，留之何益？"主人曰："即去购药，请留驾少待何如？"余应之曰："可。"顷之，购药者返，时正午，即嘱煎好，计一时服一茶碗，至二时又服一茶碗。迄三时，大便行，甚黑而臭，腹痛减，日晡时但微热，不复谵语矣。余欲告辞，不可，又以善后方是否再用大黄，殊难预定，乃强留一宿。次晨，见脉症已十愈八九，乃用大柴胡去大黄，加当归、生地黄、桃仁，二剂，平复如初。窃谓汪氏自言非知医者，合编之作，开后人简便之门途，实酿成医学浅陋之陷阱，读书未成之辈，喜其浅近，奉为圭臬。可慨矣！

按语 产后多虚多瘀是众所周知的，但并不是产后只有虚证，产后的实证也是有的。此患者脉沉实，腹痛拒按均为实证之表现，日晡发热，烦躁，谵语，大便难，是邪热内闭，阳明胃实证，萧老果断应用大承气汤，且在遭到质疑的时候仍未退缩，可见其临证时机圆法活、辨证准确。

【现代研究】

产后恶露不绝是以产后血性恶露淋漓不净，超过 21 日不止为主要临床表现的疾病。其西医机制尚不明确，其可能的发病机制如下。

（1）子宫收缩乏力：正常子宫复旧为产后 6 周内子宫大小恢复孕前水平，在此过程中，子宫平滑肌随着肌纤维的生理性收缩而逐渐缩短，减小子宫体积。对于剖宫产者，需面临被切断的子宫肌束及血管的修复问题，且各种损伤易引起炎症反应及缺血缺氧引起酸性物质堆积等影响子宫复旧，从而导致恶露排出异常。

（2）子宫内膜修复异常：产后早期由于下丘脑-垂体-卵巢轴尚未恢复正常反馈调节机制，突然下降的雌激素、孕激素因内膜功能层对激素变化的敏感性较低而先出现蜕膜表层细胞退行性变、细胞凋亡、坏死脱落、排出宫腔等生理性恶露表现。

（3）子宫血管再生障碍：正常胎盘剥离宫体时，剥离面蜕膜可于产后 2～3 日脱落形成恶露一部分，而剥离处的血窦关闭及内膜修复可于产后 6 周恢复。

（4）胶原代谢紊乱和炎症反应：正常机体组织器官维持相应结构和功能离不开胶原蛋白这

一基础物质，其大量存在于结缔组织细胞外基质中，其中一类重要胞外基质降解酶为基质金属蛋白酶，正常分娩后，伴妊娠而大量形成的胞外胶原随着恶露大量流失，子宫组织出现结构紊乱。

（5）细胞凋亡：近年来研究表明，有序的细胞凋亡是维持子宫内膜周期性增殖脱落从而减少内膜异常增生等病变的重要因素。

（胡向丹）

第五节 产 后 中 风

产后中风指产后感受外邪而引起的病证，多因产后气血骤虚，腠理不密，外邪乘虚而入太阳经，轻者会出现头痛、恶寒发热、干呕、心下闷、汗出等，重者会出现发热面赤，甚则角弓反张、不省人事。"产后中风"又称"产后发热""产后痉症""中风病"，是妇人产后常见病症。《金匮要略》所论有太阳中风、阳虚中风和热利伤阴三型。

一、太阳中风

【原文】

产后风，续之数十日不解，头微痛，恶寒，时时有热，心下闷，干呕，汗出。虽久，阳旦证①续在耳，可与阳旦汤。

【方药】

桂枝汤方

桂枝三两（去皮），芍药三两，甘草二两（炙），生姜三两，大枣十二枚。

上五味，㕮咀，以水七升，微火煮取三升，去滓；适寒温服一升，服已，须臾啜稀粥一升余，以助药力。温覆令一时许，遍身漐漐微似有汗者益佳，不可令如水淋漓，若一服汗出病差，停后服。

【词解】

①阳旦证：成无己云："阳旦，桂枝之别名也"。故阳旦证即桂枝汤证，此处指太阳中风表证。

【释义】

本条论述产后中风持续不愈的证治。产后营卫皆虚，易感风邪，可致太阳中风表证。如持续数十天仍见头痛、恶寒、汗出、时发热，并兼干呕、心下闷等症状，乃产后体虚感邪，正气不能祛邪外出，但邪亦不甚，故病程迁延数十日。此时若太阳中风表证仍在，仍可用桂枝汤解表祛风、调和营卫。

后世注家对阳旦汤有不同认识。成无己认为阳旦汤即桂枝汤，徐忠可、尤在泾认为阳旦汤即桂枝汤加黄芩，魏念庭、陈修园认为阳旦汤乃桂枝汤加附子。根据本条所述头痛、恶寒、发热、自汗等症状来看，似以桂枝汤为宜。

【注释选录】

赵以德《金匮玉函经二注》 伤寒病，太阳证，头痛发热，汗出恶风者，桂枝汤主之。又，太阳病，八九日不解者，表证仍在，当发其汗。此治伤寒法。凡产后感于风寒诸证，皆不越其规矩，举此条与上文承气，为表里之例耳。东垣治劳役饮食所伤挟外感者，亦名两感，必顾胃气。《大全良方》谓：新产去血，津液枯竭，如有时气之类，当发其汗，决不可用麻黄。取汗无取过多。《活人书》：妇人诸病，皆用四物，与所见证，如阳旦之类，各随所感而消息之。

徐忠可《金匮要略论注》 此段言产后中风，淹延不愈，而表里杂见者，仍当去其风也。谓中风之轻者，数十日不解，似乎不可责表，然头疼、恶寒、汗出、时有热，皆表证也。心下闷、干呕，太阳之邪欲内入，而内不受，考《伤寒论》有阳旦汤，乃桂枝汤加黄芩，以治太阳中风，而挟热者。今久风而热不已，则阳旦证仍在，阳旦汤何不可与，而因循以致误也。

【临证指要】

唐宗海言："阳旦本是伤寒杂证，原非产后应有。然使产后而见伤寒杂证者，仍照法治之，毋庸拘泥"。产后营卫皆虚，易感风邪，见恶寒、头痛、发热等太阳中风症状，正气不能祛邪外出，病程迁延数十日不解，虽有心下闷，表示邪有入里之势，但与其表证相比，居次要地位，故仍主以桂枝汤。临床辨治应以证候为凭，不必拘泥于病程的长短及"产后多虚"之说。

【医案】

班秀文医案

李某，女，25 岁。1991 年 1 月 18 日因产后自汗 23 日就诊。

自诉剖宫产术后出现涔涔汗出，不能自止，动则益甚，每日更衣数次，伴头痛，恶露量少而色暗，面色苍白，舌质淡，边有齿印，脉细缓。证属产后营血亏损，卫阳失固。治宜甘温扶阳、调和营卫、固表敛汗之法。方选桂枝汤加味：桂枝 6g，白芍 10g，当归 10g，益母草 10g，大枣 10g，炙甘草 10g，生姜 6g。水煎服。服药 3 剂后自汗十减七八，恶露少，色淡。守原方加金樱子 10g，麻黄根 10g，以固涩止汗。又 8 剂，自汗止，恶露净。

按语 《金匮要略》曰："产后风，续之数十日不解，头微痛，恶寒，时时有热，心下闷，干呕汗出，虽久，阳旦症续在耳，可与阳旦汤（桂枝汤）"。本案产后气血不足，复感风寒，患者周身汗出、面色苍白，有一分恶风（寒）身痛当有一分表证，汗出恶风是营卫不和，大汗伤阳，无发热属阳虚无以发热；舌质淡，边有齿印，脉细缓，是不足之象，辨证属营卫不和、卫阳失固；治疗以桂枝汤调和营卫，方中另加当归、益母草补血活血改善恶露症状，患病虽久，但纳可、二便调、无口干口渴，是无其他变证，治疗应药而愈。

王坤根医案

姚某，女，28 岁，主诉：产后发热 1 月余。

目前哺乳期，时有发热，最高热峰 39.3℃。刻诊：畏寒畏风，头晕头痛，背脊疼痛，自觉胸闷气闭，胸前多汗，舌淡苔薄黄，脉细弱无力。中医诊断：产后发热（营卫不和、气阴不足）。治法：解表祛邪，和利枢机。处方：桂枝 12g，白芍 12g，炙甘草 12g，生姜 10g，大枣 10g，柴胡 9g，黄芩 12g，制半夏 9g，太子参 15g，5 剂。

二诊：发热已消，仍有气短，偶有头晕，背脊酸痛，偶有畏寒，喉间异物感，大便正常。前方加葛根 15g，麦冬 12g，五味子 9g，3 剂。

三诊：仍有气短，头肩背畏寒，稍食胃胀，心烦欲呕。前方去葛根，增橘皮 10g，淡竹茹 12g，5 剂。继续治疗。

按语　《金匮要略》曰："产后风，续之数十日不解，头微痛，恶寒，时时有热，心下闷，干呕汗出，虽久，阳旦证续在耳，可与阳旦汤"。产后营卫皆虚，风邪外袭，其病在表，虽发热间作持续 1 个月，仍见畏寒畏风，头晕头痛，背脊疼痛，胸前多汗等太阳表证，故仍当用桂枝汤解表祛邪，调和营卫。患者时有发热伴胸闷气闭，苔薄黄，此为郁滞所以然，故合小柴胡汤扶正祛邪，和利枢机，使阴阳相和。此正如《金匮要略心典》所言："以邪气不可不散，而正虚不可不顾，惟此法为能解散客邪，而和利阴阳耳"。二诊时邪热既退，故加葛根、麦冬、五味子，滋养阴血，升津疏筋；三诊时合用橘皮、淡竹茹理气和胃，降逆止呕，继予以对症调治为续。

【现代研究】

产后疾病给产妇带来的各种问题尤为棘手，需要重视产后中风，及时解决产后中风带来的诸多不适感，帮助产妇恢复健康。《伤寒论》中桂枝汤"外证得之，解肌和营卫；内证得之，化气调阴阳"。其不仅是治疗太阳中风证之主方，在内伤杂病及妊娠恶阻、产后病等方面亦有较好的疗效。

桂枝中的主要成分为含桂皮醇、桂皮醛等挥发性油类及以桂皮酸为主的有机酸类，具有抑菌、抗炎、解热、解痉镇痛等多种药理活性。白芍中的有效成分白芍总苷可以抑制局部炎性因子前列腺素 E_2、白三烯 B_4 的合成，从而发挥抗炎作用。甘草的主要成分甘草黄酮能够减少中性粒细胞、白细胞的数量；并对 IL-1β、TNF-α 产生抑制作用，从而达到抗炎作用。大枣的有效成分大枣多糖可以通过拮抗气血双虚模型大鼠胸腺及脾脏的萎缩，进而发挥调节免疫的作用。此外，生姜中的不同侧链长度的姜烯酚可能是通过下调纺锤体装配蛋白 cdc20、survivn、mad 等发挥抗肿瘤的作用，亦可发挥其抗毒作用，进而保护肝脏功能。

二、阳虚中风

【原文】

产后中风，发热，面正赤，喘而头痛，竹叶汤主之。

【方药】

竹叶汤方

竹叶一把，葛根三两，防风、桔梗、人参、甘草各一两，附子一枚（炮），大枣十五枚，生姜五两。

上十味，以水一斗，煮取二升半，分温三服，温覆使汗出。颈项强，用大附子一枚，破之如豆大，煎药扬去沫。呕者，加半夏半升（洗）。

【释义】

本条论述产后中风兼阳虚的证治。产后气血大虚，卫外不固，复感外邪，以致正虚邪实。发热头痛为病邪在表之征，面赤气喘乃虚阳上越之象，如此虚实错杂证，若单纯解表祛邪，易致虚阳外脱，若扶正补虚，又易助邪碍表，故用竹叶汤扶正祛邪，标本兼顾。方中竹叶甘淡轻清为君，辅以葛根、桂枝、防风、桔梗疏风解表，人参、附子温阳益气，甘草、生姜、大枣调和营卫。诸药合用，共奏扶正祛邪、表里兼顾之功。方后注"温覆使汗出"，说明服用本方当注意加衣被温覆，使风邪随汗而出。至于颈项强急者重用附子以扶阳祛风，呕者加半夏以降逆止呕，示人当根据病情变化随症治之。

【注释选录】

赵以德《金匮玉函经二注》　此证太阳上行至头表，阳明脉过膈上循于面，二经合病，故如是。竹叶汤亦桂枝汤变化者。仲景凡治二经合病，多加葛根，为阳明解肌药也；防风佐桂，主二经之风；竹叶主气上喘；桔梗佐竹叶利之；人参亦治喘；甘草和中；生姜、大枣行谷气，发荣卫，谷气行，荣卫和，则上下交济而汗出解矣。附子恐是后所加，治头项强耳。颈项强，邪在太阳，禁固其筋脉，不得屈伸，故用附子温经散寒湿，以佐葛根。若邪在胸中而呕，加半夏治之。

徐忠可《金匮要略论注》　中风发热头痛，表邪也。然面正赤，此非小可淡红，所谓面若妆朱，乃真阳上浮也。加之以喘，气高不下也。明是产后大虚，元阳不能自固，而又杂以表邪，自宜攻补兼施。故以桂、甘、防、葛、桔梗、姜、枣，清其在上之邪，竹叶清其胆腑之热，而以参、附培元气，返其欲脱之阳。然以竹叶名汤，要知本寒标热，胆居中道，清其交接之缘，则标本俱安，竹叶实为功之首耳。颈项强，则下虚尤甚，故加大附。呕则逆而有水，故加半夏。

尤在泾《金匮要略心典》　此产后表有邪而里适虚之证，若攻其表，则气浮易脱；若补其里，则表多不服。竹叶汤，用竹叶、葛根、桂枝、防风、桔梗解外之风热；人参、附子固里之脱；甘草、姜、枣以调阴阳之气，而使其平，乃表里兼济之法。凡风热外淫，而里气不固者，宜于此取则焉。

【临证指要】

产后正气大虚，卫外不固，复感外邪，以致正虚邪实，出现既见"发热、头痛"之太阳中风表证，又见"面赤、气喘"之阳虚上逆证。《金匮方歌括白话解》中述本证乃"产后中风而兼阳虚者，产后正气大虚，阳气不足，外受风邪，发热而头痛，元阳不能自固，杂以表邪上浮，而面赤且喘"。另有学者认为"发热、面赤、喘"非虚阳上浮所致，而是外感风邪，闭郁经气，郁而化热所致实证。如《金匮要略译注》云："产后感受风邪，证见发热、头痛是邪在表，然面赤而喘为热盛动风，欲发痉病之兆"。竹叶汤为产后发热常用的扶正祛邪方剂，临证时可用于产后外感、虚人外感、产后缺乳等病。

【医案】

戴慧芬医案 1

患某，女，27 岁。

产后调养不慎，于第 10 日候作寒热自汗，体痛呕逆，咳嗽头痛。服西药后发热未减，又服小柴胡汤 2 剂但不见寸功，旋即体温增至 39℃。刻下见头身痛剧，神疲欲寐，直视不能眴，口唇发青，不欲饮食，溲赤便难。舌淡苔厚腻多津，脉紧而重按无力。医予以竹叶汤，重用附子至 60g。1 剂后热退身凉，溲便量增，腻苔退净，脉复微细，口干索饮。再进生脉饮加味 3 剂收功。

按语　患者系产后体虚中风兼恶露不下，风气怫郁在表，故见面赤，而并非虚阳外越，然误服他药以至表邪仍在却正气难支。根据舌象及溲赤等症状不难发现邪气被凉药闭郁且津液损耗以至伤及肝肾之阴，这种情况下必须以破阴寒之凝闭为先，得效后才能用益气养阴生津之品缓缓图之。故医者首先重用附子，一则破阴，二则固表止汗以防津液再脱。所谓有形之津液不能速生，无形之阳气所当急固。如若仓皇之下滥用滋润黏滞之品，无阳气之温煦也只是一潭死水，祸不旋踵。因此仲景针对竹叶汤证汗出过多所致之颈项强特意提出"用大附子一枚"，可见竹叶汤证是有发展为痉病（或柔痉）的可能性的。言归本案，若患者确实存在严重的阳虚，断不会病程如此之短且仅服 1 次附子。可见竹叶汤方证中"面正赤"不能做虚阳外越解。

戴慧芬医案 2

赵姓妇女，45 岁。近 1 年月经紊乱，1 个月行经数次，量多有块，有时经行淋漓不尽，持续月余。经西医检查确诊为多发性子宫肌瘤而行子宫全切手术，术后第 3 日感畏寒，发热，体温 37.8℃，服退热西药 2 日，体温增至 38.7℃，全身酸痛，动则有汗，虚烦不眠，上肢酸痛兼有麻胀感。又输液 3 日，发热持续，余往会诊。症见面色发黄兼青，口唇亦青，头额有汗，舌胖嫩，苔白腻，脉紧。系产后里虚兼湿，复受表邪侵袭，用竹叶汤治之：附子 60g，党参 20g，淡竹叶 10g，葛根 10g，防风 6g，桔梗 10g，桂枝 10g，生甘草 6g，生姜 10g，大枣 15g。1 剂后体温降至 37.2℃，2 剂而热退汗止，唯身体酸困，疲乏无力，苔腻已减六七，脉转沉迟。此乃表邪已解，营卫不和，用新加汤加味以调和营卫、益气化湿：太子参 30g，桂枝 10g，杭芍 15g，白蔻仁 6g，生姜 10g，甘草 6g，大枣 10g，麦芽 10g，服药 3 剂，身痛消失，体力增强，饮食常，病遂痊愈。

按语 术前月经量多，气血损伤于先。术中更伤气血，正气大亏，风邪乘虚侵入，致发本案，虽非产后，情同产后，依旧是竹叶汤运用范围，服之见效。

【现代研究】

西医学将"产后中风"归属"产褥期感染"，多因分娩及产褥期生殖道受包括需氧菌、厌氧菌、真菌、衣原体和支原体等多种病原体侵袭，引起局部或全身感染，其发病率约为 6%。产褥病率指分娩 24 小时以后的 10 日内，每日测量体温 4 次，间隔时间 4 小时，有 2 次体温达到或超过 38℃。产褥病率常由产褥感染引起，也可由生殖道以外感染如急性乳腺炎、上呼吸道感染、泌尿系统感染、血栓静脉炎等原因所致。

黄酮作为竹叶提取物主要活性成分，具有多方面药理作用，如黄酮的抑菌作用能够抑制多种微生物感染，对大肠埃希菌、金黄色葡萄球菌、枯草芽孢杆菌等的抑菌作用已被证实，且箬竹提取物对深绿木霉和烟草链格孢菌菌丝生长均有较好抑制作用，也可以通过升高胃黏膜组织中的 NO、PGE_2 含量，降低血清中 SOD、MDA 水平来发挥保护胃黏膜的作用。此外，竹叶黄酮还有止咳化痰、抗氧化等作用，故用于降气，治疗胃气过度上冲所致的"面正赤""头痛"。产后虚，脾胃功能失调，胃气不受制约，沿直路过度上升。从"面正赤""头痛"来看，胃气上升的程度不轻，但因胃气本虚，故不用石膏而是选用竹叶，降气又不损伤胃气。葛根异黄酮有明显的体内外抗炎活性，主要通过调节环氧化酶-2（COX-2）、MAPK、NF-κB 等信号通路，降低 IL-1β、IL-6、iNOS、COX-2、C 反应蛋白（CRP）、TNF-α 等炎性细胞因子的产生，进而通过抗炎而治疗感染类的产后中风。另外，有医家报道，竹叶汤可治疗产后缺乳，患者产后感受风寒，乳汁明显减少，用下乳涌泉散 3 剂未效，改用竹叶汤，乳汁充足。

三、热利伤阴

【原文】

《千金》三物黄芩汤治妇人在草蓐，自发露得风，四肢苦烦热，头痛者，与小柴胡汤；头不痛但烦者，此汤主之。

【方药】

三物黄芩汤方

黄芩一两，苦参二两，干地黄四两。

上三味，以水六升，煮取二升，温服一升，多吐下虫。

【释义】

此产后血虚，外邪入于血分成热之证，故以生地黄滋血凉血；黄芩、苦参清热。若头痛者，则为外邪未解，故用小柴胡汤以和解之。

【注释选录】

徐忠可《金匮要略论注》 此言产妇有暂感微风，或在半表里，或在下焦，风湿合或生虫，皆能见四肢烦热证，但以头之痛不痛为别耳。故谓在草蓐，是未离产所也，自发露得风，是揭盖衣被，稍有不慎而暂感也。产后阴虚，四肢在亡血之后，阳气独盛，又得微风，则苦烦热。然表多，则上入而头痛，当以上焦为重，故主小柴胡和解。若从下受之，而湿热结于下，则必生虫而头不痛。故以黄芩清热为君，苦参去风杀虫为臣，而以地黄补其元阴为佐。曰多吐下虫，谓虫得苦参必不安，其上出下出，政未可知也。

尤在泾《金匮要略心典》 此产后血虚风入而成热之证。地黄生血，苦参、黄芩除热也。若头痛者，风未全变为热，故宜柴胡解之。

【临证指要】

《千金》三物黄芩汤出自《备急千金要方·卷第三》，前人将其作为《金匮要略》附方，用于妇人产后中风、邪客少阳不得和解而化热入里、陷于血分的证治。临床还可应用于红斑性肢痛症、大肠癌、白塞综合征、慢性肝病、内伤发热、泌尿系感染等。

【医案】

胡希恕医案

王某，女，32 岁。1965 年 4 月 2 日初诊。

原有脾大，血小板减少，常鼻衄和口糜。1965 年 3 月 11 日曾患口糜，服半夏泻心汤加生石膏、生地黄 3 剂而愈。本次发作已 1 周。舌及下唇溃烂，痛甚，口苦咽干，心烦思饮，鼻衄，苔白，舌红，脉弦细数。胡先生改方：生地黄 24g，苦参 9g，黄芩 9g，炙甘草 6g，茜草 6g。

1965 年 4 月 9 日二诊。上药服 3 剂，口糜愈，鼻衄已。

按语 三物黄芩汤方证，记载于《金匮要略·妇人产后病》附方（一）："《千金》三物黄芩汤：治妇人草蓐，自发露得风，四肢苦烦热。头痛者，与小柴胡汤。头不痛，但烦者，此汤主之"。胡先生在注解此条时写道："产后中风，由于失治使病久不解，因致烦热。若兼见头痛者，与小柴胡汤即解。如头不痛但烦热者，已成劳热，宜三物黄芩汤主之。虚劳及诸失血后多此证，宜注意"。读至此则豁然明了，该患者有鼻衄、心烦等，说明里热明显，同时也说明津液伤明显，因此不但要清热，而且要生津，故治疗时以黄芩、苦参苦寒清热的同时，重用生地黄、茜草凉血清热，生津增液，药后热除津生，故鼻衄已、口糜愈。

王占玺医案

郭某，女，25岁。1981年10月26日初诊。

患者产后半年，突然腹痛下利，便常规示脓细胞（+++），白细胞（++），经服呋喃唑酮、小檗碱无效，后改服黄芪建中汤3剂而愈。腹泻愈后3日，又发现阴肿阴痒，烦躁不安，舌苔白腻，脉象弦滑。此乃湿热下注，急宜利湿清热，投三物黄芩汤加味：黄芩9g，苦参9g，干地黄15g，当归12g，白芍10g，柴胡10g，土茯苓15g，蒲公英10g，紫花地丁10g，黄柏6g，地肤子15g，甘草6g，蛇床子15g。上方服3剂，肿消痒止而愈。

按语　患者主因产后感染所致，归因于湿热下注，此刻既要清热，亦需化湿，用黄芩、苦参、黄柏苦寒清热化湿，以干地黄、当归、白芍滋阴养血以防苦寒之药过伤阴血，配以蒲公英、紫花地丁、地肤子等祛风止痒，共奏清热化湿、祛风止痒之效。

【现代研究】

此方的三味药具有以下特性：其一，从中药四气五味理论看，三药均具苦寒之性，苦能泻热和燥湿，又《素问·至真要大论》曰："寒者热之，热者寒之"。可见该方所主证候为湿热内蕴证。其二，从药物归经理论看，苦参和黄芩同归大肠经，苦参与生地黄同归心、肝经；其三，现代药理学研究表明，苦参和黄芩合用，具有显著的中枢镇静作用，可减轻其烦热引起的不安。

古代产妇分娩时卫生条件差，在分娩过程中或产后存在很大的感染风险。而现代药理学研究表明，三物黄芩汤中三味中药都具有抗病原微生物和解热抗炎的作用，这一机制也可为三物黄芩汤治疗妇科和泌尿系感染提供佐证。

针对生地黄，《药鉴》载："生地性寒，可泻脾土之湿热"，有广泛的作用范围，对免疫、血液、心血管、中枢神经等系统疾病的影响显著，并有抗糖尿病及其并发症、抗炎、抗肿瘤、抗细胞毒活性及对脏器的保护等药理作用。李国辉等的研究表明，生地黄提取物可显著提高脾脏淋巴细胞的增殖速度、血清溶血素水平和T淋巴细胞比例，从而提高了小鼠的免疫功能。黄芩提取物以黄酮及其苷类为主，具有抗微生物、解热抗炎、免疫调节、镇静、抗氧化、抗肿瘤、保肝利胆、神经保护、心血管保护等生物活性。苦参的药理作用以抑菌、抗心律失常为主，具有抗炎、抗肝损伤、抗肝纤维化及抗肿瘤、中枢抑制等多种药理活性。综上所述，生地黄、黄芩、苦参均具有抗炎、免疫调节及保护机体的作用，因此三物黄芩汤对治疗产后中风也具有可行性。

（张勤华）

第六节　产后虚烦

产后虚烦指因产后失血，又加之哺乳耗血伤阴，致阴虚生热，热扰神明，而出现产后心烦意乱，呕恶反胃的病症。

《金匮要略》将其归属"阴亏生热"。

【原文】

妇人乳，中虚①，烦乱，呕逆②，安中益气，竹皮大丸主之。

【方药】

竹皮大丸方

生竹茹二分，石膏二分，桂枝一分，甘草七分，白薇一分。

上五味，末之，枣肉和丸弹子大。以饮服一丸，日三夜二服。有热者，倍白薇；烦喘者，加柏实一分。

【词解】

①妇人乳，中虚：妇人产后阴血虚弱，加之津血化为乳汁以育儿，致阴血耗伤。
②烦乱，呕逆：心中烦躁不安，恶心呕吐。

【释义】

本条论述产后虚热烦呕的证治。妇人产后耗气伤血，复因哺乳，使阴血更亏。阴血不足，虚热内扰心神，则心烦意乱；热犯于胃则呕逆。故用竹皮大丸清热降逆，安中益气。方中竹茹味甘微寒，清热除烦止呕；石膏辛甘寒，清热除烦；白薇苦咸寒，善清阴分虚热；桂枝虽辛温，但用量极轻，少佐之以防清热药伤阳，与甘药合用辛甘化阳，更能助竹茹降逆止呕；甘草、大枣安中，补益脾胃之气，使脾气旺则津血生。若虚热甚，可重用白薇以清虚热；虚热烦喘，加柏实宁心润肺。

【注释选录】

赵以德《金匮玉函经二注》 妇人以阴血上为乳汁，必藉谷气精微以成之。然乳房居胃上，阳明经脉之所过，乳汁去多，则阴血乏而胃中益虚；阴乏则火烧而神昏乱，胃虚则呕逆。用甘草泻心火，安中益气；石膏、白薇治热疗烦乱；竹皮主呕逆；桂枝利荣气，通血脉，又宣导诸药，使无扦格之患；柏实，《本草》主恍惚虚烦，安五脏，益气。烦喘者，为心中虚火动肺，故以柏实两安之。

尤在泾《金匮要略心典》 妇人乳中虚，烦乱呕逆者，乳子之时，气虚火胜，内乱而上逆也。竹茹、石膏甘寒清胃，桂枝、甘草辛甘化气，白薇性寒入阳明，治狂惑邪气，故曰安中益气。

徐忠可《金匮要略论注》 乳者，乳子之妇也。肝气原不足，中虚者，中气大虚也。脾土复困弱，于是火上壅则烦，气上越则呕，烦而乱，则烦之甚也，呕而逆，则呕之甚也。病本全由中虚，然而药止用竹茹、桂、甘、石膏、白薇者，盖中虚而至为呕为烦，则胆腑受邪，烦呕为主病。故以竹茹之除烦止呕者为君，胸中阳气不用，故以桂甘扶阳，而化其逆气者为臣，以石膏凉上焦气分之虚热为佐，以白薇去表间之浮热为使，要知烦乱呕逆，而无腹痛下利等证，虽虚无寒可疑也。妙在加桂于凉剂中，尤妙在生甘草独多，意谓散蕴蓄之邪，复清阳之气，中即自安，气即自益，故无一补剂，而反注其立汤之本意，曰安中益气，竹皮大丸，神哉！喘加柏实，柏每西向，得西方之气最深，故能益金，润肝木而宁心，则肺不受烁，喘自平也。好古谓肝家气分药，盖柏为阴木，能益肝阴，而辑其横溢之气，润肝之功多也。有热倍白薇，盖薇能去浮热，故《小品》于桂枝加龙骨牡蛎汤云：汗多热浮者，去桂，加白薇、附子各三分，名曰二加龙骨汤，则薇之能去浮热可知也。

【临证指要】

妇女生产致中焦虚弱，气血亏损，加之哺乳，阴血耗伤，阴虚阳亢，胃中郁热，虚实夹杂，引起心中烦躁不安、恶心呕吐等症。本病是产后亡血阴伤所致，中虚却不以补虚为主，而以清热除烦，降逆止呕为务。谓安中益气者，乃胃热除则中自安，气自益。《金匮发微》云："乳中虚者，或产妇体本虚羸，纳谷减少，或因小儿吮乳过多，乳少不能为继，于是营阴不足，心中烦乱，胃纳既少，生血之原，本自不足，加以无厌之吸吮，引动胆胃之火，发为呕逆"。运用此方清热止呕除烦，安中益气，重在气分不在血分，寒热并用，攻补兼施。还可应用于妊娠呕吐、神经性呕吐等属阴虚有热者。近年临床上也用来治疗绝经综合征、癔病、失眠、小儿夏季热、男性不育症、阳痿等疾病。

【医案】

刘渡舟医案

王某，女，50岁。1994年8月29日初诊。

近半年来感觉周身不适，心中烦乱，遇事情绪易激动，常常多愁善感，悲怆欲哭。胸闷心悸气短，呕恶不食，头面烘热而燥，口干喜饮，失眠多梦，颜面潮红，但头汗出。月经周期不定，时有时无。某医院诊断为"绝经综合征"，服"更年康"及"维生素"等药物，未见效果。舌苔薄白，脉来滑大，按之则软。刘老辨为妇女50岁乳中虚，阳明之气阴不足，虚热内扰之证，治宜养阴益气，清热除烦，为疏《金匮要略》"竹皮大丸"加减。予以白薇10g、生石膏30g、玉竹20g、牡丹皮10g、竹茹30g、炙甘草10g、桂枝6g、大枣5枚。服药5剂，自觉周身轻松，烦乱呕逆之症减轻，又续服7剂，其病已去大半，情绪安宁，睡眠转佳，病有向愈之势。守方化裁，共服20余剂而病瘳。

按语 本案脉证发于经断前后，经欲断未断，每易伤阴耗气，气阴不足，则因虚而生内热，热扰于中焦，胃气不得下降，故见呕恶不食；上扰于胸位，使心神无主，又加中焦匮乏，不能"受气取汁，变化而赤为血"，则心血不充，神明失养，故可见心中烦乱、失眠多梦及情绪异常等症。治疗当师仲景"安中益气"为大法，清热降逆、养阴和胃，用竹皮大丸。竹茹、生石膏清热、降逆、止呕；桂枝、炙甘草辛甘化气，温中益心；白薇清在上之虚热；大枣、玉竹滋中州之阴液；牡丹皮助白薇养阴以凉气血而清虚热。本方寒温并用，化气通阴，服之能使气阴两立，虚热内除，于是随月经欲断所现等证候自愈。

徐大椿医案

西濠陆炳若夫人，产后感风热，瘀血未尽。医者执产后属虚寒之说，用干姜、熟地黄治之，且云必无生理。汗出而身热如炭，唇燥舌紫，仍用前药。余是日偶步田间看菜花，近炳若之居，趋迎求诊。余曰：生产血枯火炽，又兼风热，复加以刚燥滋腻之品，益火塞窍，以此死者，我见甚多。非石膏则阳明之盛火不解。遵仲景法，用竹皮、石膏等药。

余归而他医至，笑且非之，谓自古无产后用石膏之理。盖生平未见仲景方也。其母素信余，立主服之，一剂而苏。明日炳若复求诊，余曰：更服一剂，病已去矣，毋庸易方。如言而愈。医者群以为怪，不知此乃古人定法，惟服姜、桂则必死。

按语 产后风热，又误以热治热，至汗出身热，唇燥舌紫，热入于内也，适投竹皮、石膏清之，两剂而愈，非精究仲景之术者，莫之为也。

【现代研究】

竹皮大丸方中竹茹的提取物——三萜总皂苷元，具有很强的抗疲劳作用。现代药理学研究表明石膏具有明显的解热、抑制神经应激能力、减轻骨骼肌兴奋性作用。甘草提取物——甘草次酸、黄酮类成分具有抗心律失常、抗幽门螺杆菌作用，可降低肠管紧张度，减少收缩幅度，具有解痉作用。桂枝中的桂皮醛有解热、降温、促进胃肠平滑肌蠕动、增强消化功能、增加冠脉血流量、改善心功能、镇静、抗惊厥作用。白薇的主要化学成分 C21 甾体皂苷具有改善记忆、退热的作用。大枣水煎液及大枣多糖能增强肌力、体重耐力等，具有抗疲劳、促进骨髓造血、增强免疫、改善能量代谢、镇静催眠作用。

（张勤华）

第七节 产后下利

产后下利包括产后泄泻与产后痢疾，结合方用白头翁加甘草阿胶汤看，当指产后痢疾。本证与现代医学的细菌性痢疾基本一致。

《金匮要略》所论为热利伤阴证。

【原文】

产后下利^①虚极^②，白头翁加甘草阿胶汤主之。

【方药】

白头翁加甘草阿胶汤方
白头翁、甘草、阿胶各二两，秦皮、黄连、柏皮各三两。
上六味，以水七升，煮取二升半，内胶令消尽，分温三服。

【词解】

①利：指痢疾。当见里急后重赤白脓血等症状。
②虚极：因产后冲任既虚，复因下利致损。两虚相得，故谓虚极。

【释义】

产后又加下痢，因而气血虚弱至极，用白头翁加甘草阿胶汤主治。

【注释选录】

赵以德《金匮玉函经二注》 《伤寒》厥阴证热利下重者，白头翁汤四味尽苦寒，寒以治热，苦以坚肠胃。此产后气血两虚，因加阿胶补气血而止利；甘草缓中通血脉。然下利，血滞也，夫人之血行则利自止，甘草尤为要药，此方岂独治产后哉。

徐忠可《金匮要略论注》 仲景治热利下重，取白头翁汤。盖白头翁纯苦能坚肾，故为驱下焦风热结气君药。臣以黄连,清心火也;秦皮清肝热也;柏皮清肾热也。四味皆苦寒,故热痢下重者宜之。若产后下痢,其湿热应与人同,而白头翁汤在所宜矣。假令虚极,不可无补,但非他味参术所宜,恶其壅而燥也,亦非苓泽淡渗可治,恐伤液也。唯甘草之甘凉清中,即所以补中,阿胶之滋润去风,即所以和血。以此治病,即以此为大补。方知凡治痢者,湿热非苦寒不除,故类聚四味之苦寒不为过。若和血安中,只一味甘草及阿胶而有余,治痢好用参术者,政由未悉此理耳。

尤在泾《金匮要略心典》　伤寒热利下重者,白头翁汤主之,寒以胜热,苦以燥湿也。此亦热利下重,而当产后虚极,则加阿胶救阴,甘草补中生阳,且以缓连、柏之苦也。

【临证指要】

白头翁加甘草阿胶汤即白头翁汤加甘草、阿胶,清热燥湿,补中理气,使热去而利自止。亦治虚热下利之妙方,不只为产后论治。本方治妇女产后下痢,具清热解毒、补虚缓急之功。产后气血虚弱,正气不足以抗邪,而易染邪气,患痢疾后,湿热邪气进一步损伤阴血,导致气血虚极,是为既虚又实、虚实掺杂之证。然临床并不拘泥于产后,凡是热邪下利,同时见阴虚明显者皆可使用,如放射性直肠炎及溃疡性结肠炎等。

【医案】

张建荣医案

李某,女,25岁,1994年8月2日初诊。

产后13日,患脓血痢2日,今晨至下午大便6次,下坠,腹轻度痛,痛则欲厕,纳差,并患产后子宫脱垂。舌淡苔中薄黄,脉滑数。证属产后气血不足夹有湿热。处方白头翁加甘草阿胶汤加味:白头翁18g,黄连6g,黄柏10g,秦皮12g,枳壳10g,当归15g,阿胶12g(烊化),焦山楂25g,甘草8g。3剂,水煎服。

1994年8月5日二诊。服药后前述病情变化不大,患者要求服西药治疗,给吡哌酸、呋喃唑酮、庆大霉素,服用3日。

1994年8月9日三诊。病仍未愈。大便日10余次,但无脓血,便稀色黄,肛门下坠,痛不能坐,腹已不痛,子宫脱垂已还纳2日。颜面少华,两眼泡微肿,舌淡苔薄黄,脉细滑数。

余当时考虑初诊辨证无误,仍属气血不足,夹有湿热,但气血虚亏为主要矛盾,故调整前方:党参15g,山药15g,茯苓10g,阿胶12g(烊化),秦皮10g,白头翁12g,赤石脂20g,焦山楂20g,甘草6g。3剂,水煎服,药尽病愈。

按语　产后痢疾是由产后劳伤,脏腑不足,气血亏虚,误食生冷或不洁之物所致。本案患者产后子宫脱垂,舌淡苔中薄黄,脉滑数,辨心中气不足,气血亏虚夹有湿热。一诊以清热解毒为主,兼调补气血,效果不佳。三诊以健脾益气为主,兼清利湿热,3剂而愈。产后病虽有实证但不忘其多虚瘀症之特点。

【现代研究】

现代医学证明,白头翁、秦皮、葛根、黄芩、黄连等对痢疾杆菌均有良好的拮抗杀灭作用,甘草、阿胶可调节全身各脏器功能,与上述各药起协同作用,而且中药对肠道菌群的直接杀灭作用相对较弱,对肠道微生态影响较小。

（胡向丹）

第三章

妇 科 杂 病

第一节　热 入 血 室

妇人在经期或产后感受外邪，邪热乘虚侵入血室与血相搏，出现寒热往来、神昏谵语，症状时发时止，称为"热入血室"。热入血室属于外感病范畴，在现代医学妇产科中的常见疾病有盆腔炎性疾病、产褥期发热和部分经行发热等。

《金匮要略》对本病有中药与针灸两种治疗方法。两种治疗方法都应避免伤及上焦及中焦。

一、针灸治疗

【原文】

妇人中风，发热恶寒，经水适来，得之七八日，热除，脉迟，身凉和，胸胁满，如结胸状，谵语者，此为热入血室①也。当刺期门②，随其实而泻之。

阳明病，下血谵语者，此为热入血室，但头汗出，当刺期门，随其实而泻之。濈然汗出者愈。

【取穴】

期门，针刺泻法。

【词解】

①血室：狭义指胞宫，即子宫；广义则包括子宫、肝、冲脉、任脉。
②期门：肝之募穴。

【释义】

患太阳中风证，发热恶寒，恰逢月经来潮。七八日后，虽然热退脉迟，但出现谵语，胸胁胀满，好像结胸证一样。这是热入血室，应当针刺期门穴，用泻法。

患阳明病而有下血神昏谵语，这也是热入血室。如果是头部汗出，应当刺期门，随其邪实所在而泻之，周身汗出而病愈。

【注释选录】

陈自明《妇人大全良方》 妇人伤风，发热恶寒，经水适来，得七八日，热除脉迟，身凉和胸胁下满如结胸状，谵语者，此为热入血室也。当刺期门穴，随其实而取之。期门穴在乳直下筋骨近腹处是也。凡妇人病，法当刺期门，不用行子午法，恐缠脏膜引气上，但下针令病人吸五吸，停针良久，徐徐出针，此是平泻法也。凡针期门，必泻勿补，可肥人二寸，瘦人寸半深也。

尤在泾《金匮要略心典》 热除脉迟身凉和而谵语者，病去表而入里也。血室者，冲任之脉，肝实主之。肝之脉布胁肋，上贯膈，其支者，复从肝别上膈，注于肺，血行室空，热邪独胜，则不特入于其宫，而亦得游其部，是以胸胁满如结胸状。许叔微云：邪气蓄血，并归肝经，聚于膻中，结于乳下，以手触之则痛，非汤剂可及，故当刺期门。期门，肝之募，随其实而取之者，随其结之微甚，刺而取之也。

李彣《金匮要略广注》 发热恶寒，中风表证也，因经水适来，血室空虚，七八日邪气传里之时，乘虚入于血室，热除、脉迟、身凉，邪气内陷，表证罢也。胸胁满胸胁者，肝之部分，如结胸，谵语者，热入血室而里实也，期门穴在不容旁一寸五分，上直乳第二肋端，肝之募也。肝藏血，刺期门以泻其实随其实而泻之，即刺期门之意。成注谓刺期门之外，审看何经气实，更随其实而泻之者，似多一转语。

陈修园《金匮要略浅注》 此言阳明病亦有热入血室者，不必拘于经水之来与断也。但其证下血头汗出之独异也。盖阳明之热，从气而亡血，袭入胞宫，即下血而谵语，不必乘经水之来，而后热邪得以入之，彼为血去而热乘其虚而后入，此为热入而血有所迫而自下也。然既入血室，则不以阳明为主，而以冲任厥阴之血海为主。冲任，奇脉也。又以厥阴为主，厥阴之气不通，故一身无汗，郁而求通，遂于其少阳之府而达之，故头上汗出，治法亦当刺期门，以泻其实。刺已，周身濈然汗出，则阴之闭者亦通，故愈。

【临证指要】

热入血室是因热邪侵入血室与血相搏，出现寒热往来、神昏谵语，症状时发时止，或伴有胸胁胀满，甚如结胸状等表现的疾病。太阳病或者阳明病治疗不及时，均可导致本病出现，尤其是恰逢经期的情况下，更容易诱发本病。其中太阳病，多需适逢经期，才能发病；而阳明病，因其热盛，故非经期亦能侵入血室发生本病。这提示我们，临证除了准确辨证以外，还要注意把握时机，未病有效阻断预防，已病及时治疗扭转。热邪深入血室，与血相抟，热与瘀血结于血室，脉道阻滞不利，故胸胁下满。血热上扰，神明不安，故发谵语。此皆热入血室所致，肝主藏血，血室隶属肝脉，故刺肝经之募穴期门，使肝气通达，血脉调和，汗出邪达而病愈。濈然汗出是气机通调的标志，而非指刺期门有发汗的作用。

【医案】

许叔微医案

一妇人患热入血室证，医者不识，用补血调气药治之，数日遂成血结胸。或劝用前药，许公曰：小柴胡汤已迟，不可行也，无已，刺期门穴，斯可矣，予不能针，请善针者治之，如言而愈。或问热入血室，何为能成结胸也？许曰：邪气传入经络，与正气相搏，上下流行，遇经水适来适断，邪气乘虚入于血室，血为邪所迫，上入肝经，肝受邪则谵语而见鬼，复入膻中，则血结于胸中矣，何以言之？妇人平居，水养木，血养肝，方未受孕，则下行之为月水，既孕则中蓄之以养胎，及已产，则上壅之以为乳，皆血也。今邪逐血，并归于肝经，聚于膻中，结于乳下，故手触之则痛，非药可及，故当刺期门也。

按语 此案为从经络入手进行治疗的经典案例，邪气聚于经络的某一个位置，针灸刺穴使经络通畅而缓解病痛。

【现代研究】

针灸治疗是中医药治疗的重要组成部分。针灸治疗月经不调收效良好：如刘广霞采用针灸治疗63位无排卵型月经不调的患者，坚持3个疗程后对比发现B超监测治疗卵泡质量大幅度提高，卵泡数目显著增多，比较卵泡刺激素和黄体生成素有统计学意义。针灸在治疗痛经方面运用比较广泛，如李娟针刺三阴交等常用特效穴位治疗痛经47例，总有效率为97.87%。赵会玲等根据辨证进行加减，针刺中极等常用特效穴位，总有效率高达96%。另有研究认为，针刺对炎症过程的渗出、变性和增生的病理变化均呈现一种调理作用，可以减少炎性渗出，控制机体的炎症反应，缩短炎症过程。

二、中药治疗

【原文】

妇人中风，七八日续得寒热，发作有时，经水适断者，此为热入血室，其血必结，故使如疟状，发作有时，小柴胡汤主之。

【方药】

小柴胡汤方

柴胡半斤，黄芩三两，人参三两，半夏半升（洗），甘草（炙），生姜各三两（切），大枣十二枚（擘）。

上七味，以水一斗二升，煮取六升，去滓，再煎取三升，温服一升，日三服。

【释义】

妇人患太阳中风证，已七八日连续出现寒热，而且发作有时，月经也见停止。这种病证称为"热入血室"。由于瘀热互结不行，所以寒热发作有时如疟疾状，可用小柴胡汤主治。

【注释选录】

成无己《注解伤寒论》 中风七八日，邪气传里之时，本无寒热而续得寒热，经水适断者，此为表邪乘血室虚，入于血室，与血相搏而血结不行，经水所以断也。血气与邪分争，致寒热如疟而发作有时，与小柴胡汤，以解传经之邪。

尤在泾《金匮要略心典》 中风七八日，寒热已止而续来，经水才行而适断者，知非风寒重感，乃热邪与血俱结于血室也。热与血结，攻其血则热亦去；然虽结而寒热如疟，则邪既留连于血室，而亦侵淫于经络。设攻其血，血虽去，邪必不尽，且恐血去而邪得乘虚尽入也。仲景单用小柴胡汤，不杂血药一味，意谓热邪解而乍结之血自行耳。

唐宗海《金匮要略浅注补正》 此方乃达表和里，升清降浊之和剂。人身之表，腠理实营卫之枢机；人身之里，三焦实脏腑之总管。惟少阳内主三焦，外主腠理。论少阳之体，则为相火之气，根于胆腑。论少阳之用，则为清阳之气，寄在胃中。方取参、枣、甘草，以培养其胃；

而用黄芩、半夏，降其浊火；柴胡、生姜，升其清阳。是以其气和畅，而腠理三焦，罔不调治。其有太阳之气，陷于胸前而不出者，亦用此方，以能清里和中，升达其气，则气不结而外解矣。有肺经郁火，大小便不利，亦用此者，以其宣通上焦，则津液不结，自能下行。肝经郁火，而亦用此，以能引肝气使之上达，则木不郁，且其中兼有清降之品，故余火自除矣。其治热入血室诸病，则尤有深义。人身之血，乃中焦受气取汁变化而赤，即随阳明所属冲任两脉，以下藏于肝。此方非肝胆脏腑中之药，乃从胃中清达肝胆之气者也。胃为生血之主，治胃中，是治血海之上源。血为肝之所司，肝气既得清达，则血分之郁自解。是正治法。即是隔治法，其灵妙有如此者。

吴谦《医宗金鉴》　《金匮》云：妇人中风七八日，续来寒热，发作有时，经水适断，此为热入血室，其血必结，故使如疟状，发作有时，小柴胡汤主之。此言邪热未尽，值经来，乘虚入于血室之间而潜藏之，故令血结，而寒热有时如疟状也。血室肝主之，肝与胆为表里，胆因肝受邪而病寒热，故用小柴胡汤主之也。加当归、生地、丹皮者，所以清血分之热也。

【临证指要】

热入血室指妇人感受风寒，邪气化热内陷血室所形成的病证，其临床表现为发热恶寒等表证消退后出现胸胁下满如结胸状、谵语、脉迟或仍有发热恶寒、发作有时等全身症状，常见于女子素体羸弱，适逢经期血室空虚，加之感受风寒邪气，血热瘀结于血室而成。妇人中风，初起当有发热恶寒等表证。宜及时治疗，防其传变。若治疗不得法，又适值经期，邪热陷入血室，与血相结，则表现为经水适断或经行异常，寒热往来，发作有时，或伴胸胁苦满，甚或谵语、结胸。证属少阳，病入血室，正邪纷争。本证治法当因势利导，但见一证便是，主用小柴胡汤以和解枢机、扶正祛邪，邪去则寒热自止，血结可散。若热与血抟结，瘀血较甚者，可考虑合用桃核承气汤等活血化瘀药物。正如《临证指南医案》所述"学者宜审症制方，勿拘于柴胡一法也"。

【医案】

杨东霞医案

王某，女，29岁，2005年6月19日就诊。

患者于6月9日月经来潮，6月15日经血未净合房，于17日上午自感下腹胀痛日增，带下量多，色黄绿如脓，有秽臭气，发热，口苦咽干，胃纳欠佳，舌质红，苔黄厚，脉滑数。查体：全下腹胀痛拒按，腹股沟可触及索条状肿块，压痛明显。妇科检查：外阴正常，阴道通畅，宫颈充血，Ⅱ度糜烂，触痛，子宫增大，双侧附件增厚。血常规示白细胞总数为 15×10^9/L，中性粒细胞为0.86，淋巴细胞为0.14。西医诊断为急性盆腔炎；中医诊断为腹痛，热入血室。方用小柴胡汤加减：柴胡15g，黄芩12g，金银花、蒲公英各15g，牡丹皮、赤芍、白芍各15g，延胡索18g，黄柏10g，薏苡仁20g，甘草10g。煎服3剂后，体温渐退，仅轻度腹痛。继宗上方，4剂后病愈，复查血常规，示正常。

按语　热入血室患者多为小柴胡汤证，当正邪相争之时，可用透邪达表、从外而解之法，使邪从外解，临床用之，疗效确实。方中柴胡、黄芩为君药，柴胡疏肝理气，提举陷入血室之外邪，使之透表外出；黄芩苦寒泄热，使半里之热邪得以内彻；金银花、蒲公英均为清热解毒之品，有较好的抗炎作用；加牡丹皮、赤芍清热凉血祛瘀，延胡索行气止痛，薏苡仁、黄柏清热利湿解毒，白芍、甘草缓急止痛。临床随症灵活加减，因而取效满意。

【现代研究】

小柴胡汤应用广泛，不仅适用于少阳病证，还可应用于太阳、阳明、厥阴等多种类似病证。现代实验研究证明，小柴胡汤含有皂苷类等多种有效成分，具有抗炎、调节免疫、抗抑郁、解热等药理作用。小柴胡汤主治症状包括食欲不振、心烦喜呕、口苦咽干等，临床研究证明其在止呕、止酸、利咽、消胀等方面确有良效，适用于消化系统疾病的治疗。

现多研究认为"热入血室"属于盆腔炎性疾病。侯丽辉教授认为"热入血室"当属现代医学"急性盆腔炎"和"产褥感染"的范畴，常发生在宫腔操作术后和产后，但热入血室又并不完全等同于这些疾病。但也有学者认为"热入血室"在西医中不应限于妇科病。郭子光认为热入血室是妇女在月经前后外感热病过程中出现的特有证候，但不局限于子宫疾病。

三、治疗注意

【原文】

妇人伤寒发热，经水适来，昼日明了，暮则谵语，如见鬼状者，此为热入血室。无犯胃气及上二焦①，必自愈。

【词解】

①上二焦：指上焦与中焦。

【释义】

妇女患太阳伤寒证而发热，月经刚好来潮，白天神志清楚，到了晚上就神昏谵语，如有所见；这是热入血室。治疗时不要伤害胃气及上、中二焦，病会自愈。

【注释选录】

赵以德《金匮玉函经二注》 成注：伤寒发热者，寒已成热也，经水适来，则血室空虚，热乘虚入血室。若邪入胃，邪客于腑而争也；暮则谵语，如见鬼状，是邪不入腑，入于血室，与阴争也。阳盛谵语则宜下；此热入血室，不可与下药犯其胃气。热入血室，血结寒热者，与小柴胡汤，散邪发汗；热入血室，胸膈满如结胸状者，可刺期门穴；此虽入而无满结，故不可刺。必自愈者，以经行则热随血去，血下已，则邪热悉除而愈矣。发汗为犯上焦者，发汗则动卫气，卫气出上焦也；刺期门为犯中焦者，刺期门则动荣气，荣气出中焦也。

陈修园《金匮要略浅注》 此为伤寒热入血室经水适来者详其证治也。师不出方，盖以热虽入而血未结，其邪必将自解，汗之不可，下之不可，无方之治，深于治也。郭白云谓其仍与小柴胡汤，或谓宜刺期门，犹是浅一层议论。

【临证指要】

本条论述热入血室的证治与禁例。上两条言妇人中风，此条复言"妇人伤寒"，以明无论中风，抑或伤寒，一旦恰逢经水适来适断，均有表邪化热乘虚内陷，形成热入血室证之可能。

妇人伤寒发热，适值月经来潮，邪热乘机内陷血室，与血相结，此为热入血室。病在血分不在气分，气属阳，血属阴，阳气昼行于阳，夜行于阴，血分之热与夜行于阴之阳相合，邪热增剧而扰乱心神，故患者白天神志清楚，夜暮则神志昏糊，谵语妄言。

本证因血热上扰所致，与阳明腑实证不同，故不可用下法伤其胃气，又因其病不在上中二焦，亦不可妄用汗、吐等法。所谓"必自愈"，与桃核承气证"血自下，下者愈"的用意略同，说明瘀血尚有出路，邪有外泄之机，病可自愈。若经血已止而病仍在，则可参考前面两条原文，斟酌运用针刺期门，或用小柴胡汤加减。

（赵宏利）

第二节　梅　核　气

梅核气是指以患者自觉咽部异物阻塞感为主要症状的疾病。本病在临床中多发于中年女性。相当于西医的咽部神经官能症或咽癔症、癔球。

《金匮要略·妇人杂病脉证并治》中最早描述了"妇人咽中如有炙脔"的症状。"梅核气"一名首见于《仁斋直指方论》，"梅核气者，窒碍于咽喉之间，咯之不出，咽之不下，如梅核之状是也"。其在古籍中尚有"梅核""梅核风""回食丹"等别名。

《金匮要略》中描述梅核气的成因为痰凝气滞。

【原文】

妇人咽中如有炙脔①，半夏厚朴汤主之。

【方药】

半夏厚朴汤方（《千金》作胸满，心下坚，咽中帖帖②如有炙肉，吐之不出，吞之不下）
半夏一升，厚朴三两，茯苓四两，生姜五两，干苏叶二两。
上五味，以水七升，煮取四升，分温四服。日三服、夜一服。

【词解】

①炙脔（luán）："炙"者炮肉也，即将肉置于火上；"脔"为切制之肉，故炙脔即烤肉块。
②帖帖：形容咽中有物粘贴状。

【释义】

妇人咽部如有肉块粘贴梗塞之状，治疗用半夏厚朴汤解郁化痰，顺气降逆。方中半夏、厚朴、生姜辛以散结，苦以降逆；辅以茯苓利饮化痰；佐以苏叶芳香宣气解郁。合而用之使气顺痰消，则咽中炙脔感可以消除。

【注释选录】

赵以德《金匮玉函经二注》　上焦，阳也。卫气所治，贵通利而恶闭郁，郁则津液不行而积为涎；胆以咽为使，胆主决断，气属相火，遇七情至而不决，则火亦郁而不发，不发则焰不达，不达则气如烟，与痰涎结聚胸中，故若炙脔。《千金》之证虽异，然亦以此而致也。用半夏等药散郁化痰而已。

尤在泾《金匮要略心典》　此凝痰结气，阻塞咽嗌之间，《千金》所谓咽中帖帖，如有炙肉，吞不下，吐不出者是也。半夏、厚朴、生姜辛以散结、苦以降逆，茯苓佐半夏利痰气，紫苏芳香，入肺以宣其气也。

吴谦《医宗金鉴》 咽中如有炙脔，谓咽中有痰涎，如同炙肉，咯之不出，咽之不下者，即今之梅核气病也。此病得于七情郁气，凝涎而生。故用半夏、厚朴、生姜，辛以散结，苦以降逆，茯苓佐半夏，以利饮行涎，紫苏芳香，以宣通郁气，俾气舒涎去，病自愈矣。此证男子亦有，不独妇人也。

【临证指要】

肝经循行于咽喉，本病多由情志不畅，肝失条达，气机郁滞，津液运行受阻，气郁生痰，痰气交阻，上逆于咽喉之间，其病机为痰凝气滞于咽中，故见咽中如物梗塞，咯之不出，咽之不下，但进食无阻碍，不影响吞咽，可伴有胸闷叹息等症。多见于妇女，男子亦可见。临床上本病患者常精神抑郁，并伴有胸闷、喜叹息等肝郁气滞之症，可合逍遥散、柴胡疏肝散加减，或加香附、陈皮、郁金等理气之品，也可加化痰药，如瓜蒌仁、杏仁、海浮石等以提高疗效。

半夏厚朴汤除治疗梅核气外，还可用于痰凝气滞而致的精神病、咳喘、胃脘痛、呕吐、胸痹等。此外，半夏厚朴汤在其他妇人疾病如产后抑郁、妊娠恶阻的治疗中亦颇具成效。

【医案】

刘渡舟医案

张某，女，41岁。

自觉咽喉部位有异物梗阻难忍，欲吞不下，欲吐不出，堵塞憋闷，或伴胸满，时时嗳气，诸症以午后为甚。左脉沉右脉弦滑。此属痰凝气郁，肺气不利之证。

半夏15g，厚朴15g，生姜10g，茯苓15g，紫苏10g，桂枝9g。

服药5剂后，异物梗阻感减轻，因其舌质红绛而减去桂枝，加竹茹12g，竹叶6g，灯心草10g，又服5剂而愈。

按语 患者自述咽部异物梗阻感，胸闷嗳气，其脉左沉右弦滑，左脉在五脏中对应心、肝、肾，沉脉主里，乃肝气郁滞之象，右脉在五脏中归属肺、脾、肾三脏，弦滑乃气机郁滞、痰饮内生之象，加之患者常有堵塞憋闷之感，此乃痰凝气滞壅聚于上，肺气不利，难以肃降。半夏厚朴汤主治妇女"咽中如有炙脔"，吐之不出，咽之不下，堵塞憋闷，难以忍受之"梅核气"，全方共奏解郁化痰、行气导滞、化痰散结之功，为治疗本病的良方。另本案中加桂枝，取其散结气、降逆气之功。

胡希恕医案

患者，女，40岁。

平时情绪低沉，胃胀痛难受，打呃则舒，时有恶心，咽中难受有异物感，睡觉翻身时胃中有振水声，饮食减少，疲乏无力，口中时有甜味，白天口水多，晚上口干，大便稀不成形，舌质淡，苔薄白湿滑，经常头痛，睡眠差。西医诊断：胃炎，神经性头痛。服药无效，辨六经为太阳太阴合病，辨方证为半夏厚朴汤合吴茱萸汤方证：法半夏12g，厚朴10g，茯苓15g，紫苏叶6g，吴茱萸6g，党参10g，生姜3片，大枣4枚。5剂，水煎服，每日1剂。药后显效，再给7剂，病已去大半。

按语 咽中难受有异物感，胃胀痛难受，打嗝则舒，示痰气郁滞，为外邪里饮之半夏厚朴汤方证，方中法半夏化痰散结、降逆和胃，厚朴性味苦温，下气除满，助法半夏以散结降逆，两药为伍，一行气滞、行气开郁，一化痰结、痰顺气消；茯苓为甘淡之品，渗湿健脾，助法半夏化痰；生姜辛温，解表散寒，温肺化饮；紫苏叶辛温芳香、发表散寒、理气和营。全方不仅行气散结，降逆化痰，还因有紫苏叶、生姜辛温之品，故可散寒解表。另本案患者胃中有振水声，饮食减少，疲乏无力，白天口水多，大便稀不成形，舌质淡，苔薄白湿滑，为太阴里虚寒致痰饮内停之证。头痛、时有恶心，胃中有振水声，为太阴病之吴茱萸汤方证，综合本病为半夏厚朴汤合吴茱萸汤方证，六经及方证辨证准确，效如桴鼓。

【现代研究】

现代药理学研究表明半夏厚朴汤具有镇呕止吐、抗胃食管反流、增进肠道功能、镇静催眠、抗抑郁等方面的作用，故在消化系统、呼吸系统、内分泌科、妇科、五官科、心理精神科疾病的治疗均有一定的疗效。梅核气常被认为是癔症，在中医内科学中归属郁证的一种。半夏厚朴汤在治疗郁证方面的研究表明，半夏厚朴汤可通过抑制炎症反应、调节下丘脑-垂体-肾上腺（HPA）轴、促进脑源性神经营养因子（BDNF）分泌、减轻氧化应激、调节神经递质、改善神经胶质萎缩、调节神经可塑性、抗凋亡等途径减轻抑郁症状。通过对半夏厚朴汤中有效成分的分析，发现厚朴酚、紫苏醛、姜黄素、硫酸茯苓多糖等是抗抑郁的主要有效成分。

（赵宏利）

第三节 脏　躁

妇人因长期情志抑郁，七情不遂，精神失常而出现情绪不稳定，无故悲伤欲哭，烦躁不宁，频作欠伸者，称"脏躁"。若发生于妊娠期，称"孕悲"；发生于产后，则称"产后脏躁"。脏躁归属现代医学"神经官能症""癔病"等范畴。

《金匮要略》所论为气阴俱虚型。

【原文】

妇人脏①躁②，喜悲伤，欲哭，象如神灵所作，数欠伸，甘麦大枣汤主之。

【方药】

甘麦大枣汤方
甘草三两，小麦一升，大枣十枚。
上三味，以水六升，煮取三升，温分三服。亦补脾气。

【词解】

①脏：原文未指明为何"脏"，历代注家解说不一，未有定论。如《医宗金鉴》认为脏即心脏；曹颖甫认为是肺脏；沈明宗、尤在泾、唐容川等认为是子脏；陈修园则认为五脏属阴，不必拘于何脏。以陈氏之说较为全面，可参之。

②躁：历代医家对"躁"的探讨分为以下两种观点：一者认为应为"脏躁"，作躁扰不宁讲；一者认为应为"脏燥"，以提示其病邪应为阳邪，为耗伤阴血所论。现代多数医家较为认同"脏躁"之说。

【释义】

妇人患脏躁，出现情志抑郁，无故悲泣，喜怒无常，烦躁不安，呵欠频作，像被神灵附着，不能自控者，用甘麦大枣汤主治。

【注释选录】

吴谦《医宗金鉴》 脏，心脏也，心静则神藏。若为七情所伤，则心不得静，而神躁扰不宁也。故喜悲伤欲哭，是神不能主情也。象如神灵所凭，是心不能神明也，即近之失志癫狂病也。数欠伸，喝欠也，喝欠顿闷，肝之病也，母能令子实，故证及也。

曹颖甫《金匮发微》 师但言妇人脏燥而不言何脏，然病情方治可知也。肺主悲，亦主哭，悲伤欲哭，病当在肺。凡人倦则欠伸，精神强固则否，所以数欠伸者，脾阳不振而中气怠也。凡人饮食入胃，由脾气散津上输于肺，脾精不能运输，则肺脏燥，肺阴虚，则主气之脏窒塞，故悲伤欲哭。方后别出"亦补脾气"四字，可知病机专属肺脏矣。方用甘麦大枣，专取甘味之药，俾脾精上输于肺，肺阴既充，则下足以贯注百脉，外足以输精皮毛，内外调达，气机舒畅，略无抑郁不和之气，悲伤欲哭之证，乃可不作。曰如有神灵者，甚言不能自主也。

尤在泾《金匮要略心典》 脏燥，沈氏所谓子宫血虚，受风化热者是也。血虚脏燥，则内火扰而神不宁，悲伤欲哭，有如神灵，而实为虚病。前《五脏风寒积聚篇》所谓邪哭使魂魄不安者，血气少而属于心也。数欠伸者，《经》云：肾为欠、为嚏。又肾病者，善伸、数欠、颜黑。盖五志生火，动必关心，脏阴既伤，穷必及肾也。小麦为肝之谷，而善养心气；甘草、大枣甘润生阴，所以滋脏气而止其燥也。

陈修园《金匮要略浅注》 妇人脏燥，脏属阴，阴虚而火乘之则为燥，不必拘于何脏，而既已成燥，则病证皆同，但见其悲伤欲哭，象如神灵所作，现出心病；又见其数欠喜伸，现出肾病；所以然者，五志生火，动必关心，阴脏既伤，穷必及肾是也，以甘麦大枣汤主之。此为妇人脏燥而出其方治也。麦者，肝之谷也。其色赤，得火色而入心；其气寒，乘水气而入肾；其味甘，具土味而归脾胃。又合之甘草、大枣之甘，妙能联上下水火之气，而交会于中土也。

【临证指要】

脏躁初起多由情志不舒或思虑过度，肝郁化火，久则脏阴不足，虚热躁扰所致，常表现为情绪波动大，易哭易怒，躁动不安，呵欠频作等。本病多见于女子，也可见于男子。甘麦大枣汤中小麦养心宁神，甘草、大枣补中缓急，三药共效健脾养心之功，心脾精气充可旁布脏腑，令气和乃生，津液相成，神乃自生，则脏躁亦除。临床中遇到气阴两虚的神经精神疾患，如绝经综合征、癔病、神经衰弱等，均可用甘麦大枣汤加减治疗。

【医案】

刘持年医案

患者，女，20 岁，2013 年 11 月 15 日来诊。

因考研精神压力大，情绪不稳定，急躁易怒，心悸惊惕，时欲哭不能自已。舌质紫暗，脉弦细。诊为：脏躁。治宜养心安神、调肝解郁。方选甘麦大枣汤加味：小麦 30g，大枣 10 枚，炙甘草 6g，白芍 15g，合欢皮 12g，石菖蒲 9g，郁金 9g，玫瑰花 9g，黄连 6g。6 剂，水煎服，每日 1 剂。经回访，6 剂服完，诸症消失。

按语 患者为在校大学生，因面临考研精神压力较大，加之平素思虑劳倦，导致气血耗伤，心阴不足,燥伤心神;肝失血养,疏泄失职,故临床见情绪不稳,急躁易怒,心悸惊惕,时欲哭不能自已等症。舌质紫黯,脉弦细为气血不调、脏阴不足之征。方以甘麦大枣汤养心柔肝、除烦安神,加白芍敛肝养血,黄连清心泻火,合欢皮配伍玫瑰花悦心定志、解郁安神,石菖蒲配伍郁金清心通窍、行气解郁。诸药共奏养脏阴、益心气、调肝解郁安神之功,效如桴鼓。

何任医案

徐某,女,30岁,工人。

因家庭不和,工作不顺,郁闷日久。近月复受外感,身热头痛。愈后不久,始则烦躁易怒,精神不宁,继则沉默少言,不能睡眠,行动懒乏,似热无热,似寒无寒,衣裳不整,夜不合目,小便黄赤,口苦苔腻,脉微数。某医院诊断为精神分裂症。治宜滋阴清热,安神清心。方选甘麦大枣汤合百合地黄汤合栀子豉汤:百合15g,生地黄18g,炙甘草9g,淮小麦30g,大枣20g,淡豆豉9g,焦山栀9g。5剂后烦躁减轻,夜寐渐安。治疗1个月后,症状基本消失。

按语 何师治疗神志病喜用经方,认为只要证候需要,辨证准确,均可投之。甘麦大枣汤针对脏躁,百合地黄汤针对百合病,栀子豉汤针对虚烦;三方合用,对有阴血不足,心火较旺,心神不宁见症之神志病,实为有效之剂。

【现代研究】

甘麦大枣汤是古今治疗精神科疾病的名方,我国学者对甘麦大枣汤的临床及药理进行了广泛的研究,认为其治疗单纯抑郁症及躯体疾病共病的抑郁症具有良好的临床疗效,作用机制较为明确。该方治疗不同中医证型的抑郁症总有效率大部分在90%以上,可以显著改善脑卒中后抑郁、更年期抑郁、产后抑郁、恶性肿瘤合并抑郁等躯体共病的患者的症状。我国多名学者分别采用不同的实验动物开展研究,实验结果表明,甘麦大枣汤能影响模型动物的行为学特征,提高中枢兴奋性,有学者研究得出其具有与西药氯胺酮相似的快速抗抑郁作用。有研究显示,甘麦大枣汤能影响抑郁模型大鼠脑内神经递质,升高脑内多巴胺 5-HT 和 NE 等的含量及活性,调节 HPA 轴高亢,并对产后抑郁症发生的神经信号通路有直接的干预作用。

（赵宏利）

第四节　妇人吐涎沫

妇人吐涎沫指妇人呕吐涎水清沫。常表现为呕吐清稀色白之涎沫,归属"痰饮病"范畴,多由水饮内阻、脾胃虚弱所致。

《金匮要略》所论为寒饮内停。

【原文】

妇人吐涎沫①,医反下②之,心下即痞③,当先治其吐涎沫,小青龙汤主之。涎沫止,乃治痞,泻心汤主之。

【方药】

小青龙汤方

麻黄三两（去节）,芍药三两,五味子半升,干姜三两,甘草三两（炙）,细辛三两,桂枝三两（去皮），半夏半升（洗）。

上八味，以水一斗，先煮麻黄，减二升，去上沫，内诸药，煮取三升，去滓，温服一升。

泻心汤方

大黄二两，黄连、黄芩各一两。

上三味，以水三升，煮取一升，顿服之。

【词解】

①吐涎沫：呕吐涎水清沫，为寒饮之候。

②下：泻下法。

③心下即痞：胃脘满闷，按之柔软不痛的症候。

【释义】

妇人吐涎沫，医师反用泻下法治疗，以致产生心下痞满，此时应当先治吐涎沫，用小青龙汤主治。等吐涎沫停止后，再治痞满，用泻心汤主治。

【注释选录】

赵以德《金匮玉函经二注》 《伤寒论》：表不解，心下有水气者，用小青龙汤解表散水也。又曰：表未解，医反下之，阳邪内陷，实则结胸，虚则心下痞。由此观之，吐涎沫者，盖由水气之为病，因反下之为痞；吐涎沫仍在，故先以小青龙治涎沫，然后以泻心汤除心下之热痞也。

尤在泾《金匮要略心典》 吐涎沫，上焦有寒也，不用温散而反下之，则寒内入而成痞，如伤寒下早例也。然虽痞而犹吐涎沫，则上寒未已，不可治痞，当先治其上寒，而后治其中痞，亦如伤寒例，表解乃可攻痞也。

【临证指要】

"病痰饮者，当以温药和之"，吐涎沫多由外寒里饮或脾虚饮停所致。饮为阴邪，治疗应以温化为主，医生反予以下法致使寒邪入里，出现心下痞。由此可见，临证时应辨证准确，谨守病机遣方用药，才易获效。妇人吐涎沫，或伴有恶寒、发热，或伴见身体疼重、头面四肢浮肿，或伴便溏、肠鸣等症，舌苔白滑，脉弦或浮紧，临床可选用小青龙汤治疗。

【医案】

邓铁涛医案

王某，女，55岁，2019年8月22日初诊。

常年以卖水果为生，整日操劳，凌冬时节，仍外出叫卖，声音嘹亮，音高声粗，但对于身体又疏忽保养，终落下了整日咳嗽的毛病。整日忙于劳作，不甚在意，遂成慢性喘咳。曾服止咳糖浆等药物，效果不甚明显。刻下症：患者面色红润，唇色微微发暗，口中和，喜食辛辣，精神尚可，自述咳嗽3年，加重1个月有余，性情偏急躁，爱激动，爱生气，容易感冒，稍感外邪，就咳嗽不止，发作时，常连续咳嗽，声震瓦房，咳嗽甚至呕吐，痰涎清稀而量多，胸闷，大便尚可，小便不利，舌苔白滑，脉细紧。处以小青龙汤：桂枝10g，生麻黄10g，干姜10g（捣），细辛3g，白芍15g，炙甘草10g，五味子5g，清半夏15g。3剂。患者是由于寒邪客肺，寒饮内停导致咳嗽。遂加透灸肺俞-风门二穴，灸时患者微微汗出，自觉温热透达肌肤深处，后背部如蚁爬行，局部沉重闷胀，灸后皮肤现红白相间的灸斑，治疗后，症状大减。又守此法治疗20余日，至今未发。

按语 小青龙汤具有温肺化饮之功，治疗效果立竿见影。素体脾虚湿盛，水饮伏藏于机体，冒犯外邪，外寒引动内饮，《难经·四十九难》有云："形寒饮冷则伤肺"。外寒内饮互为搏结，寒饮之邪胶着，相互引动，水饮上逆射肺，肺气失宣，咳嗽气喘，痰色白清稀而多，水饮内停阻塞气道而致胸闷，寒饮伤脾而克胃，中焦气机上逆而干呕，查其舌脉，舌苔白滑，脉细紧皆为外寒内饮之象。透灸法具有灸量足、温度高、渗透强的特点，通过透灸风门-肺俞二穴，可起到温肺祛风、化饮散寒之功，风门、肺俞二穴相配，风散饮祛，痰化风息，气机调畅，咳嗽自消。

罗陆一医案

吴某，女，34岁。

咳嗽2个月，4日来加重，气急，咳痰稀白，鼻塞流清涕，头痛，恶寒发热，肢体酸楚、无汗、舌苔白滑，脉浮。中医诊断：咳嗽。病因病机：外感风寒、水饮内停。治法：解表散寒、温肺化饮。方予以小青龙汤加味：麻黄10g，桂枝15g，杏仁15g，细辛15g，干姜15g，制半夏20g，五味子15g，白芍15g，炙甘草15g。服药7剂后二诊见咳嗽明显缓和，恶寒发热消退，予以上方加苏子、厚朴以加强化痰利气之功，续服7剂。三诊见所有症状均消除。

按语 该患者因感受风寒束于肌表，皮毛闭塞、卫阳被遏，营阴郁滞，则头痛恶寒发热、肢体酸楚、无汗；表寒引动内饮，水寒射肺，肺失宣降，故咳嗽、气急；寒邪郁肺，气不布津，聚为寒痰，故咳痰稀白；风寒上犯，肺窍不利，则鼻塞流清涕；舌苔白滑，脉浮均为外寒内饮之征。用小青龙汤加味解表散寒，温肺化饮治之疗效显著。方中用味苦辛而性温的麻黄以开腠理、发汗解表，宣肺气平咳喘；桂枝透营达卫、解肌发表、温经散寒、温阳化饮；杏仁降利肺气，与麻黄相伍，一升一降，复肺气宣降；是方重用细辛取其辛散温燥，既入肺经外散表寒，又能入肾经除里寒、温肺化饮；干姜温肺化饮助麻黄桂枝、细辛解表；制半夏燥湿化痰、和胃降逆；五味子酸收敛气；白芍和营养血；炙甘草调和诸药，使汗出不致过猛而耗伤正气。是方开中有合，使之散不伤正，收不留邪，诸药共奏解表化饮、表里同治之功，则外寒内饮之咳嗽病可愈矣。

【现代研究】

小青龙汤是解表散寒、温肺化饮的经典名方，主治外感风寒、寒饮内停之证，中药复方治疗疾病可通过多成分、多靶点、多途径发挥治疗作用。干姜、五味子、白芍、甘草中的多种成分都具有抗炎作用，五味子、半夏、麻黄、细辛是小青龙汤中发挥止咳平喘作用的主要药物，小青龙汤可有效治疗支气管哮喘外寒内饮证，降低患者血清中淀粉样蛋白A、IL-22、IL-4水平，抑制机体炎症反应，改善患者呼吸功能，缓解患者哮鸣音、咳嗽、呼吸困难、喘憋等临床症状。

（张小花）

第五节　崩漏、月水过多

崩漏指经血非时暴下不止或淋漓不断，前者又称"崩中"，后者常称"漏下"。崩者出血暴下如注，来势急，病情重；漏者出血淋漓不尽，来势缓，病情轻。正如《诸病源候论》云："非时而下淋漓不断，谓之漏""忽然暴下，谓之崩中"。崩与漏可交替出现，也可单见，也可由崩转漏，由漏转崩，加之其病因病机、发展转归相同，故合称为崩漏。月水过多则是指月经量较正常明显增多，或每次经行总量超过80ml，而周期、经期基本正常者，亦称为"月经过多""经水过多"。

《金匮要略》所论有冲任虚寒夹瘀、冲任虚寒、肝郁血滞三型。

一、冲任虚寒夹瘀

【原文】

问曰：妇人年五十所，病下利①，数十日不止，暮即发热，少腹里急，腹满，手掌烦热，唇口干燥，何也？师曰：此病属带下②。何以故？曾经半产③，瘀血在少腹不去。何以知之？其证唇口干燥，故知之。当以温经汤主之。

【方药】

温经汤方

吴茱萸三两，当归二两，芎䓖二两，芍药二两，人参一两，桂枝二两，阿胶二两，生姜二两，牡丹皮二两（去心），甘草二两，半夏半升，麦门冬一升（去心）。

上十二味，以水一斗，煮取三升，分温三服。亦主妇人少腹寒，久不受胎；兼取崩中去血，或月水来过多，及至期不来。

【词解】

①下利：吴谦等多数《金匮》注家作"下血"，可从。
②带下：广义带下病，泛指妇人经带诸病。
③半产：即小产。

【释义】

妇人五十岁左右气血已衰，冲任脉虚，经水当绝。阴道出血数十日不止，夜间发热，下腹部胀满疼痛不适，手掌烦热，唇干口燥，是什么问题？这是崩漏。是什么原因导致的呢？曾经小产，瘀血在少腹留滞不去。如何判断呢？从唇干口燥可以判断。应该用温经汤治疗。

【注释选录】

李彣《金匮要略广注》 妇人年五十，则已过七七之期，任脉虚，太冲脉衰，天癸竭，地道不通时也，所病下利，据本文带下观之，当是崩淋下血之证。盖血属阴，阴虚故发热，暮亦属阴也。任主胞胎，冲为血海，二脉皆起于胞宫而出于会阴，正当少腹部分，又冲脉侠脐上行，故任冲脉虚，则少腹里急，有干血，亦令腹满。《内经》云：任脉为病，女子带下瘕聚是也。手背为阳，手掌为阴，乃手三阴经过脉之处，阴虚，故掌中烦热也。阳明脉侠口环唇，与冲脉会于气街，皆属于带脉，《难经》云血主濡之，以冲脉血阻不行，则阳明津液衰少，不能濡润，故唇口干燥，断以病属带下，以曾经半产，少腹瘀血不去，则津液不布，新血不生，此唇口干燥之所由生也。

【临证指要】

温经汤是妇科调经的祖方，经少能通，经多能止，子宫虚寒者能受孕。正如方后注云，本方亦疗"妇人少腹寒，久不受胎；兼取崩中去血，或月水来过多，及至期不来"。其辨证要点是在瘀血内阻致腹满痛、出血不止的基础上兼有气血不足的症状。患者曾有小产，现出血不止，为寒邪乘虚客于胞中，寒凝血瘀，血不归经而下血不止；凝滞不通则小腹胀满疼痛，或伴有刺痛、拒按等症；七七之年冲任阴血亏虚，阴虚生内热；兼瘀血内停瘀而化热，故见夜间发热、手掌烦热。若单用破血逐瘀类方治疗，更伤阴血，则病不愈，故采用温养、温通的方法，达到祛瘀的目的。临床上温经汤常用于治疗月经不调、痛经、赤白带下、崩漏、胎动不安、不孕等病见冲任虚寒兼有瘀血内阻之证。也可用于男子精室虚寒、精少、精子活动率差所致的不育症，以及睾丸冷痛、疝气等，颇有效验。

【医案】

刘渡舟医案

芦某，女，40岁。

主诉：月经淋漓不止，经中夹有血块，色暗而少腹冷痛，兼有白带，腰腿发酸，周身无力，手心发热，而唇口干燥。视其面黄白不泽，舌质淡嫩，苔白而润。切其脉则沉弦而有力。辨证：肝胆气不煦而血不濡，任冲失禀，则淋漓为病。少腹冷痛为寒；而手心发热，唇口干燥又为血虚不濡之候；面色黄白，知气血皆虚；脉沉弦无力，胞宫定有虚寒无疑。证如温经汤，治当温经止漏，和血益气。方药：吴茱萸9g，川芎9g，白芍9g，当归9g，党参9g，炙甘草9g，阿胶9g（烊化），牡丹皮9g，麦冬30g，半夏9g，生姜9g，桂枝9g。服至6剂，月经即止，手心不热，唇口不干燥，唯白带仍多。转方补脾运湿，滋血调肝，方用当归芍药散：当归10g，白芍12g，川芎6g，白术20g，茯苓12g，泽泻12g。服至3剂，带下已愈，此病全瘥。

按语　刘渡舟教授提出，凡用温经汤，必须重用麦冬以滋肺胃津液，又能通心脉而益荣，又可监吴茱萸、桂枝之温燥以免耗阴，而避药后头晕、咽干、心烦等副作用。

岳美中医案

周某，女，51岁，河北滦县人，1960年5月7日初诊。

患者已停经3年，于半年前偶见漏下，未予以治疗，1个月后，病情加重，经水淋漓不断，经色浅，夹有血块，时见少腹冷痛。唐山市某医院诊为"功能性子宫出血"，经注射止血针，服用止血药，虽止血数日，但少腹胀满时痛，且停药后复漏下不止。又服中药数十剂，亦效。身体日渐消瘦，遂来京诊治。诊见面色白，五心烦热，午后潮热，口干咽燥，大便秘结。7年前曾小产一次，舌质淡红，薄白，脉细涩。证属冲任虚损，瘀血内停。治以温补冲任，养血祛瘀，投以温经汤：吴茱萸9g，当归9g，川芎6g，白芍12g，阿胶9g（烊化），牡丹皮6g，半夏6g，生姜6g，炙甘草6g，麦冬9g。服药7剂漏下及午后潮热减轻，继服上方，随症稍有加减。服药20剂后，漏下忽见加重，夹有黑紫血块，血色深浅不一，腹满时轻时重，病家甚感忧虑。岳老诊其脉象转为沉缓，五心烦热、口干咽燥等症大为减轻，即告病家，脉症均有好转，下血忽见增多，乃为佳兆，系服药之后，体质增强，正气渐充而带血行之故。此瘀血不去，则新血不生，病亦难愈。并嘱继服原方6剂，隔日1剂。药后连续下血块5日，之后下血渐少，血块已无，腹胀痛基本消失。又服原方5剂，隔日服。药后下血停止，唯尚有便秘，但亦较前好转，以麻仁润肠丸调理2周而愈。追访10年，未见复发。

【现代研究】

《金匮要略》温经汤作为妇科常用名方，其配伍特点为温、清、补、消并用，大量补药与少量寒凉药相配，使全方温而不燥、刚柔相济，更凸显出其温经散寒、养血祛瘀功效。方中12味中药杂中有法，全面兼顾冲任虚寒夹有瘀血的病症，结合调理脏腑与温养祛瘀，充分体现张仲景用药配伍中的阴阳对立统一观。温经汤为中医妇科调经祖方和温经活血祛瘀名方，冲任虚寒、瘀血阻滞型的妇科病均可使用本方。温经汤具有丰富的维生素和矿物质，可缓解人体疲劳，促进大脑进入深度睡眠，放松压力，快速恢复人体精力。温经汤可作用于下丘脑，促进黄体生成素的分泌，调节性激素平衡，有效促进全身血液循环。

温经汤不仅仅被应用于妇科，在其他科也已经广泛被应用，如内科、外科、男科等领域，凡符合"冲任虚寒，瘀血阻滞"之疾病，均可加减使用，效果显著；实验研究在改善血流、抗炎作用、镇静止痛、抗氧化、干预能量代谢、双向调节方面的开展，逐步解析了本方的药理及作用靶点。

二、冲任虚寒

【原文】

师曰：妇人有漏下者，有半产后因续下血都不绝者，有妊娠下血者。假令妊娠腹中痛，为胞阻[①]，胶艾汤主之。

【方药】

芎归胶艾汤方（一方加干姜一两。胡氏治妇人胞动，无干姜）
芎藭、阿胶、甘草各二两，艾叶、当归各三两，芍药四两，干地黄四两。
上七味，以水五升，清酒三升，合煮，取三升，去滓，内胶，令消尽，温服一升，日三服。不差，更作。

【词解】

①胞阻：妊娠下血伴腹痛的病证。

【释义】

女性出现经水淋漓不断的漏下，或者小产后持续出血不止，或者妊娠后阴道出血又伴有腹痛的胞阻，用胶艾汤治疗。

【注释选录】

徐忠可《金匮要略论注》 此段概言妇人下血，宜以胶艾汤温补其血。而妊娠亦其一，但致病有不同。无端漏下者，此平日血虚而加客邪；半产后，续下血不绝，此因失血血虚，而正气难复；若妊娠下血，如前之因癥者，固有之，而兼腹中痛，则是因胞阻，阻者，阻其欲行之血，而气不相顺，非癥瘤害也，故同以胶艾汤主之。盖芎、归、地、芍，此四物汤也，养阴补血，莫出其右。血妄行必挟风，而为痰浊，胶以驴皮为主，能去风以济水，煎成能澄浊，艾性温而善行，能导血归经，甘草以和之，使四物不偏于阴，三味之力也，而运用之巧，实在胶艾。

尤在泾《金匮要略心典》　妇人经水淋沥，及胎产前后下血不止者，皆冲任脉虚，而阴气不能守也，是惟胶艾汤为能补而固之，中有芎、归，能于血中行气，艾叶利阴气，止痛安胎，故亦治妊娠胞阻。胞阻者，胞脉阻滞，血少而气不行也。

【临证指要】

胶艾汤治疗胞阻下血、半产下血、漏下三种不同疾病的前阴下血，虽然病因病证不一，但均为冲任虚损，阴血不固之下血，其临床表现都具有以下特点：阴道出血之血色浅淡，或黯淡，质清稀，并伴有头晕目眩、神疲体倦、舌淡、脉细等。临床应用时可随症加减。若出血多，可减少当归用量，加贯众炭、地榆炭；症见神疲乏力，小腹下坠者，可加人参、黄芪、升麻补气摄血；若伴少腹冷而隐痛者，可加艾叶、鹿角霜等。

【医案】

李今庸医案

患者，女，32岁，住湖北省枣阳农村。1950年11月某日初诊。

发病3天，非经期下血不止，时多时少，多则如崩，血色淡红。心慌，全身乏力，手足不温，面色白，舌质淡，脉见动象。乃冲任失调，血海不固，病属血崩。治法：养血止血，佐以固气。方药：胶艾汤加味。处方：生地黄18g，当归10g，川芎10g，干艾叶10g，甘草8g，白芍10g，党参10g，炒白术10g，炙黄芪10g，黑姜炭10g，阿胶10g（烊化）。以水煎服，每日2次。药服2剂，下血即止。

按语　《灵枢·五音五味》说："冲脉、任脉，皆起于胞中"。冲脉为血海，冲任损伤，失于调和，血海不固，则下血不止，或滴沥不断而为"漏下"，或血出如涌而为崩中。血失多，则无以营养周身，故面白无华而舌质淡。血为气之府，血少则无以载气而气亦衰损，故心慌，全身乏力。阳气不充于四肢，则手足不温。阳气无阴血为偶，则独动于中，故脉见于关部，厥然动摇而为"动"象。方用生地黄、阿胶补血止血；干艾叶暖胞宫、和冲任以增强止血之效；当归、川芎、白芍养血活血以导阴血归经；干姜炒炭，变辛为苦，止血而不动血；加党参、炒白术、炙黄芪者，乃本"血脱者固气"之法，益气而摄血也。

熊继柏医案

患者，女，48岁，2018年7月13日初诊。

主诉：月经来时量多，伴乏力。刻下症见：重度贫血貌，月经量多，精神疲乏，面色淡黄。苔薄白，脉细。既往子宫肌瘤病史3年。西医诊断：子宫肌瘤。中医诊断：月经量多，辨证为精血亏虚、冲任失调。治法：补血益精，调理冲任。方用胶艾汤加味：西洋参须8g，当归6g，白芍10g，熟地黄15g，川芎5g，阿胶珠20g，艾叶炭10g，地榆炭30g，侧柏炭10g，炙甘草10g。20剂，每日1剂，水煎，分两次温服。10天为1个疗程，连服2个疗程。

2018年8月3日二诊。面色淡黄，月经量多，疲乏。舌淡苔薄白，脉细略数。辨证：精血亏虚，冲任失调。治法：补血益精，调理冲任。方用胶艾汤加减：西洋参6g，当归6g，白芍10g，熟地黄15g，阿胶珠15g，艾叶炭10g，地榆炭30g，炙甘草10g，三七片10g。30剂，每日1剂，煎服法同前。

2018年8月31日三诊。重症贫血，月经先期，月经量较前减少，精神疲乏，面色淡黄，噩梦。苔薄白，脉细。方用胶艾汤加味：西洋参8g，当归6g，白芍10g，熟地黄15g，艾叶炭10g，阿胶珠15g，侧柏炭10g，续断20g，地榆炭20g，炙甘草10g。30剂，煎服法同前。服药近 3 个月而愈。

按语　初诊该患者有子宫肌瘤病史，症见月经量多，精神疲乏，面色淡黄，舌淡苔薄白，脉细。辨证为精血亏虚，冲任失调。熊老予以补血益精、养血止血、调理冲任的胶艾汤加以凉血止血之地榆炭、侧柏炭，其中炭类药性涩，收敛力强，且色黑直入血分，清血分之热邪，止血功效显著，故熊老喜用之。诸药合用，共奏养血止血效果。患者精神疲乏，面色淡黄，此乃失血过多，气随血脱，故熊老予以西洋参须益气养阴血。二诊时患者仍有面色淡黄，月经量多，疲乏，舌淡苔薄白，脉细略数。熊老认为疾病本质仍为精血不复、冲任不调所致，继续予原方加减。三诊时患者月经量较前减少，但症见月经先期，精神疲乏，面色淡黄，苔薄白，脉细。效不更方，熊老继续予原方加减。该疾病获愈。

【现代研究】

胶艾汤是医圣张仲景止血调经名方，以"妇人漏下""半产后下血不绝""妊娠下血"为主治之证，本方以治疗血证见长。现代研究表明，四物汤有促进卵泡生长发育的作用，并有健全黄体功能的功效。用四物汤治疗黄体不健，能使血清 E_2、P、LH 有较明显升高。胶艾汤方中当归、川芎辛温行血，改善卵巢局部血液循环，有利于促进卵泡发育及黄体中期形成新生血管。另据研究表明，胶艾汤有保护血管内皮细胞，加速血管内膜修复的作用，并有抗纤溶活性，从而有利于止血。现代药理学研究表明，胶艾汤具有改善造血功能、增强子宫平滑肌的收缩、促进凝血因子生成、抑制纤溶系统活性及调节内分泌等作用。

三、肝郁血滞

【原文】

寸口脉弦而大，弦则为减，大则为芤，减则为寒，芤则为虚，寒虚相搏，此名曰革。妇人则半产漏下，旋覆花汤主之。

【方药】

旋覆花汤方
旋覆花三两，葱十四茎，新绛少许。
上三味，以水三升，煮取一升，顿服之。

【释义】

寸口部位脉象弦而大，似弦脉但重按衰减，像大脉而细辨却又中空而现芤脉。这种无力之弦脉为寒证，大而中空的芤脉为虚证，这两种脉象同时出现的称革脉，妇女小产或子宫出血断续不止的病证常可出现这种脉象，可用旋覆花汤主治。

【注释选录】

赵以德《金匮玉函经二注》　《本草》谓旋覆花主结气，胁下满，通血脉，去脏家热；葱管亦主寒热，安胎，除肝邪，且更能主血；新绛疑是绯帛也，凡系帛皆理血，血色红，用绛尤切于活血。肝为藏血，主生化，故冲任之脉成月事及胞胎者，皆统属之。三味入肝理血，除邪散结，岂非以气阳也。血，阴也。气少则无阳，无阳则寒，血虚则无阴，无阴则热，两虚相搏，以害其肝之生化欤？所以用是汤先解其结聚之邪也，而温补其虚寒者，必另有法矣。

黄元御《金匮悬解》　水寒木枯则脉弦，营虚卫浮则脉大，弦则阳衰而外减，大则阴衰而内芤，减则阳气不足而为寒，则阴血不充而为虚，虚寒相合，此名曰革，如鼓之外硬而中空也。气血虚寒，脉如皮革，妇人见此则胎孕殒落而半产，经脉沉陷而漏下，旋覆花汤覆行血脉之瘀，葱白通经气之滞，新绛止崩而除漏也。

【临证指要】

旋覆花汤治疗"半产漏下"，包括半产下血与崩漏下血两种病症，两者病机相同，故治用同一方。旋覆花汤非活血化瘀之峻方，是疏肝散结、理血通络的方剂，以此方治疗半产漏下，正如尤怡《金匮要略心典》释曰："是以虚不可补，解其郁聚，即所以补；寒不可温，行其血气，即所以温"。盖因此半产漏下为虚寒相搏之证，内多夹瘀，治疗应从肝经入手，故以旋覆花汤解郁通络、散寒行血。

也有医家认为旋覆花汤属痰瘀并治之方，方中以旋覆花行气化痰、新绛活血化瘀、葱白通阳散结消痰，可加减化裁应用于妇人之疾属痰瘀者。

【医案】

张哲臣医案

任某，女，32岁，农民。妊娠5个月，负重受伤，半产后漏下鲜血或夹紫块，淋漓不断已近2个月，少腹刺痛，漏下痛轻，少顷复痛复漏。小劳则病加，切脉弦细，诊断为半产后瘀滞为患。用旋覆花汤加味治疗：旋覆花12g（包），青葱管6支，茜草6g，丝绵6g，熬砂糖15g（搅冲），红酒1杯（冲），童便1杯（冲）。前4味用水煎，汤成去滓，冲入红酒、童便、砂糖，搅匀顿服。连服2剂，患者排出白肉片1块，少腹刺痛消失，漏下亦止，继予以补养气血之剂而愈。

按语　半产与正产不同，正产如瓜熟蒂落，没有漏下症状。半产如有留瘀，多见腹痛（或隐痛）漏下不止，用本方通络活血以去瘀着。瘀着不去，则漏不止；漏不止，则未虚亦将导致真虚矣。临床所见妇人半产漏下，出血不多者，脉必呈弦象，倘大量出血后，脉必呈芤象。临床如遇此脉症，施用本方治疗，确有效验，仲景先师不我欺也。

【现代研究】

旋覆花汤是《金匮要略》活血化瘀法治疗"肝着"的经典处方，方中旋覆花行气活血通络，茜草活血化瘀，葱茎温阳。临床运用旋覆花汤加减治疗血瘀型肝病有一定的疗效，基于此，陆雄等进行了旋覆花汤对肝纤维化、肝窦毛细血管化逆转作用的实验研究。结果发现：治疗组大鼠肝组织中胶原形成量明显减少，与模型组比较差异明显，说明旋覆花汤有抗实验性肝纤维化的作用。另外，电镜观察发现对照组大鼠肝窦内皮细胞间窗孔数减少明显，内皮下有连续性基底膜出现，其肝窦毛细血管化程度重于治疗组。第8因子相关抗原免疫组化染色也进一步证实了这一点。说明了旋覆花有抗肝窦毛细血管化的作用。活血化瘀法抗肝纤维化和肝窦毛细血管化的有效性，提示了肝纤维化过程中"血瘀"之存在，也从另一侧面揭示了肝窦毛细血管化可能是肝纤维化"血瘀"证的根本。

（张小花）

第六节 经行不畅

经行不畅指月经行而不畅，时通时不通，时有时无，也称"经水不利"。
《金匮要略》记载此病为瘀血内阻，甚至瘀结成实，致经血运行不畅所致。

一、瘀血内阻

【原文】

带下①，经水不利，少腹满痛，经一月再见②者，土瓜根散主之。

【方药】

土瓜根散方（阴癫肿③亦主之）
土瓜根、芍药、桂枝、䗪虫各三分。
上四味，杵为散，酒服方寸匕，日三服。

【词解】

①带下：泛指妇科病。
②经一月再见：指月经一月两潮。
③阴癫肿：指外阴部有较硬的卵状肿块。

【释义】

妇科诸疾中，若月经排出不畅，小腹胀满疼痛，1个月2次月经来潮者，用土瓜根散治疗。

【注释选录】

赵以德《金匮玉函经二注》 经水虽有不利，一月再见之不同，然皆冲任脉瘀血之病，故可同治之。土瓜根者，能通月水，消瘀血，生津液；津生即化血也。芍药主邪气腹痛，除血痹，开阴塞；桂枝通血脉，引阳气；䗪虫破血积；以酒行之。非独血积冲任者有是证，然肝藏血，主生化之气，故与冲任同其病；而脉循阴器，任、督脉亦结阴下，故皆用是汤治之。癫肿者，非惟男子之睾丸，而妇人之阴户亦有之，多在产时瘀血流入作痛，下坠出户外。

尤在泾《金匮要略心典》 妇人经脉疏畅，应期而至，血满则下，血尽复生，如月盈则亏，月晦复朏也。惟其不利，则蓄泄失常，似通非通，欲止不止，经一月而再见矣。少腹满痛，不利之验也。土瓜根主内痹瘀血月闭，䗪虫蠕动逐血，桂枝、芍药行营气而正经脉也。

吴谦《医宗金鉴》 此亦前条在下未多，经候不匀之证。带下，胞中病也。胞中有宿瘀，从气分或寒化，则为白带；从血分或热化，则为赤带；从气血寒热错杂之化，则为杂色之带也。若兼经水不利，少腹满痛，乃有瘀血故也。其经至期不见，主以土瓜根散者，土瓜能逐瘀血，䗪虫能开血闭，桂枝合芍药舒阳益阴，通和营气，则瘀去血和，经调带止矣。

【临证指要】

本证经血虽行而不畅通，为瘀血阻滞所致，以经水不畅利，似通非通，时有时无，经血量少淋漓，色紫暗，舌质紫暗，脉涩为辨证要点，可伴有小腹胀满疼痛，拒按，按之稍硬。治疗须采用通调之法。方中土瓜根活血消瘀、芍药和阴止痛、桂枝温经行血、䗪虫破血通瘀，瘀去则月经恢复正常。临证时可用丹参、桃仁、红花等代替土瓜根。

【医案】

王付医案

魏某，女，26 岁，1999 年 4 月 23 日初诊。

自月经来潮至今，月经量少而疼痛，多次经中西医治疗，都未能取得治疗效果。刻诊：月经点滴量少而疼痛，瘀血得下则疼痛缓解，月经持续 2～3 日，手足不温，心烦，头汗出，舌略红，苔薄略黄，脉沉。辨证为血瘀阳郁，经气不和，脉络不畅，其治当活血化瘀、通阳通经，以土瓜根散加味治疗：土瓜根 9g，白芍 12g，桂枝 12g，䗪虫 10g，水蛭 10g，虻虫 10g，细辛 6g，牡丹皮 10g，通草 9g，桃仁 9g，当归 12g。6 剂，每日 1 剂，水煎 2 次，分 3 次服。并嘱其在下次月经来前 1 周诊治，服用方药基本按前方加减，连续 5 个月，每个月用药 1 周。5 个月后，月经量较前增多，小腹也不再疼痛，其他病证也随之解除。随访 1 年，月经量正常。

按语　月经量少是妇科比较常见的疾病，其治疗大多采用补血养血，但对于顽固性月经量少，则无济于事。尤其是对于瘀血阳郁证，其治疗多用活血化瘀药，但收效甚微。究其原因主要是忽视用通阳药，所以治疗效果不佳。在辨证时紧紧抓住患者表现既有瘀血，又有阳郁，以此用土瓜根散活血化瘀通阳，加水蛭、虻虫破血逐瘀，细辛通达阳气，牡丹皮散瘀，通草通利血脉、和畅经气，桃仁破血化瘀，当归养血活血。方药相互为用，以达治疗目的。

张建荣医案

王某，女，46 岁。2018 年 5 月 27 日初诊。

月经持续 10 余日，经量极少，色粉红，时有时无，伴见乏力、嗜睡，舌淡苔薄，脉沉细。过去月经正常，带节育环 10 余年。辨证为冲任虚寒，气虚不固。处方芎归胶艾汤加减：黄芪 20g，党参 15g，炒白术 15g，干地黄 25g，当归 15g，白芍 15g，川芎 8g，炙甘草 10g，焦艾叶 10g，茜草 12g，地榆炭 15g，棕榈炭 15g。10 剂，水煎服。

2018 年 6 月 21 日二诊。服药期间有 2 日经血干净，后又断续不干净，似有似无，有小血块，近 3 日血量较多，如来月经样，血块较多，小腹痛，舌淡苔薄，脉短促。考虑用芎归胶艾汤益气养血止血，效果不理想，更法为活血益气止血，方用土瓜根散加减：桂枝 10g，丹参 15g，䗪虫 10g，黄芪 20g，党参 10g，炒白术 10g，炙甘草 10g，熟地黄 20g，当归 15g，炒白芍 15g，旋覆花 10g，茜草 15g，地榆炭 10g，焦艾叶 10g。7 剂，水煎服。

2018 年 6 月 30 日三诊。服药第 6 日经血干净，较前有精神，饮食、二便正常，舌淡苔薄，脉沉细。血压：88/60mmHg。考虑经血干净后，仍宜用芎归胶艾汤益气养血，服 10 剂药。

2018 年 7 月 24 日四诊。患者因进食冷饮，诱发经血又断断续续 10 余日，但较前量少，色正，腹不痛，仍有少量血块，乳房胀痛。考虑除邪未尽，仍有瘀血作祟，故用二诊处方，原方原量，仅将熟地黄易为干地黄，续服 10 剂。此后连续 3 个月经周期均正常，后去节育环。

按语　本案初诊脉证尚未见瘀血之征，方用芎归胶艾汤加减治疗，效却不理想，二诊询知经血夹有血块，小腹痛，再结合妇女带节育环日久，多见瘀血，故改用以活血祛瘀调经为主的土瓜根散，方显疗效。张建荣教授认为对月经过多，或月经时有时无，时间持久，用补血止血法无效者，往往采用活血祛瘀法反有显效；另外，经临床观察，对月经过多，或崩漏，或胞阻下血者，用干地黄较熟地黄疗效满意。

【现代研究】

土瓜根散为《金匮要略·妇人杂病脉证并治》中治疗瘀血病证的十二方之一。《备急千金要方·妇人方》中有十二方应用土瓜根，治疗月经不调、经闭、肿满气逆、腹胀瘕痛、腰痛如折及乳汁不通等。其中土瓜根、䗪虫祛瘀活血以治标，桂枝、芍药调营扶正，调冲任以治本，酒以行药势。现代药理学研究表明，土瓜根散可降低 E_2/P 及 $PGF_2\alpha/PGE_2$ 值，维持子宫平滑肌正常的舒缩功能。

二、瘀结成实

【原文】

妇人经水不利下，抵当汤主之。（亦治男子膀胱满急有瘀血者。）

【方药】

抵当汤方

水蛭三十个（熬），虻虫三十个（熬、去翅足），桃仁二十个（去皮尖），大黄三两（酒浸）。上四味，为末，以水五升，煮取三升，去滓，温服一升。

【释义】

妇人经水虽行，但不畅通，用抵当汤主治。

【注释选录】

赵以德《金匮玉函经二注》 《伤寒论》：阳明证，其人喜忘者，必有蓄血，大便色黑，抵当汤主之。发热下之不解，六七日不大便者，有瘀血，亦宜是汤。伤寒有热，少腹满，应小便不利，今反利者，为有血也，宜抵当丸。三者有病状而后立方，今止云经水不利下，岂遂血蓄不通而非虚损耶？此必有蓄血情状而出是方也。

徐忠可《金匮要略论注》 不利下者，明知有血欲行，而不肯利下，既非若久闭不至，亦非若行而不畅。如一月再见者，是有形之物碍之。故以大黄、桃仁、水蛭、虻虫峻逐之。

尤在泾《金匮要略心典》 经水不利下者，经脉闭塞而不下，比前条下而不利者有别矣。故彼兼和利，而此专攻逐也。然必审其脉证并实而后用之，不然，妇人经闭，多有血枯脉绝者矣。虽养冲任，犹恐不至，而可强责之哉。

【临证指要】

原文述证简略，以方测证，此处所论经水不利下是由瘀血阻滞而致，属于瘀血重症，临床还可见少腹硬满、结痛拒按、小便自利、舌青暗或有瘀点、脉沉涩等。用抵当汤破血逐瘀，令瘀血去而新血生，则其经自行。抵当汤与土瓜根散均用于瘀血内阻的月经病，但两者同中有异：抵当汤攻瘀破血通经，适用于瘀血结实者；土瓜根散活血行瘀通经，适用于瘀血内阻者。

【医案】

王付医案

常某，女，20岁，2003年2月3日初诊。

自诉：月经已 9 个月未来，并有轻微腹部不适，白带量较多。刻诊：面色不荣，尤其两眼四周黧黑比较明显，梦多且险恶，形体消瘦，少腹及小腹不舒，舌质较暗，苔略腻，脉略涩。辨证为胞中瘀血、湿浊内阻证，其治当活血破瘀、燥湿化痰。遂用抵当汤加味治疗：大黄 6g，桃仁 12g，水蛭 8g，虻虫 8g，白矾 4g，杏仁 12g，细辛 9g。6 剂，水煎 2 次分 3 次服。

二诊：药用 1 周，自觉全身舒适，又以前方 6 剂。

三诊：月经已来 5 天，经量尚可且颜色较暗，又以前方 3 剂。并嘱其在下次月经来潮之前服用此方 6 剂，须坚持用药 3 次，之后，其曰月经恢复正常。

按语　审患者面色不荣且眼周有黑晕，脉略涩，诊为胞中瘀血，因其病证表现较重，遂用抵当汤，以攻逐瘀血，又因其带下色白，诊为湿浊内阻，加白矾燥湿化痰，杏仁降泄浊气。方药相互为用，功效显著。

王忠民医案

常某，女，33 岁，1986 年 12 月 26 日初诊。

输卵管结扎术后闭经 8 月余。近年无闭经史。小腹疼痛不舒，失眠健忘，曾服营养药未效，后改用归脾丸、妇科十味片等药，月经不潮，遂来治疗。诊前症仍在，兼见舌干口燥，面色晦暗，胸闷不舒，心烦，少腹硬满，按之疼痛如刺，小便略黄，大便秘结，苔黄少津，舌有瘀斑，脉沉涩。证乃瘀血停着，遏阻经脉。治宜破血逐瘀，通滞调经。拟抵当汤治之：水蛭 10g，虻虫 6g，桃仁 18g，大黄 12g（同煎）。进上方 8 剂，未见明显不适，少腹有时疼痛，大便畅通，口干舌燥减轻。虑瘀血未尽，仍以前法略作加减，增鸡血藤 10g 续进。复投 8 剂后经水始至，量少，色黑紫，小血块颇多。据此病势，以上方加益母草 30g 再进 8 剂，腹痛顿减，经量略增，3 日净。为巩固疗效，上方隔 3 日服 1 剂，再进 6 剂，诸恙告退，随访半年月经复常。

按语　本方仲景原为蓄血证而设。输卵管结扎术后经闭虽系少见，然本例肝气久郁，确有瘀血指征。瘀血日久，非轻药所为。本方药简力猛，水蛭直破瘀血，配虻虫逐恶血而攻结滞，通经脉而祛遏阻；桃仁可润燥行瘀，伍大黄涤邪热而导血行，畅腑气而开内结。大黄通经以同煎为宜，以增化瘀之功。"有故无殒"，凡实邪客居猛攻无妨。如唐容川所云："恶血不尽，阻滞其气，故作痛也。盖离经之血，必须下留，斯气无阻滞，自不作痛，又能生长新血"。实为治瘀经验之谈。

【现代研究】

抵当汤作为中医传统经典名方之一，为破血逐瘀之强方。抵当汤有水蛭、虻虫有毒之品，有人认为其伤正气故临床应用不多。随着对经方的重视，抵当汤也被广泛运用于临床，根据其病位、病机、症状、药理作用等方面，将其用于治疗糖尿病及其并发症、恶性肿瘤、阿尔茨海默病、脑卒中、肾病、心血管疾病、周围血管病、妇科疾病、男科疾病等，均具有较为满意的疗效。抵当汤具有改善胰岛素抵抗、改善微血管和周围血管循环、延缓糖尿病大血管病变、抗血管纤维化、提高免疫力、抗肿瘤、保护脑组织及神经细胞、改善血管内皮功能、保护肾脏、抗炎和抗衰老等作用。

（张小花）

第七节　陷　　经

陷经为冲任虚寒，经气下陷，阴道流血，量少色黑，淋漓不止之病症，归属"崩漏"范畴。

【原文】

妇人陷经^①，漏下黑不解，胶姜汤主之。

【方药】

胶姜汤
臣億等校注本，无胶姜汤方，想是前妊娠中胶艾汤。

【词解】

①陷经：谓经气下陷，下血不止。

【释义】

本条论述妇人陷经的证治。妇人漏下，血色紫黑，有属冲任虚寒、不能摄血者，亦有属瘀血郁热者。本条用胶姜汤治疗，应属冲任虚寒，但胶姜汤药物组成不详，后世多数医家认为系胶艾汤加干姜。陈修园治妇人崩漏宗此方，可加艾叶、鹿角霜等。

【注释选录】

尤在泾《金匮要略心典》 陷经，下而不止之谓，黑则因寒而色瘀也。胶姜汤方未见，然补虚温里止漏，阿胶、干姜二物足以。林亿云：恐是胶艾汤。按：《千金》胶艾汤有干姜，似可取用。

李彣《金匮要略广注》 陷经漏下，谓经脉下陷，而血漏下不止，乃气不摄血也。黑不解者，瘀血不去，则新血不生，荣气腐败也。然气血喜温恶寒，用胶姜汤温养气血，则气盛血充，推陈致新而经自调矣。阿井通济水，用阿井水煮胶，《内经》以济水为天地之肝，肝藏血，属风木，故入肝，治风证、血证如神。又干姜本辛，炮之则苦，守而不移，功能止血，盖血虚则热，热则妄行，姜炒黑则能引补血药入阴分，血得补则阴生热退，且黑为水色，故血不妄行也，此姜是炮姜。

【临证指要】

张介宾在《景岳全书·妇人规》中讲到辨经色，"紫而兼黑，或散或薄，沉黑色败者，多以真气内损，必属虚寒。由此而甚，则或如屋漏水，或如腐败之宿血，是皆紫黑之变象也。此肝脾大损，阳气大陷之证，当速用甘温"意在说明经色紫黑量少多因肝脾虚损，阳气不足。胶姜汤药物组成不详，后世医家中有人认为此方系胶艾汤加干姜，有人认为是阿胶加干姜，也有人认为是阿胶加炮姜。以方测证，说明此方适用于治疗冲任虚寒之崩漏，症见经血量少色黯，淋漓不尽，面色苍白或萎黄，神疲乏力，四末不温等。若偏于温中止血可选干姜，偏于收敛止血可选炮姜炭，炮姜炭则兼具温中、收敛之功。

【医案】

张磊医案

胡某，女，49岁，于2007年10月24日以"月经淋漓不断2月余"为主诉就诊。

患者2个月前月经来潮，量多，色暗，有血块，至今淋漓不断。在当地医院查B超示"子宫肌瘤"，予以三合激素、孕激素，停经3日又潮。就诊时症见：月经淋漓不断，量多，色暗，有血块，伴头部刺痛，神疲乏力，动则心慌，喜卧思睡，畏寒，面色苍白，爪甲色淡。舌质淡，苔白，脉沉弦。既往史：2003 年因车祸受伤致"脑出血"，经治而愈，此后血压升高，最高190/100mmHg。现测血压 175/90mmHg。辨证为肾精不足，冲任不固。治以补益精血、固冲止血之法。方药：熟地炭 30g，制何首乌 30g，茜草炭 10g，煅乌贼骨 30g，山楂炭 15g，红花炭6g，乌梅炭 15g，川断炭 10g，山萸肉 12g，党参 10g，荆芥炭 10g，干姜炭 10g，阿胶 10g（烊化）。患者服上方 3 剂而经止，余症均减。予以益气养血、滋补肝肾之剂以固本善后。随诊月经正常。

按语 本方熟地炭、制何首乌、川断炭、山萸肉补益精血、滋补肝肾、固冲止血；煅乌贼骨、乌梅炭、党参益气摄血、收敛止血；茜草炭、山楂炭、红花炭、荆芥炭止血不致瘀；其中茜草炭、煅乌贼骨出自《素问·腹中论》的四乌鲗骨一藘茹丸，治疗"血枯"；干姜与阿胶为《金匮要略》的胶姜汤，主治"妇人陷经，漏下黑不解"，两者有温补冲任、养血止血之功。本方多用炭剂增强其收敛止血之功。诸药合用，共奏补益精血、固冲止血之功。

【现代研究】

阿胶被广泛用于治疗各种妇科疾病，补血和止血是其功效的两个重要方面；其化学成分主要包含蛋白质及其降解产物、糖类物质、微量元素、脂肪酸。基于乙酰苯肼诱导的贫血大鼠模型研究发现，阿胶可能通过调节脂质和脂蛋白代谢、能量代谢、肠道菌群和氨基酸代谢发挥造血作用。临床研究发现，阿胶能够升高成人血红蛋白水平，延长红细胞寿命，从而治疗 β-地中海贫血孕妇贫血。基于大鼠肝素化出血模型的研究发现，阿胶连续给药 14 日可显著缩短血液的凝固时间和伤口的止血时间。基于围绝经期大鼠模型的研究发现，阿胶能减少卵巢颗粒细胞的凋亡，改善卵巢功能。

（曹　颖）

第八节　水血俱结血室

水血俱结血室，指产后或经期气血津液运化障碍，经脉不利致水气与瘀血结聚血室，临床表现为产后小腹肿胀下坠，小便不利，本病类似于现代医学的产后浮肿、经期水肿等。

【原文】

妇人少腹满，如敦[①]状，小便微难而不渴，生后[②]者，此为水与血俱结在血室也。大黄甘遂汤主之。

【方药】

大黄甘遂汤方
大黄四两，甘遂二两，阿胶二两。
上三味，以水三升，煮取一升，顿服之，其血当下。

【词解】

①如敦：音 duì，为古代盛食物的器具，上下稍锐，中部肥大。在吴迁本《金匮要略》中

写作"如敦敦状"，音 duī，有堆积之意。

②生后：指产后。

【释义】

本条论述妇人水血俱结血室的证治。妇人少腹满，有蓄水、蓄血及水与血俱结于血室的不同。一般来说，蓄水应口渴而小便不利，蓄血则小便自利。本条出现小便微难而口不渴的症状，又出现于产后，故诊断为水与血俱结于血室。

【注释选录】

赵以德《金匮玉函经二注》 《内经》谓：水入经，其血乃成。则血由水化。今乃言血与水并，何哉？尝思水有清浊，清则入经化血，浊则为溺为唾，苟因气之浊乱者入之，则不能化血，而为血害；其清者，初虽为水而色白，至于坎离之变，从火化而变赤，如月之禀日光为盈亏，与阳随动，流转上下，行诸经脉，与水性异矣。水性惟能润下，苟下流不通，必注于泽，所以水失其道，入于肌表者，作身肿；止于筋骨者，作肢节肿；此入于血室，故作少腹如敦状。然血室虽与膀胱异道，膀胱是行水腑府，水蓄血室，气有相感也，故膀胱之气亦不化，而小便微难矣。若小便自如而少腹如敦者，则不谓之水并，当是他邪血积可知矣。用甘遂取其直达水停之处，大黄荡瘀血，阿胶引为血室向导，且补其不足也。

【临证指要】

"妇人少腹满，如敦敦状"转译为现代语言就是"自我感觉小腹坠胀"，常由盆腔器官充血引起，是较为多见的妇科症状，常见于盆腔炎、泌尿系统感染等多发于已婚妇女的妇科疾病。本条以大黄甘遂汤治之，与水血互结之病机丝丝相扣。《神农本草经》载大黄"主下瘀血，血闭，寒热，破癥瘕积聚，留饮宿食，荡涤肠胃，推陈致新，通利水谷，调中化食，安和五脏"。大黄荡涤肠胃为人所熟知，其"主下瘀血"之功亦为仲景所常用，如同为治疗妇人腹中瘀血的下瘀血汤、抵当汤等。本方大黄即功在逐血结，方后注即言"其血当下"。甘遂功善逐水，《本草衍义》言："此药专于行水，攻决为用，入药须斟酌"。仲景运用甘遂亦十分谨慎，强调中病即止，如大陷胸汤"得快利止后服"，亦注重药后调护，如服十枣汤后需"糜粥自养"。可见甘遂本有伤阴之弊，加之本病水与血结，久结则生郁热，恐有伤阴灼津之患，故加入阿胶以防病势进展及攻逐药物造成的阴血耗伤，即治未病。

大黄、甘遂两药合用逐瘀利水，再加阿胶可反制两药的峻猛之性而不伤正气，可用于妇科血瘀兼见水饮阻滞之症。在妇科疾病中，子宫内膜异位症、子宫腺肌病、子宫内膜增生症、卵巢囊肿等癥瘕类疾病，均存在血水同病的病机。胞脉血行凝滞而不通，以致水溢脉外，久则酿生痰浊，从而出现痰瘀互结，阻滞胞宫。大黄甘遂汤为血水同治法的代表方剂，在妇科癥瘕类疾病的治疗中可酌情应用。

【医案】

谢胜臣医案

钟某，女，43 岁，农民。

闭经三月余，腹部膨隆，状如十月怀胎，曾经数医诊治，且时减时复，求治于余。诊时见其患者形体尚充实，惟面色萎黄，腹大如臌，呕吐频繁，小便不利，大便稍结，时腹部隐痛，不欲饮食，睡眠不实，舌质偏红、苔白，脉沉缓。审前服之方，皆桃仁、红花、三棱、莪术之类，且服用半月余，病情全无更动。乃详辨之，诊为血水并结于血室之《金匮》大黄甘遂汤证，施血水并攻之法。大黄 15g，阿胶 50g（烊化），桃仁、甘遂各 10g，1 剂。晚间服药，至夜半时，腹中剧痛，约半小时后，前阴排出大量淡红色血水，其痛即解，腹胀亦随消。原方减量复进一剂，又排出血水若干，腹膨隆基本消除。

复诊：服药后月经即来潮，经量较多且夹血块，头晕乏力，自汗畏寒，苔薄质淡，脉沉而细。改拟健脾益气，温中复阳之方调理之，予以归脾汤合四逆汤加减数剂获愈。

按语　患者闭经 3 个月，且腹部渐大，发展至十月怀胎状，前医偏治于攻血化瘀，仅投桃、红、棱、术之属，忽略逐水之法，故不效。大黄甘遂汤具有血水并治之功，以大黄、桃仁下瘀血，甘遂逐积水，阿胶入之既有安养之功且具去瘀浊之力。投用之故而收效显著。

齐文升医案

周某，女，27 岁，因产后发热 20 余日，右下肢肿痛 3 日入院。

患者 20 日前顺产一女婴，曾行会阴侧切，伤口愈合良好，产后出血不多，20 日来体温波动在 37.4～37.8℃，伴全身倦怠，纳呆，溲赤而少。近 3 日体温增高达 38.5℃左右，右下肢肿痛，活动受限，右下肢踝上 20cm 处较左粗 4cm，髌骨上 20cm 处较左粗 4.5cm，肤色如常，扪之稍热，有压痛，无凹陷。患者面色萎黄，精神萎靡，腹软，未触及肿块，肝脾不大，舌黯红、苔黄微腻，脉稍数。血常规：白细胞 $15.6×10^9$/L，中性粒细胞 88%，淋巴细胞 12%，红细胞 $2.52×10^{12}$/L，血红蛋白 78g/L，尿常规（+），白细胞（++），红细胞（+）；红细胞沉降率 22mm/h，抗"O"1∶800。西医诊断为急性深部静脉炎，治用青霉素、丹参液等静脉滴注。中医诊断为产后流注，病由产后气血亏虚，脉道迟滞，恶血胞水不行，化为邪毒，流注下焦，阻滞下肢经脉而致。治宜清热解毒、活血祛湿通络，方用自拟消炎通脉汤加减。加减治疗月余，收效不显，仍见低热，下肢肿痛。10 月 22 日，体温 37.8℃，患者自述腹胀痛 3 日，当日加重，以下腹为甚，伴呕吐，不能进食。查见下腹部压痛、反跳痛、肌紧张，上腹部叩鼓音，肠鸣音亢进。舌暗红，苔黄腻滑润，脉弦稍数。X 线检查示：全腹肠管有气体，右下腹有小液平面；B 超检查示：肝、胆、胰腺、子宫均呈不同程度增大。似为肠梗阻，拟转外科治疗，应患方要求，先行中药保守治疗。因忆仲景有水血互结血室之证与本证颇相似，故处方：大黄 12g，甘遂 3g，阿胶 10g（烊化），1 剂，水煎频服。患者服药后虚恭频出，服药约 4 小时后排出一次柏油样便，随之腹痛缓解，查无肌紧张，肠鸣音正常，随腹痛之缓解，其右下肢疼痛亦大减，肿胀亦见消。至 10 月 24 日，体温恢复正常，下肢肿胀亦大消，白细胞计数及中性粒细胞计数恢复正常范围。后以健脾开胃以充养经脉气血，活血祛湿以尽除余邪。

按语　恶血败水胶结胞官为仲景所谓"少腹满如敦状"之水血俱结血室证，流注下肢脉络则成下肢肿痛之产后流注证。二证同源一病，前者为本，后者为标，若单用清热解毒、活血祛湿通络治法似属标本失察，病重而药轻。

【现代研究】

现代研究认为，大黄可通过改变渗透压来增加血容量、降低血液黏稠度，从而改善微循环。而酒大黄的大黄素含量更高，可抗血小板凝集，故其活血化瘀功能在炮制品类中最为显著。大黄、甘遂药对能抑制角叉菜胶引起的小鼠足肿胀炎症反应，降低小鼠炎性组织中氧自由基丙二醛、一氧化氮含量，提高其超氧化物歧化酶活力，说明大黄、甘遂药对具有抗炎的作用；大黄、甘遂药对还能够显著降低急性血瘀证大鼠血浆中血栓素 TBX2 水平，明显改善模型大鼠的血液流变及凝血功能，说明两药配伍具有活血化瘀的作用。以上研究为大黄甘遂汤在妇科相关感染性疾病治疗中的应用提供了依据。甘遂因其泄水之力强，被称为"泄水圣药"，在水肿病的治疗中起着重要的作用。研究发现，大黄、甘遂药对能够促进正常水负荷和肾衰竭水负荷大鼠尿液中 Na^+、K^+ 的排泄，具有较强的利尿作用。另有一项基于水负荷小鼠的研究证实，高剂量甘遂可通过下调肾脏水通道蛋白 AQP2，抑制水重吸收，发挥利尿作用；同时研究中还发现小鼠肾脏组织中相关炎性因子 TNF-α 表达的升高，小鼠血清肌酐升高，但肾脏组织病理切片未见明显异常，说明甘遂对肾脏的作用具有复杂性。

（曹　颖）

第九节 闭　经

闭经主要表现为无月经或月经停止。根据既往有无月经来潮，分为原发性闭经和继发性闭经两类。原发性闭经是指年龄超过 14 岁，第二性征未发育；或年龄超过 16 岁，第二性征已发育，月经未来潮。继发性闭经是指月经来潮后停止 6 个月或 3 个周期以上，本节所讨论的内容为继发性闭经。

【原文】

妇人经水不利下①，抵当汤主之。（亦治男子膀胱满急②，有瘀血者。）

【方药】

抵当汤方

水蛭三十个（熬），虻虫三十个（熬、去翅足），桃仁二十个（去皮尖），大黄三两（酒浸）。

上四味，为末，以水五升，煮取三升，去滓，温服一升。

【词解】

①不利下：月经停闭不行。

②满急：有尿而尿不出，尿闭而导致膀胱胀满，水蓄满急憋尿的感觉。

【释义】

本条论述经水不利属于瘀结成实的证治。以方测证，经水不利下是由瘀血阻滞而致，属于瘀血重证，临床还可见少腹硬满、结痛拒按、小便自利、舌青暗或有瘀点、脉沉涩等。

【注释选录】

尤在泾《金匮要略心典》　经水不利下者，经脉闭塞而不下，比前条下而不利者有别矣。故彼兼和利，而此专攻逐也。然必审其脉证并实而后用之。不然，妇人经闭，多有血枯脉绝者矣。虽养冲任，犹恐不至，而可强责之哉。

徐忠可《金匮要略论注》　不下利者，明知有血欲行，而不肯利下，既非若久闭不至，亦非若行而不畅。如一月再见者，是有形之物碍之。故以大黄、桃仁、水蛭、虻虫峻逐之。

【临证指要】

《伤寒论》和《金匮要略》中均载有抵当汤条文,《伤寒论》原文第124和125条将抵当汤用于太阳蓄血证,以"其人发狂""少腹当硬满""小便自利"为临床特征;第237条将抵当汤用于"阳明证,其人善忘"及"大便反易,其色必黑"的阳明蓄血证;第257条将抵当汤用于"假令已下,脉数不解,合热则消谷喜饥,至六七日不大便"的阳明瘀血发热;《金匮要略》将抵当汤用于妇人经水不利下与男子膀胱满急有瘀血。说明抵当汤证不仅有瘀血内结,还有热邪壅滞,为瘀热互结于中下焦之证。当患者出现脉沉结或沉涩,舌有瘀斑,小腹硬满或自诉腹满,或兼有精神症状(烦躁或默默不语),可用抵当汤治疗。临床中,可用于瘀热互结型痛经、闭经、子宫内膜异位症、子宫腺肌病、产褥感染及月经异常同时伴有神志异常患者的治疗。

【医案】

王改梅医案

患者,女,43岁,2016年7月12日初诊。

主诉:月经量增多1年。患者曾子宫内膜增厚2年,近1年月经量明显增多。症见:月经量多,有大量血块,下腹痛,拒按,口干、口苦,大便困难、干燥,小便调,睡眠可,舌暗,苔薄白,脉弦细。阴道彩超检查示:卵泡期子宫内膜厚20mm。其余各项检查未发现器质性病变。西医诊断:异常子宫出血。中医诊断:崩漏,辨证为血瘀证。治宜活血化瘀。予以抵当汤合当归芍药散加减治疗:水蛭20g,桃仁15g,土鳖虫20g,大黄15g,白芍30g,枳实30g,厚朴15g,三棱15g,川芎15g,茯苓20g,生白术15g,莪术12g,泽泻30g,炙黄芪30g,党参片15g,当归15g,大枣15g,炙甘草6g。14剂。每日1剂,水煎服,月经期避服。

2016年8月7日二诊:第2个月经周期月经量、血块均减少,大便通畅,口苦,无口干。上方去桃仁、大黄、枳实、厚朴,加北柴胡30g,黄芩12g,清半夏10g,生姜15g。再服14剂,口苦减轻,月经干净后行阴道彩超检查,提示卵泡期子宫内膜厚12mm。以上方为基础方随症加减,继服14剂,口苦消失。连续治疗3个疗程,阴道彩超复查提示卵泡期子宫内膜厚6mm。

按语　根据本例患者的临床症状,四诊合参,辨证其为血瘀证。月经量多、有血块,舌暗,为血瘀征象;腹痛乃瘀血阻滞,不通则痛;瘀血日久化热,灼伤津液,不能上承于口,则口干、口苦;津亏肠燥,则大便干燥。津血同源,治疗中常兼利水湿痰饮。方中抵当汤破血逐瘀;当归芍药散养血调肝、健脾利湿;厚朴、枳实破气除满,祛痰消痞;炙甘草配白芍缓急止痛;三棱、莪术加强活血、祛瘀、行气之效;党参、炙黄芪补气,使攻邪而不伤正、补气而不碍攻邪,防破血药过度攻伐正气;大枣补中益气,调和药性。二诊时,患者表现为少阳证,故在上方基础上合小柴胡汤加减。药证相符,则病愈。

黄晓桃医案

患者,女,月经停闭8个月,腹部胀满时痛,胃脘膨闷,饮食减少,倦怠无力,时作寒热,身体日渐消瘦。脉弦涩,此属素多肝郁,久则气滞血瘀,导致闭经,势成瘀血成癥之证。治以抵当汤下血破瘀,虑其病程较久,非三五剂所能全功,久服又恐损伤脾胃,是证实体虚,拟加补气养血健脾之品,寓攻于补,以为两全。处方:水蛭7.5g,大黄4.5g,桃仁9g,生黄芪18g,当归尾、生山药各15g,生地黄24g,白术、赤芍各9g,甘草6g。连服3剂,腹部胀满即消,食欲渐增,寒热亦减。脉渐趋浮大。是郁滞渐开,脾胃壮旺之机。乃于原方重用化瘀之品，连服 4 剂，诸证又减，寒热已止，食后不腹胀，精神好转。继服 14 剂，月经来潮。后以养血调经剂，调理痊愈。

按语 经闭日久，身体日渐消瘦，脉弦涩，推测脉虽往来不流利但弦劲有力，说明此以实证为主，当为瘀血内结。但患者久病，体质已衰，若不能速攻其瘀，恐体质更虚，遂用抵当汤攻逐瘀血，然体虚不仅不任攻逐，逐瘀之力亦可因血脉虚枯而效减，故加生黄芪、白术、山药、生地黄、当归尾、甘草以益气养血，如此攻补兼施方能收得速效。

【现代研究】

闭经是妇科常见的疾病之一，是多种疾病导致的一个共同临床表现。闭经作为一种异常状态，并非只是不出血这么简单，因为闭经的背后意味着各种结构性异常和妇科内分泌功能紊乱的存在，这些是治疗该病的主要目的。因此，分清闭经的病因至关重要。继发性闭经主要分为两大类，一类是后天性子宫内膜破坏，如宫腔粘连、子宫内膜结核；一类是内分泌异常，常见的有中枢-下丘脑性闭经、垂体性闭经、多囊卵巢综合征、卵巢早衰、绝经过渡期等。在内分泌因素引起的闭经中，抵当汤可以应用于血瘀证或血瘀阶段，常需要与补肾养血、益气健脾等药物配伍使用或分阶段配合应用。

在现代临床中，抵当汤更多地应用于妇科癥瘕类疾病的治疗。现代药理学研究认为大黄、桃仁配伍具有抗炎、改善微循环、调节免疫、抗肿瘤等作用。从现代研究看，子宫内膜异位症、子宫腺肌病的进展均与慢性炎症有关。王珍等应用抵当汤加味治疗子宫内膜异位症患者 80 例，非经期采用抵当汤加味治疗，经期加用益母生化汤治疗，连用 6 个月经周期，随诊 1～3 年，总有效率为 81.25%。

（曹　颖）

第十节　下　白　物

带下病指妇人前阴带下量明显增多并伴色、质、气味异常。带下病有广义、狭义之分，广义指妇人带脉以下诸疾；狭义指前阴白带量增加，《金匮要略》将狭义带下病称"下白物"，《神农本草经》称"白沃""赤白沃"。本节为了通俗，故将下白物统称带下病。本病与现代医学的阴道炎、盆腔炎、宫颈糜烂、宫颈癌肿等病有关。

《金匮要略》所论有湿热带下与寒湿带下两型。

一、湿热带下

【原文】

妇人经水闭不利，脏坚癖不止[①]，中有干血，下白物[②]，矾石丸主之。

【方药】

矾石丸方
矾石三分（烧），杏仁一分。
上二味，末之，炼蜜和丸枣核大，内脏[③]中，剧者再内之。

【词解】

①脏坚癖不止：指胞宫内有干血坚结不散。

②白物：指白带。

③脏：指阴道。

【释义】

妇人经闭或经行不畅，子宫内又有干血坚结不散，下白带，用矾石丸外治。本条是瘀血内阻，久积而化湿热，进而腐化为白带。用矾石丸为坐药，纳入阴中，祛除湿热以止白带。

【注释选录】

赵以德《金匮玉函经二注》　子宫血积，不与气和，故新血不至，遂成干血，坚癖外连于户，津液不行，化为白物，是用矾石消坚癖，破干血；杏仁利气开闭，润脏之燥；蜜以佐之；内子户，药气可直达于子宫矣。设干血在冲任之海者，必服药以下之，内之不能去也。

徐忠可《金匮要略论注》　此言闭则经阻不行矣。然其子脏寒郁，更坚癖而下不止，乃中有干血，故所下者，但白物而非血也。以矾石丸主之者，其经阻之由，虽在子脏，实大肠之湿热侵之，使子脏得热，而有干血，与着脐下之瘀血不同。故不用前之下瘀血汤，但以矾石却水去湿为君，杏仁利大肠之气为佐，而内之大肠，谓大肠之湿热去，而子脏之干血自行，则白物止而经不闭也。

【临证指要】

引起妇人带下病的原因有很多，如湿热、寒湿、肾虚、脾虚等。"妇人经水闭不利，脏坚癖不止，中有干血，下白物"，即瘀血而致下白物，其机制与"经为血，血不利则为水，名曰血分"机制基本相同，即胞宫瘀血阻滞，水液循经脉运行受阻外溢而郁为湿热，出现下白物。方中矾石性寒燥湿，清热祛腐，解毒杀虫，酸涩以止带；杏仁、白蜜滋润以制矾石燥涩之性。临床一般还须内服消瘀通经之剂，以治其本。

【医案】

毕明义医案

张某，女，30岁。1991年2月24日初诊。

阴道分泌物增多3年，呈白色，有时兼有黄色，每日需换内裤2～3次。近1个月阴道分泌物较前明显增多，色白，有时黄白相兼，质稠而臭，小腹部疼痛胀满，胃脘部隐隐作痛，胃灼热，纳少，身重乏力。舌质正常，苔白微黄，脉沉弦，右关脉濡数。妇科检查：宫颈Ⅱ度柱状上皮异位，局部充血肥大，有接触性出血。B超：子宫后壁左侧有一2.3cm×1.9cm实性肿块。诊为带下过多，属肝热脾虚型，给以矾石丸放入阴道内，连放3日。

二次来诊述，放药后的第2日带下即明显减少，3次后带下已如正常人，小腹疼痛亦明显减轻。嘱继放7日，带下未见增多。嘱停放3日后，继放7日。妇科检查宫颈柱状上皮异位区消失。又用药7日以巩固疗效。追访半年病未复发。

按语　带下病其根本成因在于湿盛，而湿盛的原因又与脾、肾二脏功能失常和任带二脉失于固约密切相关。因脾为中洲，喜燥恶湿，如脾虚运化失职，水湿下注可发为带下。矾石丸中的枯矾，性专收涩，能杀虫止痒、清热燥湿。现代药理学研究显示，外用枯矾稀薄液能起消炎、收敛、防腐作用。枯矾燥湿之性尤著，故用杏仁之滋润，以防枯矾之燥。蜜制为丸，用以调和诸药，投入阴道，是为坐药。

【现代研究】

带下过多的西医常见妇科疾病有滴虫阴道炎、外阴阴道假丝酵母菌病、细菌性阴道病、宫颈炎、盆腔炎性疾病等。滴虫性阴道炎是由感染阴道毛滴虫引起的，主要症状为阴道分泌物异常及外阴瘙痒，分泌物典型特点为稀薄性、泡沫状、有异味。外阴阴道假丝酵母菌病的病原体为假丝酵母菌，主要为内源性传染，主要症状为外阴阴道瘙痒、灼热痛，阴道分泌物呈豆渣状或凝乳样。细菌性阴道病为阴道内乳杆菌减少、加德纳菌及其他厌氧菌增加所致的内源性混合感染，临床特点为鱼腥臭味的稀薄阴道分泌物增加，但阴道检查无炎症改变，阴道分泌物中见大量线索细胞。急性子宫颈炎的病原体可为性传播疾病病原体或内源性病原体，但部分病原体不清，临床表现为阴道分泌物增多、经间期出血或伴泌尿系统感染等，子宫颈分泌物呈黏液脓性或棉拭子擦拭子宫颈管易诱发出血，分泌物镜检示白细胞增多。盆腔炎性疾病常为内源性病原体与外源性病原体的混合感染，轻者无症状或仅有下腹痛、阴道分泌物增多；重者有发热或伴消化和泌尿系统症状。

二、寒湿带下

【原文】

妇人阴寒，温阴中坐药，蛇床子散主之。

【方药】

蛇床子散方
蛇床子仁。
上一味，末之，以白粉①少许，和合相得，如枣大，绵裹内之，自然温。

【词解】

①白粉：一说为米粉，一说为铅粉。

【释义】

蛇床子散为妇人阴寒外治坐药。蛇床子性温味苦，有暖宫除湿、止痒杀虫的作用。以方测证，应有带下清稀、腰酸重坠、阴中瘙痒、自觉阴中冷等症状。此由阴寒湿浊之邪凝着下焦所致，故用蛇床子散为坐药，直温其受邪之处，以助阳暖宫，逐阴中寒湿，杀虫止痒。方中白粉，一说为米粉，可作为外用药的赋形剂；另一说为铅粉，功专杀虫。

【注释选录】

尤在泾《金匮要略心典》　阴寒，阴中寒也，寒则生湿，蛇床子温以去寒，合白粉燥以除湿也。此病在阴中而不关脏腑，故但内药阴中自愈。

赵以德《金匮玉函经二注》　风寒入阴户，痹而成冷，故用蛇床子以起其阴分之阳，阳强则痹开而温矣。

黄元御《金匮悬解》　妇人阴中寒冷，肾肝之阳虚也。宜以坐药，温其阴中。蛇床子散，去寒湿而暖水木也。

【临证指要】

临床蛇床子散多作洗剂外用。《医宗金鉴·妇科心法》主张内服桂附地黄丸，外用蛇床子、吴茱萸、干姜等份为末，绵裹纳入阴中，有效。

【医案】

傅寿生医案

熊某，女，42岁。平素月经量少色紫，持续2～3日，带下量多，色黄质稠。阴部时时瘙痒，尤以入暮为剧，致使夜难入寐已半年。近月痛痒难分，伴腰酸背痛，小溲色黄，纳食尚可，大便正常。白带涂片：霉菌（＋）。诊为阴痒、带下过多。乃湿热蕴结注于下焦，因之生虫，虫蚀作痒。方药：蛇床子、地肤子、蒲公英、苦参各9g，生大黄、川黄柏、威灵仙、白鲜皮各6g，枯矾4g，薄荷3g。将上方原药研末为1日剂量，装入布袋内水煎2次，趁热熏洗坐浴，每日1～2次，每次10～15分钟。用药期间，停服其他药物，忌鱼腥辛辣之物。用上方每日1剂煎洗，连用5剂后阴痒消失，带下减少，白带涂片：霉菌（－），又给5剂，以巩固疗效。

按语　此症即以湿热下注、感染虫毒为主，治法宜清利湿热，兼以杀虫，故用蛇床子利湿杀虫，配以地肤子苦寒降泄、清热化湿为君；佐以蒲公英、苦参清热解毒；用生大黄之苦荡涤瘀热又兼消肿止痛；以川黄柏泻相火而滋阴，清利下焦湿热；选用性急善走的威灵仙，既驱在表之风，又化在里之湿；再以枯矾直取杀虫止痒之功。诸药合用，清热又解毒，利湿不伤阴，表里兼顾，标本并治，故能奏效。

保艳医案

李某，女，36岁。2019年3月9日就诊。

3个月前因下乡经行，生活起居不便，遂感外阴瘙痒、灼热，自用洁尔阴外洗后症状稍好转，停药后反复，3日前月经干净后症状加重。现外阴部瘙痒、灼热，难以忍受，用洁尔阴外洗后症状无好转，情绪烦躁，不能入眠，舌红苔薄黄，脉细弦。白带常规示：白细胞（＋），清洁度Ⅲ度。查体示外阴红肿，阴道壁充血，宫颈Ⅰ度柱状上皮异位。诊为阴痒。药用蛇床子20g，花椒5g，苦参15g，百部10g，冰片2g，蒲公英15g，紫花地丁15g，地肤子15g，白鲜皮15g，黄柏15g，荆芥15g，鱼腥草30g，紫草10g，每日1剂，煎水坐浴15～20分钟，每日2次。3日后复诊，外阴瘙痒、灼热明显减轻，已能入睡，继用上方2剂煎水坐浴，每日1次，4日后再诊，已无外阴瘙痒，继用上方3剂巩固疗效。嘱保持外阴部清洁干燥，及时更换内裤。随访3个月，经期后外阴瘙痒未复发。

按语　蛇床子散中蛇床子助阳散寒、燥湿祛风、杀虫止痒，苦参燥湿解毒、止痒杀虫，花椒杀虫止痒，百部杀虫灭虱。诸药合用，共奏燥湿杀虫止痒之效。临床应用中，因居住地天气炎热，且饮食多辛辣之品，故多见风湿热之证，常用蛇床子散去明矾，加冰片、蒲公英、紫花地丁、黄柏、荆芥、紫草等加强清热燥湿止痒之功，无论是细菌性阴道炎、外阴炎、老年性阴道炎及其他疾病引起的阴痒，均可用其坐浴治疗。若症状严重每日可坐浴3次，连用3日后症状可明显减轻。

【现代研究】

现代药理学研究表明，蛇床子具有抗肿瘤、抗菌消炎、抗骨质疏松、镇静安神等作用，其主要药效物质为香豆素类、黄酮类和挥发油类等化学成分，可发挥保护心血管、抗肿瘤作用、抗骨质疏松作用、抗炎作用、保护神经系统、抗脂肪肝作用等。蛇床子发挥止痒作用的化学成分有蛇床子素、欧前胡素，蛇床子素能明显抑制瘙痒，欧前胡素能抑制肥大细胞的脱颗粒，且能抑制肥大细胞释放组胺、IL-3、IL-4、IL-6、TNF-α、COX-2 等炎性因子。

（孙振高）

第十一节　腹　中　痛

妇人腹中痛多指以小腹部疼痛为主的疾病，包括经行腹痛或产后日久不愈之腹痛，以及妇人盆腔部位诸痛证。本病证与现代医学的功能性痛经、子宫肌瘤、卵巢肿瘤、盆腔炎有关。

《金匮要略》所论有风血相搏、肝脾失调与脾胃虚寒三型。

一、风血相搏

【原文】

妇人六十二种风①，及腹中血气刺痛，红蓝花酒主之。

【方药】

红蓝花酒方（疑非仲景方）

红蓝花一两。

上一味，以酒一大升，煎减半，顿服一半，未止再服。

【词解】

①六十二种风：泛指多种风证。

【释义】

妇人的多种风证，及腹中气滞血瘀而刺痛，可用红蓝花酒主治。妇人六十二种风，泛指风寒等一切致病的外邪。妇人经期或产后，风邪最易侵入，与腹中血气相搏，气滞血凝，故腹中刺痛。红蓝花酒方可温通气血，令气行血开，则风自散，而刺痛自止。

【注释选录】

赵以德《金匮玉函经二注》　注：疑非仲景方。《伤寒论》一部，以风寒二邪，必复言其传变，然后出方，乃云六十二种风尽以一药治之，宁无寒热、虚实、上下、表里之异？非仲景法明矣。虽然，原其立方之旨，将谓妇人以血为主，一月一泻，然后和平，若风邪与血凝搏，或不输血海以阻其月事，或不流转经络以闭其荣卫，或内触脏腑以违其和，因随取止，遂有不一之病，所以治之惟有破血通经，用红蓝花酒则血开气行而风亦散矣。

尤在泾《金匮要略心典》　妇人经尽产后，风邪最易袭人腹中，与血气相搏而作刺痛。刺痛，痛如刺也。六十二种，未详。红蓝花苦辛温，活血止痛，得酒尤良，不更用风药者，血行而风自去耳。

【临证指要】

本证虽为邪风入侵与血气相搏，但其中并无治风之药，治疗则径直活血行瘀，盖能使血行而风邪去。后世所谓的"治风先治血，血行风自灭"的治法即源于此。临床上可用红蓝花酒治瘀血内阻伴有寒象的痛经，也可治疗瘀血内停的产后腹痛及恶露不尽。

【医案】

陈振智医案

韩某，女，22 岁。1983 年 10 月 30 日初诊。

产后 34 日，腹痛作胀，时而刺痛，上下攻窜，痛于上腹及左少腹，纳呆欲呕，大便秘结，面色萎黄，唇色无华，屡治无效。诊其脉弦细，舌质淡红，苔腻。证属产后冲任血虚，风邪侵入，阻滞经脉。治以活血止痛、温通血脉、驱散风邪的红蓝花酒。药进 3 剂，痛定纳增，大便正常。复疏当归芍药散加减 2 剂，以善其后。随访半载，病不复发。

按语　红蓝花酒所治之产后腹痛，其特点为腹痛上下攻窜，部位不定，伴胃纳呆滞，大便秘结。此两例为产后冲任血虚风邪乘虚而入，阻滞经脉，引起邪正相争。诸般症状皆为风邪所致。方中红花性味辛温，活血润燥，止痛；以性温之米酒煎药，取其行药势，助红花温通血脉，驱散风邪，共收效相得益彰。

【现代研究】

西医认为痛经的发生与月经时子宫内膜的前列腺素含量增高有关，也与子宫平滑肌不协调收缩，造成子宫供血不足，导致厌氧代谢物蓄积，刺激疼痛神经元有关。由于急性炎性浸润、炎性渗出液、脓肿或慢性增生形成炎块或积液，或者盆腔各脏器不同程度粘连，进而形成纤维条索，造成局部组织血液循环障碍、营养不良而导致的盆腔炎性疾病可导致盆腔疼痛。现代医学研究表明，红蓝花酒具有显著的抗炎镇痛作用，对痛经的治疗具有显著的效果。红蓝花酒还可能是通过调节 TGF-β1/Smads 通路改善子宫粘连。

二、肝脾失调

【原文】

妇人腹中诸疾痛，当归芍药散主之。

【方药】

当归芍药散方

当归三两，芍药一斤，茯苓四两，白术四两，泽泻半斤，芎䓖半斤（一作三两）。

上六味，杵为散，取方寸匕，酒和，日三服。

【释义】

妇人多种疾病引起的腹中疼痛，可用当归芍药散主治。本条论述妇人肝脾不调腹中诸痛的治法。其病机与妊娠当归芍药散证相同。临床症状除腹痛外，尚有小便不利、腹微胀满、四肢头面微肿等。用当归芍药散调肝养血，健脾利湿。逍遥散即从本方化裁而出。

【注释选录】

尤在泾《金匮要略心典》 妇人以血为主，而血以中气为主。中气者，土气也。土燥不生物，土湿亦不生物。芎、归、芍药滋其血，苓、术、泽泻治其湿，燥湿得宜，而土能生物，疾痛并蠲矣。

陈修园《金匮要略浅注》 此为妇人腹中诸疾痛而出其方治也。寒热、虚实、气食等邪，皆令腹痛，谓可以就此方为加减，非其以此方而统治之也。

【临证指要】

当归芍药散的临床表现包括两方面：一是肝血虚少的表现，如面唇少华，头昏，目眩爪甲不荣，肢体麻木，腹中拘急而痛，或绵绵作痛，或月经量少，色淡，甚至闭经等。二是脾虚湿阻的见症，如纳少体倦，白带量多，面浮或下肢微肿，小便不利或泄泻等。同时，可见舌淡苔白腻或薄腻，脉弦细。肝藏血，主疏泄，脾主运化水湿，肝失调畅而气郁血滞，木不疏土，脾虚失运则湿生。当归芍药散重用芍药补养肝血，缓急止痛，当归助芍药补养肝血，川芎行血中之滞气，三药共以调肝；泽泻用量亦较重，意在渗利湿浊，白术、茯苓健脾除湿，三者合以治。全方共奏养血调肝、渗湿健脾之效，肝血足则气条达，脾运健则湿邪除，体现了肝脾两调、血水同治的特点。本方广泛用于妇科、内科、五官科、外科等病证，但其病机都属肝脾失调、气郁血滞湿阻。妇科病如胎位不正可加续断、菟丝子、桑寄生、大腹皮、苏叶、陈皮等，先兆流产可加川断、桑寄生、菟丝子、苎麻根，功能性子宫出血及多种原因引起的阴道出血可加茜草、仙鹤草、黑蒲黄等，慢性盆腔炎可加白花蛇舌草、红藤、薏苡仁，特发性浮肿、妊娠高血压综合征、羊水过多等可加猪苓、陈皮、大腹皮、广木香、砂仁。川芎为血中气药，味辛走窜。当归芍药散治妊娠病时，方中川芎的用量宜小，且可加仙鹤草、艾叶等止血安胎。

【医案】

秦国政医案

张某，女，25岁，未婚，学生。因"反复经行腹痛6年余"于2016年12月9日来诊。

患者自诉：12岁初潮，经期3～4日，周期28日，月经规律，月经量可，色黯，夹少量血块，每到行经前一天少腹疼痛难忍，纳眠可，二便调，舌红苔薄白，脉细。平素喜食冷饮。辅助检查：妇科B超显示子宫、附件未见明显异常。诊为经行腹痛，证属寒凝血瘀证，治以温经散寒、活血化瘀、调经止痛，方用当归芍药散加味。药物组成：当归30g，炒白芍30g，川芎10g，茯苓30g，炒泽泻30g，炒白术30g，鸡血藤30g，丹参30g，枸杞子30g，炒菟丝子30g，益母草15g，炒艾叶10g，炙香附10g，桂枝15g，炒小茴香10g，炒麦芽30g。连服7剂后行经疼痛较前明显减轻，后继予以上方7剂，随访半年疗效满意。

按语 此案系气血不足，血海空虚，寒湿之邪乘虚侵袭，凝聚于下焦，经血运行阻滞而致经行腹痛，非单一止痛可解，当温补活血、散寒止痛并用。方中当归、川芎补血温经，活血化瘀；炒白芍养血柔肝止痛；茯苓、炒泽泻渗湿助炒白术健脾，燥湿得宜则中气治、血自生；鸡血藤、丹参、益母草活血调经；枸杞子、炒菟丝子滋补肝肾；炒小茴香、桂枝、炙香附温经散寒，理气止痛，并能引诸药直达少腹，使正复邪祛，寒邪得辛热而驱散，络脉因散瘀而调畅，痛经乃止。

黎小斌医案

黄某，女，35岁。2023年3月4日因"下腹反复疼痛3年余"初诊。

患者先后就诊于各大医院进行多项检查，诊断慢性盆腔炎，并予以反复抗感染治疗，腹痛症状亦无明显减轻，伴头晕、皮肤瘙痒、口干口苦。患者自诉反复下腹痛3年余，8个月前开始出现月经前1周至月经干净持续腹痛不适，伴腰痛，月经前无乳房胀痛及烦躁。末次月经2023年2月19日。面色萎黄，纳差，舌淡，苔薄白，脉弦。妇科检查：外阴正常，阴道多量脓性分泌物，宫颈轻度柱状上皮异位，接触性出血，宫颈举摆痛，双侧附件压痛。查白带常规、支原体、衣原体未见明显异常。诊为妇人腹痛，证属肝郁气滞，治以疏肝理气、止痛为法，予以当归芍药散加味。药物组成：泽泻15g，白术15g，酒白芍20g，当归10g，茯苓15g，川芎10g，车前子15g，萆薢15g，败酱草15g，甘草5g。共7剂，水煎服。

2023年5月13日二诊：患者再次就诊，自诉服药后腹痛较前明显减轻，偶有腰痛，全身瘙痒尤以尿道口为甚，口干口苦无胸闷，纳差，半夜易醒，大便烂。舌淡，苔黄腻，脉滑。证属脾虚夹湿，治以健脾祛湿为法。予以参苓白术散加味。药物组成：党参15g，薏苡仁25g，砂仁5g（后下），甘草10g，茯苓15g，白术15g，白扁豆15g，山药15g，车前子10g，酒白芍10g，萆薢15g，柴胡10g，枳壳10g，合欢皮10g，共7剂，水煎服。服药后电话随访患者无腹痛，全身瘙痒较前明显好转。

按语 本例患者以反复下腹痛及月经量少为主症，考虑肝虚血少、血水同病，纳果、带下量多为脾虚湿停之征，为典型的肝脾不和表现，此时运用当归芍药散则可取得良效。方中当归为主药，养血活血；酒白芍养血柔肝并缓急止痛；川芎活血理气，助主药养血，并调肝畅、达肝用；茯苓健脾渗湿；白术健脾益气并可燥湿；泽泻利水渗湿。共奏健运气血生化之功，并治疗"血不利则为水"，且利水以畅达气机。

【现代研究】

当归芍药散首载于张仲景《金匮要略》，为活血利水、调和肝脾的经典名方，具有抗炎、免疫调控、改善机体代谢、增强免疫功能等药理作用。研究表明，当归芍药散可通过调节体内各种激素的分泌释放，以达到减缓卵巢功能退化、改善临床症状的作用。机体多种疾病的发生发展均与炎症反应有关，而当归芍药散具有较好的抗炎作用，广泛应用于多领域疾病的治疗，主要是因为其能够有效降低炎症因子活性，缓解炎症反应。同时，当归芍药散还可调控免疫，增强机体的免疫功能，对机体各种病理改变具有显著的保护作用。

当归芍药散各中药单体具有丰富的药理活性，并通过协同作用发挥显著疗效。其中，当归多糖是当归主要活性成分之一，具有刺激造血、抗炎、抗氧化及改善认知状态的作用；芍药总苷作为芍药的主要活性成分，不仅有镇痛、抗炎提高免疫的作用，在抗癌、抗抑郁方面也有一定的疗效；茯苓多糖是茯苓发挥效用的重要活性成分，具有抗炎镇静、提高免疫力等作用；泽泻醇是泽泻主要活性成分，具有抗炎、抗氧化、调节血脂血糖等作用；白术内酯是白术发挥药效的重要活性成分，在抗炎、抗肿瘤方面有较好的疗效。基于当归芍药散丰富的物质基础，其在妇科疾病、肝肾疾病、皮肤病等方面均有较为显著的临床疗效。

三、脾胃虚寒

【原文】

妇人腹中痛，小建中汤主之。

【方药】

小建中汤方

桂枝三两（去皮），甘草三两（炙），大枣十二枚，芍药六两，生姜三两，胶饴一升。

上六味，以水七升，煮取三升，去滓，内胶饴，更上微火消解，温服一升，日三服。呕家不可用建中汤，以甜故也。

《千金》疗男女因积冷气滞，或大病后不复常，若四肢沉重，骨肉酸疼，吸吸少气，行动喘乏，胸满气急，腰背强痛，心中虚悸，咽干唇燥，面体少色，或饮食无味，胁肋腹胀，头重不举，多卧少起，甚者积年，轻者百日，渐致瘦弱，五脏气竭，则难可复常，六脉俱不足，虚寒乏气，少腹拘急，羸瘠百病，名曰黄芪建中汤，又有人参二两。

【释义】

妇人腹中痛，用小建中汤主治。本条由于中焦虚寒，气血来源不足，不能温煦经脉，所以腹中绵绵作痛，临床常伴面色无华、虚烦心悸、神疲食少、大便溏薄、舌质淡红、脉细涩等症，故用小建中汤温补脾胃，益气血生化之源。

【注释选录】

徐忠可《金匮要略论注》 此言妇人之病，既概由血，则虚者多，从何补起，唯有建中之法为妙。谓后天以脾胃为本，胃和而饮食如常，则自能生血，而痛止也。小建中即桂枝汤加饴糖也，言外见当扶脾以统血，不当全恃四物之类耳。前产后附《千金》内补当归建中汤，正此意也。

尤在泾《金匮要略心典》 营不足则脉急，卫不足则里寒，虚寒里急，腹中则痛。是必以甘药补中缓急为主，而合辛以生阳，合酸以生阴，阴阳和而营卫行，何腹痛之有哉。

【临证指要】

小建中汤用于治疗阴阳两虚而偏于阳虚证，《金匮要略·血痹虚劳病脉证并治》论述其主治虚劳里急腹中痛。小建中汤由桂枝汤倍用芍药加饴糖组成。虽以甘温补脾为主，但酸甘可以化阴，甘温可以助阳，故能调和阴阳。方中饴糖、甘草、大枣甘以建中缓急，桂枝、生姜辛以通阳调卫，芍药酸以和营止痛。小建中汤偏于甘温，辨证当以阳虚为主。如阴虚内热明显，见舌红、脉数者，不宜使用。

小建中汤临床广泛用于多种消化系统虚弱性病证，如胃脘痛、腹泻、便秘等。现代临床还用于消化性溃疡、慢性胃炎、慢性肝炎、贫血、神经衰弱、心律失常、功能性发热等属虚寒者。

【医案】

李娟医案

患者，女，26岁，未婚。近6个月月经后期，量少色淡质稀，每次月经未行即小腹痛如绞扎，腰痛如折，喜温喜按，甚则因痛而昏厥，伴食少便溏，汗多气短，手足厥冷，白带多质稀，脉沉迟，舌淡苔薄白。诊为经行腹痛，证属脾肾阳虚，气血不足，经行不畅。治宜暖中补虚，温养气血。方用小建中汤加味治疗：当归 10g，黄芪 15g，桂枝 10g，白芍 20g，炒艾叶 10g，吴茱萸 6g，香附 15g，木香 10g，干姜 10g，炙甘草 10g，水煎服。按此方每月经前服用 7 日，连续调治 3 个月而愈。

按语 本例患者为体虚阳气不振，营血不足所致。正如程仲龄所说"若属虚病，必须补之，虚且寒则温补并行"。故用小建中汤温中补虚，通阳散滞，调和气血，方中病机，药达病所，故能获效。

李树森医案

患者，女，43 岁。2021 年 3 月 4 日因"反复经期小腹痛 3 年"就诊，患者月经欠规律，周期 36～38 日，经期 3～4 日，经量少，色深黑红色，血块时发，经期腹痛较剧，影响正常生活，腰酸，白带偶有偏黄，无异味，伴小腹畏寒怕冷，眠浅易醒，手麻，纳食尚可，小便正常，大便干，日一行。舌淡红，苔薄白，双侧脉弱，左部尤甚。诊为经行腹痛，证属气血不足，血脉失养。治则：温养血脉，缓急止痛。治疗予当归建中汤：当归 25g，桂枝 15g，白芍 30g，生姜 15g，炙甘草 12g，大枣 24g，饴糖 80g（烊化）。10 剂，每日 1 剂，水煎服，早晚分服。治疗后患者痛经缓解。

按语 妇人以血为本，患者津虚血少，冲任失养，不荣则痛而发为痛经；血失濡养则见眠差、手麻、便秘；腹部畏寒怕冷，乃血失温养之象；尤以左部主血之脉甚弱，故当以补血为要。又脾胃为气血化生之源，脉息比偏低，提示当从建运中焦入手，以冀津血化生，冲任得养，故投以当归建中汤益气养血，温通血脉，缓急止痛而效捷。

【现代研究】

现代临床中，小建中汤被广泛应用于内科、儿科、妇科等疾病中。在妇科方面，用小建中汤加减治疗白塞综合征、绝经综合征、痛经、产后发热等取得满意效果。实验研究发现，小建中汤可通过降低大鼠血清 IL-6 水平发挥抗炎作用，通过升高大鼠血清超氧化物歧化酶活性、降低丙二醛含量发挥抗氧化、清除自由基等作用。现代药理学研究证明，芍药含芍药苷有良好的解痉作用，对大鼠、豚鼠的离体肠管和在体胃的运动都有明显抑制作用，并有镇痛、镇静、抗惊厥和抗溃疡作用，对大白鼠应激性溃疡有预防作用。饴糖则提供人体代谢所必需的能量。诸药合用，既可镇痛、镇静、抗溃疡、强心，又能促进消化，提高机体的代谢能力，提高自身的免疫力。

（孙振高）

第十二节 转 胞

妊娠期间，小便不通，甚至小腹胀急疼痛，心烦不得卧，称为"妊娠小便不通"，又称"转胞"或"胞转"。常见于妊娠中晚期。

《金匮要略》认为其病机为肾气不举，膀胱气化不利。

【原文】

问曰：妇人病，饮食如故，烦热不得卧，而反倚息者，何也？师曰：此名转胞①不得溺也。以胞系了戾②，故致此病，但利小便则愈，宜肾气丸主之。

【方药】

肾气丸方

干地黄八两，薯蓣四两，山茱萸四两，泽泻三两，茯苓三两，牡丹皮三两
桂枝一两，附子一两（炮）。
上八味，末之，炼蜜和丸梧子大，酒下十五丸，加至二十五丸，日再服。

【词解】

①胞：同"脬"，即膀胱。
②胞系了戾：膀胱之系缭绕不顺。

【释义】

本条论述妇人转胞的证治。妇人转胞的主症是小便不通，脐下急迫。其病因病机较为复杂，本条为肾气不举，膀胱气化不行所致。病在下焦，中焦无病，则饮食如故；小便不通，浊气上逆，故烦热不得卧，只能倚靠着呼吸。肾气丸振奋肾阳，蒸化水气，令小便通利，则其病自愈。

【注释选录】

尤在泾《金匮要略心典》　饮食如故，病不由中焦也。了戾与缭戾同，胞系缭戾而不顺，则胞为之转，胞转则不得溺也。由是下气上逆而倚息，上气不能下通而烦热不得卧。治以肾气者，下焦之气肾主之，肾气得理，庶缭者顺，戾者平，而闭乃通耳。

陈修园《金匮要略浅注》　此为转胞证，胞系了戾而不得溺者，出其方治也。了戾与缭戾同，言胞系缭戾而不顺，而胞为之转，胞转则不得溺也。治以此方，补肾则气化，气化则水行而愈矣。然转胞之病，亦不尽此。或中焦脾虚，不能散精归于胞，及上焦肺虚，不能下输布于胞；或胎重压其胞；或忍溺入房，皆能致此，当求其所因而治之。

【临证指要】

张家礼认为转胞男女皆有，女子妊娠期七八月常见，故有称转胞为"妊娠癃闭"，病因如下。肾气虚弱者，赵以德云："胎重压其胞，或忍溺入房"。或因胎系于肾，肾虚则胎气下坠，压迫膀胱，膀胱不能化气行水而小便不通，治以肾气丸；气虚下陷者，胎居母腹，赖气以载之，若妊妇脾气素亏，中气不足，妊娠七八月胎儿不能长大，气虚不能举胎，压迫膀胱不得小便，当用补气升陷举胎法。

仲景以金匮肾气丸为通治之方，异病同治，治疗多种疾病。本方通治五种病：一主寒湿脚气，二主虚劳腰痛，三主痰饮，四主消渴，五主女子转胞，是异病同治的典范。所谓"异病同治"，指几种不同的疾病，在其发展变化过程中出现了大致相同的病机，大致相同的证，故可以用大致相同的治法和方药来治疗。这五种病，其病位在肾，病性属虚，病因都是肾气不足，病机均为肾气虚衰、气化失司、水失摄纳、小便蓄泄无常。可以认为其证候相同，故均以肾气丸补肾助阳，温阳化水，意在使肾气充盈，肾阳振奋，气化复常，取"异病同治"之效。由此可见，病机相同是异病同治的重要依据。

【医案】

王建欣医案

陆某，女，26岁。2004年3月16日初诊。

患者妊娠6个月以来，小便经常频数不畅，今日上午起突然小便点滴难解，小腹胀满而痛，用温水热敷膀胱及服用西药无效。刻下症：心烦，坐卧不宁，头晕恶心，畏寒肢冷，腰酸痛、腿软，腰及下肢有冷感，查其面色少华，舌质淡、苔薄润，脉沉细滑无力。四诊合参，此乃肾气虚弱、肾阳不足、膀胱气化不利。治拟温肾扶阳、化气行水。方选金匮肾气丸加减：干地黄15g，山药20g，山萸肉15g，肉桂5g，茯苓15g，菟丝子15g，白术15g，泽泻15g，杜仲15g，川断肉15g，牡丹皮6g。水煎服，每日1剂，分3次服。连服5剂，患者症状逐渐好转，又服5剂痊愈，遂停药休养，后随诊未见复发，至足月顺产一男婴。

【现代研究】

"胞系了戾"出自《金匮要略·妇人杂病脉证并治》，原因是转胞，为不得溺的直接原因。由于不得溺，致小腹胀急而烦热不得安卧、倚息。关于"胞系了戾"，历代均以输尿管扭曲解释。笔者从解剖、临床治疗实践体会，认为可能是古人对小便不通的一种朴素推测，实质是一种膀胱的功能性改变。

转胞的主要症状为小便不利，与现代医学妊娠期尿潴留类似，妊娠期尿潴留发病高危因素之一与妊娠相关，妊娠本身是否引起尿潴留尚无定论，但妊娠期间泌尿系统的生理变化与尿潴留发生有一定相关性。妊娠期肾小球滤过率增加，尿量增多，在孕激素作用下平滑肌松弛，输尿管蠕动减弱，造成肾盂及输尿管轻度扩张，妊娠中晚期随子宫增大，膀胱位置上升、膀胱三角升高，可致尿液流通不畅，加重输尿管扩张，增大的子宫或先露部下降使得骨盆空间拥挤，膀胱容量下降，造成尿频。

（陈艳辉）

第十三节　阴　疮

妇人阴户生疮，结块红肿、热痛，或化脓腐烂，黄水淋沥，甚则溃疡如虫蚀，或者肿块位于阴道边侧，如有蚕茧，称为"阴疮"，亦称"阴蚀""阴茧"。

《金匮要略》认为其病机为下焦湿热，其中载狼牙汤、甘草泻心汤、苦参汤三方。

一、狼牙汤

【原文】

少阴脉滑而数者，阴中即生疮。阴中蚀疮烂者，狼牙汤洗之。

【方药】

狼牙汤方
狼牙三两。

上一味，以水四升，煮取半升，以绵缠箸如茧，浸汤沥阴中，日四遍。

【释义】

本条论述下焦湿热而阴中生疮的证治。阴疮即阴中有疮疡糜烂现象。肾主二阴，少阴属肾，若少阴脉见滑而数，说明湿热内蕴下焦。若湿热之邪聚于前阴，日久必致阴中痒痛糜烂，并伴有带浊淋漓。治用狼牙汤煎水清洗阴中，旨在清热燥湿、杀虫止痒。

【注释选录】

尤在泾《金匮要略心典》 脉滑者湿也，脉数者热也，湿热相合，而系在少阴，故阴中即生疮，甚则蚀烂不已。野狼牙味酸苦，除邪热气，疗瘙恶疮，去白虫，故取治是病。

【临证指要】

阴疮即阴中生疮，表现为阴中痒痛糜烂，伴带下色黄质浊，有腥臭味，尺脉滑数。临床上用狼牙草煎汤外洗，或煎汤坐浴，再用带线棉球浸汁放入阴道 3～4 小时后取出。也可用狼牙草加苦参、黄连、蛇床子、白矾煎汤外洗。

【医案】

高庆超医案

王某，女，36 岁，农民，1993 年 10 月 12 日就诊。

外阴瘙痒，变白 8 年余，间断治疗 6 年多，其效果不佳。现感外阴干痒，入夜加剧，阴中灼热疼痛，头晕、口干、杂色带下。妇检：外阴皮肤粗糙有大量的抓痕，大小阴唇、阴蒂、会阴部变白，阴道分泌物减少。苔少舌红，脉弦细。投以狼牙汤加味 10 剂，熏洗。

患者半月后复诊，外阴瘙痒干痛明显减轻，其外阴皮色恢复正常，不粗糙，小阴唇两侧白斑减少，药已中病，继用上方 5 剂。

1 个月后会阴白斑、阴痒消失，外阴皮肤光滑而告愈。

按语 前阴为肾之外窍，少阴脉滑数主下焦湿热。本案患者病程长达 8 年，阴中灼热疼痛，外阴瘙痒干痛，舌红、少苔为湿热日久耗伤阴液，用狼牙汤熏洗，清热燥湿敛疮。

【现代研究】

《中药大辞典》关于狼牙草的记载有："一味药"之别名，或"大叶凤尾"之别名。有清热利湿、祛风解毒之功。"一味药，治瘰疬，痔疮，食积"。《中国主要植物图说》名"狼牙草""大叶凤尾"，《陕西草药》名"狼牙草""仙鹤草"，《本草图经》则名"龙牙草"（非指马鞭草），辽宁一带植物药名"狼牙草"，有抗菌、抗寄生虫作用，用其茎叶制成 200%浓缩煎液，用带线木棉栓蘸其液，放入阴道 3～4 小时，每日 1 次，治滴虫性阴道炎，1 周后，瘙痒消失，白带减少。《汉药神效方》则提出"狼牙即野蜀葵或木兰"，木兰皮，即辛夷的树皮，可治阴下湿痒。还有人认为是野蜀葵（鸭儿芹，又名鸭脚板草）可治皮肤瘙痒。陈修园提出狼毒（大戟科植物狼毒大戟或月腺大戟的根）代之，有毒，用时宜慎。以上说法不一，现代多用仙鹤草，因现代药理学研究证实仙鹤草有良好的杀菌、消炎效果，尤其擅长灭杀阴道滴虫。

二、甘草泻心汤及苦参汤

【原文】

狐惑之为病，状如伤寒，默默欲眠，目不得闭，卧起不安，蚀①于喉为惑，蚀于阴②为狐，不欲饮食，恶闻食臭，其面目乍赤、乍黑、乍白。蚀于上部③则声喝④一作嗄，甘草泻心汤主之。蚀于下部⑤则咽干，苦参汤洗之。

【方药】

甘草泻心汤方

甘草四两，黄芩三两，人参三两，干姜三两，黄连一两，大枣十二枚，半夏半升。

上七味，水一斗，煮取六升，去滓，再煎，温服一升，日三服。

苦参汤方

苦参一升。

以水一斗，煎取七升，去滓，熏洗，日三服。

【词解】

①蚀：腐蚀溃烂。

②阴：前后二阴。

③上部：咽喉部。

④喝（yè）：说话声音或嘶哑。

⑤下部：前阴。

【释义】

本条论述狐惑病的临床表现及内服方。狐惑病是湿热化生虫毒所致，其症状类似伤寒。湿热内壅，烦扰心神，则默默欲眠，但又目不得闭，卧起不安。湿热内壅，胃气不和，则不欲饮食，恶闻食臭。邪正相争，病色现于面部，则见面目乍赤、乍黑、乍白。虫毒上蚀咽喉，下蚀前后二阴，则见咽喉、前后二阴溃疡。上部咽喉被蚀，伤及声门还可出现声音嘶哑，均可用甘草泻心汤治疗，下部阴户被蚀，可用苦参汤外洗治疗。

【注释选录】

尤在泾《金匮要略心典》　狐惑，虫病，即巢氏所谓䘌病也。默默欲眠，目不得闭，卧起不安，其躁扰之象，有似伤寒少阴热证，而实为䘌之乱其心也。不欲饮食，恶闻食臭，有似伤寒阳明实证，而实为虫之扰其胃也。其面目乍赤、乍黑、乍白者，虫之上下聚散无时，故其色变更不一，甚者脉亦大小无定也。盖虽虫病，而能使人惑乱而狐疑，故名曰狐惑。徐氏曰：蚀于喉为惑，谓热淫于上，如惑乱之气惑而惑生。蚀于阴为狐，谓热淫于下，柔害而幽隐，如狐性之阴也，亦通。蚀于上部，即蚀于喉之谓，故声喝。蚀于下部，即蚀于阴之谓，阴内属于肝，而咽门为肝胆之候（出《千金》），病自下而冲上，则咽干也。至生虫之由，则赵氏所谓湿热停久，蒸腐气血而成瘀浊，于是风化所腐而成虫者当矣。甘草泻心，不特使中气运而湿热自化，抑亦苦辛杂用，足胜杀虫之任。其苦参、雄黄则皆清燥杀虫之品，洗之熏之，就其近而治之耳。

【临证指要】

狐惑病有咽喉、前后二阴溃疡，以及湿热内壅、胃气不和所致的不欲饮食、恶闻食臭等变幻不定的症状，是由于湿热化生虫毒，腐蚀人体各部所致，故咽喉、前后二阴溃疡是其主要症状。由此推论，该病也可以出现口腔、眼等部位的溃疡症状。

甘草泻心汤用甘草四两，为其君药，药物组成寒温并用，补泻并施，辛开苦降，乃适应湿热内壅、胃气不和、证情复杂的需要。因此，寒温并用、相反相成是张仲景用药的重要特点之一。

狐惑病虽有内治、外治之法，但以内治为主。其外治方苦参汤除治疗狐惑病外，现代临床还常用于湿疹、疥疮或会阴肛门瘙痒、肿痛及白塞综合征属湿热者，外洗或漱口均宜。治赤白带下阴道滴虫之阴部瘙痒，可加黄柏、龙胆草、蛇床子；治周身风痒、疥疮顽癣，可加地黄、赤芍、白鲜皮。

【医案】

赵锡武医案

郭某，女，36岁。口腔及外阴溃疡半年，在某院确诊为眼-口-生殖器综合征，曾用激素治疗，效果不好。据其脉症，诊为狐惑病，采用甘草泻心汤加味。处方：生甘草30g，党参18g，生姜6g，干姜3g，半夏12g，黄连6g，黄芩9g，生地黄30g，大枣7枚。水煎服12剂。另用生甘草12g，苦参12g，4剂。煎水，外洗阴部。

复诊时口腔及外阴溃疡已基本愈合。仍按前方再服14剂，外洗方4剂，患者未再复诊。

按语 本案未注明其舌、脉及溃疡的情况，以方测症，患者应为舌红，苔黄，溃疡色红或白、口干、口苦。在甘草泻心汤寒温并用，补泻并施，辛开苦降的基础上，加上苦参汤外洗很快痊愈。

【现代研究】

随着人们对甘草泻心汤的深入研究，该方所治疾病远比狐惑病范围广，根据近年来试验研究的结果，此方尤其在消化系统，口腔相关，免疫系统，皮肤性疾病方面疗效显著，多与其调节胃酸分泌，增进创面愈合，抗炎，调节免疫功能有关。研究发现，该复方中药及其活性成分可明显抑制炎症的产生，可对炎症介质、炎症细胞因子、相关酶及核因子进行调节，具有明显的抗炎作用。

白塞综合征的临床症状类似于中医"狐惑病"的范畴，是一种慢性自身免疫性血管炎性疾病，病机复杂多变，病情缠绵。目前该病尚不能完全治愈，在治疗方面相对于西医的对症治疗，中医药治疗更加注重从整体诊治疾病，通过辨证论治，运用中药内服结合外用及中西医结合治疗能够更好地治疗该病。目前，研究发现白塞综合征的发病与基因 *HLA-B51*、感染、维生素 D 的缺乏、免疫功能紊乱、视网膜相关抗原暴露、炎性因子及介质的升高相关，而免疫异常、遗传因素在白塞综合征发病机制中更是发挥重要作用。

（陈艳辉）

第十四节 阴　吹

阴吹即阴道内气出而有声响，状若矢气。《金匮要略》首载此病。本证与现代医学的神经官能症，阴道壁松弛或合并外阴Ⅰ度、Ⅱ度陈旧性裂伤，先天畸形（肛门与阴道均开口于阴道前庭），严重产伤，直肠阴道瘘，Ⅲ度会阴裂伤有关。另外，现代医学认为，阴道产气主要是碳水化合物分解成气体，常随带下排出气泡，故出气有声。

【原文】

胃气下泄，阴吹①而正喧②，此谷气之实也，膏发煎导之。

【方药】

猪膏发煎方

猪膏半斤，乱发如鸡子大三枚。

上二味，和膏中煎之，发消药成，分再服。病从小便出。

【词解】

①阴吹：前阴出气，犹如后阴矢气一样。
②正喧：前阴出气频繁，以致声响连续不断。

【释义】

胃中之气下泄，以致阴户中如矢气样喧然出声，这是由于谷气充实之故，可用膏发煎润导之。阴吹由谷气实，胃肠燥结，腑气不畅，浊气不能从肠道下行，遂从前阴外泄。以方测证，除阴吹而正喧外，当有大便燥结、小便不利等症。其病机除胃肠燥结外，还兼有血瘀，故治用猪膏发煎润肠化瘀通便，使浊气下泄，归于肠道，其病自愈。

【注释选录】

赵以德《金匮玉函经二注》　阳明脉属于宗筋，会于气街。若阳明不能升发，谷气上行，变为浊邪，反泄下利，子宫受抑，气不上通，故从阴户作声而吹出。猪脂补下焦，生血润腠理；乱发通关格，腠理开，关格通，则中下焦各得升降而气归故道已。

徐忠可《金匮要略论注》　下泄与下陷不同，下陷为虚，下泄者，气从阴门而泄出，故曰阴吹。吹者，气出而不能止也，然必有不宜结而结者，于是有不宜泄而泄，故曰正结，谓大便之气燥而闭也。此有热邪，因谷气不运而来，故曰：此谷气之实也。既有实邪，非升提药可愈，故须猪膏之滋阴，发煎之养血，补其阴而润其气，大肠之气润，而此通则彼塞矣。

尤在泾《金匮要略心典》　阴吹，阴中出声，如大便失气之状，连续不绝，故曰正喧。谷气实者，大便结而不通，是以阳明下行之气，不得从其故道，而乃别走旁窍也。猪膏发煎润导大便，便通，气自归矣。

【临证指要】

《金匮要略》所论胃中浊气上逆者，多伴有声响，如哕、噫、呕、吐等，那么胃中浊气下泄者亦当有声。凡人体所能发出声响者，必是有形之邪阻塞或压迫空腔器官，如痰饮阻塞咽喉致"喉中水鸡声"；水饮走注肠道致腹中"雷鸣""沥沥有声""下利气"，以及"哕而腹满，视其前后，知何部不利，利之则愈"等，皆为邪气阻塞使腑气不畅，气流通过狭窄之处发出响声，故去其邪即可消其声响。临床还有气虚下陷或痰饮等引起的阴吹，治疗时宜详辨。如属气虚下陷者，多用补中益气汤加减。又如《温病条辨》有"饮家阴吹，脉弦而迟……橘半桂苓枳姜汤主之"之证，乃从理气化饮论治。

【医案】

王德生医案

李某，女，39岁。1998年4月来诊。

患者2年前产一女婴，女婴近月夭亡。患者过度忧伤，坐卧不安，饮食难进，精神萎靡不振，时悲时喜，自哭自笑，呵欠频作，涕泪并流。偶尔发现前阴如蚁行感，继而前阴出气作声，如矢气状，经4~5分钟后诸症悉减，反复发作且伴有大便秘结，数日一行，腹部饱胀。现每遇发作需行膝胸卧式方可排气，一日数发，经多方治疗无明显效果。查：外阴经产型，阴道松软，宫颈光滑，无着色，无摇举痛，大小便正常，附件阴性。诊为阴吹。方选膏发煎，以猪油1斤，炼油去渣，乱发如鸡卵大小四团，洗净后，放置油内至发溶化，待温度适宜，分3次口服，每日1次。服药后第2日，腹泻如膏脂状，呈白色黏液，自觉上述各症明显减轻，但四肢软弱无力，精神疲乏，服完后，症状完全消失，但觉胸中不畅，善太息。余又以甘麦大枣汤加百合，连服五剂而告痊愈。

按语 此病由于情志刺激，肝气抑郁，郁而化火伤阴，致内脏津液不足，心脾受损。津液不足导致腑气不通，而继发阴吹，先用膏发煎，使腑气通浊气归于常道，以治其标；后以甘麦大枣汤，调养心脾，以治其本，故临床收效良好。

黄万钧医案

金某，女，37岁。1969年10月26日初诊。

患者素体阴虚，分娩失血较多，加之生一女婴，终日闷闷不乐，愁眉不展，似哭非哭，频作欠伸，彻夜难眠。西医诊断为"神经官能症"，经治不应，渐致乳少，大便干结，阴中出气有声，簌簌作响，舌红苔薄微黄，脉弦细。治拟甘麦大枣汤、百合地黄汤、猪膏发煎化裁。处方：甘草9g，淮小麦45g，大枣10g，生地黄12g，生白芍12g，百合30g，玄参9g，麦冬9g，淡苁蓉12g，血余炭10g，黑芝麻30g，白蜜1匙，带脂肉皮30g，煎汤代水，6剂。

1969年11月2日复诊：服用上方期间，并予以精神安慰。药后诸症均减，原方续服6剂告瘥。

按语 该患者素体阴虚，分娩时失血较多，加之产后情志抑郁，气机失调，营血津液渐耗，既不能荣养五脏，亦不足濡润肠道，脏躁、阴吹乃成。故方以甘麦大枣汤、百合地黄汤甘润和阴，养心安神，以安其脏，以猪膏发煎、黑芝麻、淡苁蓉、玄参、白蜜滋补肾精，润肠通腑，使气归谷道；乳汁之化，源于阳明，必得肝木之气以相通，以生白芍疏肝，麦冬滋养心肾，诸药协调而奏功。

【现代研究】

阴道后穹窿、子宫是一个相对的空腔结构，由于多产体弱、久病体虚等原因使阴道壁松弛，宫口开放，气体容易进入后穹窿或子宫，由于体位的改变或其他原因导致腹压增大，空腔变小，空气从阴道排出，导致阴吹。其发病主要有以下两个方面的原因：①器质性病变，包括阴道壁松弛、直肠-阴道瘘、阴道壁松弛合并外阴裂伤、阴道感染等；②功能性病变，主要由于精神因素导致。

（孙振高）

第四章
妇科常用方

第一节 桂 枝 汤

【原文】

第12条：太阳中风，阳浮而阴弱①。阳浮者，热自发；阴弱者，汗自出。啬啬恶寒②，淅淅恶风③，翕翕发热④，鼻鸣干呕者，桂枝汤主之。

第13条：太阳病，头痛，发热，汗出，恶风者，桂枝汤主之。

第42条：太阳病，外证⑤未解，脉浮弱者，当以汗解；宜桂枝汤。

第53条：病常自汗出者，此为荣气和⑥。荣气和者，外不谐⑦，以卫气不共荣气谐和故尔。以荣行脉中，卫行脉外，复发其汗，荣卫和则愈。宜桂枝汤。

第95条：太阳病，发热汗出者，此为荣弱卫强，故使汗出，欲救邪风⑧者，宜桂枝汤。

《金匮要略·妇人妊娠病脉证并治第二十》第一条：师曰：妇人得平脉⑨，阴脉小弱⑩，其人渴，不能食，无寒热，名妊娠，桂枝汤主之。方见下利中。于法六十日当有此证，设有医治逆⑪者，却一月，加吐下者，则绝之。

《金匮要略·妇人产后病脉证治第二十一》第八条：产后风，续之数十日不解，头微痛，恶寒，时时有热，心下闷，干呕，汗出，虽久，阳旦证⑫续在耳，可与阳旦汤。即桂枝汤，见下利中。

【方药】

桂枝汤方

桂枝三两（去皮），芍药三两，甘草二两（炙），生姜三两（切），大枣十二枚（擘⑬）。

上五味，哎咀⑭三味，以水七升，微火煮取三升，去滓，适寒温，服一升。服已须臾⑮，啜⑯热稀粥一升余，以助药力，温覆⑰令一时许，遍身漐漐⑱微似有汗者益佳，不可令如水流漓，病必不除。若一服汗出病差，停后服，不必尽剂。若不汗，更服依前法。又不汗，后服小促其间⑲。半日许，令三服尽。若病重者，一日一夜服，周时⑳观之。服一剂尽，病证犹在者，更作服。若汗不出，乃服至二、三剂。禁生冷、黏滑、肉面、五辛㉑、酒酪、臭恶等物。

【词解】

①阳浮而阴弱：此以脉象示病机。脉轻取见浮，故称"阳浮"，示卫气浮盛于外；沉取见弱，故称"阴弱"，示营阴不足于内。

②啬啬（sè）恶寒：啬啬，畏缩怕冷之状。形容恶寒的严重程度。

③淅淅（xī）恶风：淅淅，如冷水淋身，不禁其寒。形容阵阵恶风之深切。

④翕翕（xī）发热：翕，温和之意。形容如羽毛覆盖样的温和发热。

⑤外证：指证候的外在表现。此处指发热，恶风寒等太阳表证的表现。

⑥荣气和：荣气，即营气。和，平和，即正常。荣气和，即营气未受邪。

⑦外不谐：指外在有常自汗出的病理表现。

⑧欲救邪风：救，指解除、治疗；邪风，即风邪。欲救邪风，指治疗风邪所引起的太阳中风证。

⑨平脉：平和无病之脉。

⑩阴脉小弱：即尺脉稍显弱象。阴脉，指尺脉。小，通"稍"。

⑪治逆：误治。

⑫阳旦证：成无己云："阳旦，桂枝之别名也。"故阳旦证即桂枝汤证，此处指太阳中风表证。

⑬擘（bāi）：用手把东西分开。

⑭㕮咀（fǔ jǔ）：将药物破碎成小块。

⑮须臾：很短的时间。

⑯啜（chuò）：原意是尝、饮、喝，此处指大口喝。

⑰温覆：加盖衣被，取暖以助发汗。

⑱漐漐（zhé）：形容微微汗出潮润之状。

⑲小促其间：略微缩短服药间隔时间。

⑳周时：一昼夜，即24小时。

㉑五辛：《本草纲目》以小蒜、大蒜、韭、芸苔、胡荽为五辛。此泛指有香窜刺激性气味的食物。

【释义】

首提太阳中风，当与第1条、第2条互参。阳浮而阴弱，既指脉象之浮缓，又代指病机之卫强营弱。风寒袭表，卫阳浮盛，故脉轻取显浮；由于汗出，营阴外泄，故脉沉取显弱。阳浮阴弱即脉浮缓之互称，是中风证的典型脉象。卫阳浮盛，故见发热，即所谓"阳浮者热自发"。中风证之发热，有似羽毛覆身而热势不盛，故原文用"翕翕发热"形容，为热在肌表之象。风性开泄，卫阳失固，营阴外泄，故见汗出，汗出则营阴更伤，即所谓"阴弱者汗自出"。卫气为风寒所伤，失其"温分肉"之职，加之汗出而肌疏，故见恶风、恶寒。既言"啬啬恶寒"，又言"淅淅恶风"，提示两者虽有轻重之别，又难截然区分。肺合皮毛，其气上通于鼻，外邪犯表，肺气不利，故见鼻鸣，即鼻塞而呼吸不畅之谓。外邪干胃，胃气上犯，则见干呕。其治法为解肌祛风，调和营卫，当以"桂枝汤主之"。所谓"主之"，即见此证则用此方，有可信任施用之意。

进一步论述桂枝汤证的证候。本条所述桂枝汤证的证候，虽已分别见于第2条、第12条，但以"太阳病"冠首，并直述桂枝汤的四个主症，重在示人运用桂枝汤应以证候为主，即凡见发热、恶风、头痛、汗出者，即可用桂枝汤主治。本条尚有示头痛、发热、恶风是中风证与伤寒证所共有，惟汗出一症为两者鉴别要点之意。本条仅述症而未言脉，说明太阳中风证固然多见浮缓脉，但桂枝汤证却未必全是浮缓脉。因此，运用桂枝汤时必须脉症合参，全面分析。

"太阳病，外证未解"当指太阳表证仍在，而脉见"浮弱"，无论其有汗、无汗，均宜桂枝汤。若汗出、脉浮弱，属风寒袭表，营卫不和，桂枝汤为正用；若无汗、脉浮弱，提示正气不足，亦不可用麻黄汤峻汗，以免大汗伤正之变，也只宜桂枝汤滋阴和阳，解肌祛邪。

冠以"病"字，既包括外感之病，也包括杂病。患者只有自汗出，而无恶寒、头痛、发热等症，则知非为外感，而是杂病之自汗。究其病机当为营卫不和所致，从文中"营气和""外不谐""以卫气不共荣气谐和故尔"等可知。本证乃因卫气失其外固之职，致营不内守，流泄于外，而发自汗之证。对这种营卫不和的自汗，治用桂枝汤可"复发其汗，营卫和则愈"。所谓"复发其汗"既指病本有汗出，又用桂枝汤发汗之法。从"病常自汗出"到"复发其汗"，提示自汗与发汗有根本的区别，诚如徐灵胎在《伤寒论类方·桂枝汤类》中云："自汗乃营卫相离，发汗使营卫相合，自汗伤正，发汗驱邪"。

重点论述太阳中风的病因、病机及治疗。本条指出太阳中风证的主症是发热汗出，并进一步突出汗出一症的基本病机是营弱卫强。所谓卫强，并非指卫气的正常功能强盛，而是指卫气浮盛的异常亢奋状态，亦即"阳浮者，热自发"之意。所谓荣弱，也不是营阴真正的虚弱，而是指卫外不固，营阴外泄，汗出营伤，亦即"阴弱者，汗自出"之意。由于太阳中风证是因风邪偏胜，营卫失和所致，当用桂枝汤调和营卫，故曰"欲救邪风者，宜桂枝汤"。

《金匮要略·妇人妊娠病脉证并治第二十》中桂枝汤，以及《金匮要略·妇人产后病脉证治第二十一》中桂枝汤的释义见本书"妊娠呕吐""产后中风"内容。

【注释选录】

陈修园《伤寒论浅注》　救治之法，须辨脉证以立方。先以太阳言：太阳中风，风为阳邪而中于肌腠，其脉阳寸浮而阴尺弱。阳浮者，风势迅发，不待闭郁而热自发；阴弱者，津液漏泄，不待覆盖而汗自出。而且啬啬欲闭之状而恶寒。淅淅欲开之状而恶风，翕翕难开难合之状而发热，阳邪上壅而鼻鸣，阳邪上逆而干呕者，中风脉证的确无疑。桂枝汤主之。

成无己《注解伤寒论》　头痛者，太阳也；发热汗出恶风者，中风也。与桂枝汤，解散风邪。头痛者，太阳也；发热汗出恶风者，中风也。与桂枝汤，解散风邪。脉浮弱者，荣弱卫强也。风则伤卫，寒则伤荣。卫受风邪而荣不病者，为荣气和。卫既客邪，则不能与荣气和谐，亦不能卫护皮腠，是以常自汗出。与桂枝汤解散风邪、调和荣卫则愈。太阳中风，风并于卫，则卫实而荣虚。荣者阴也，卫者阳也。发热汗出，阴弱阳强也。《内经》曰：阴虚者阳必凑之，故少气时热而汗出，与桂枝汤解散风邪，调和荣卫。

尤在泾《金匮要略心典》　"平脉，脉无病也，即《内经》身有病而无邪脉之意。阴脉小弱者，初时胎气未盛，而阴方受蚀，故阴脉比阳脉小弱。至三、四月经血久蓄，阴脉始强，《内经》所谓手少阴脉动者，妊子，《千金》所谓三月尺脉数是也。其人渴，妊子者内多热也，一作呕亦通。今妊妇二三月，往往恶阻不能食是也。无寒热者，无邪气也。夫脉无故而身有病，而又非寒热邪气，则无可施治，惟宜桂枝汤和调阴阳而已。"

尤在泾《金匮要略心典》　"产后中风，至数十日之久，而头疼寒热等证不解，是未可卜度其虚，而不与解之散之也。阳旦汤治伤寒太阳中风挟热者，此风久而热续在者，亦宜以此治之。夫审证用药，不拘日数，表里既分，汗下斯判。上条里热成实，虽产后七八日，与大承气汤而不伤于峻，此条表邪不解，虽数十日之久，与阳旦汤而不虑其散，非通于权变者，未足以语此也。"

【临证指要】

桂枝汤为"方书之祖",《伤寒论》中开宗明义第一方,柯琴《伤寒论翼》赞此方为"仲景群方之魁,乃滋阴和阳,调和营卫,解肌发汗之总方也"。柯琴在《伤寒来苏集》中言:"桂枝为伤寒、中风、杂病解外之总方。凡脉浮弱、汗自出而表不解者,咸得而主也"。方中桂枝辛温,解肌祛风,温通卫阳,以散卫分之邪。芍药酸苦微寒,敛阴而和营。桂枝配芍药,一散一收,一开一阖,于发汗之中寓有敛汗之意,于和营之中又有调卫之功。生姜辛散止呕,佐桂枝发散风寒以解肌。大枣甘平补中,助芍药益阴而和营。桂芍相配,姜枣相得,顾及表里阴阳,和调卫气营血。炙甘草甘平,不唯调和诸药,且配桂、姜辛甘化阳以助卫气,伍芍、枣酸甘化阴以滋营阴。五药相合,共奏解肌祛风、调和营卫、敛阴和阳之效。章虚谷在《伤寒论本旨》中云:"此方立法,从脾胃以达营卫,周行一身,融表里,调阴阳,和气血,通经脉"。郑钦安在《医理真传》中云:"仲景立此方内外通治……非专为太阳而设,实为阴阳不调而设"。徐忠可云:"桂枝汤外证得之,为解肌和营卫,内证得之,为化气调阴阳也。"在临床中,除桂枝汤解肌祛风之效用于外感病之太阳中风表虚证,其调和营卫、调和阴阳之效可用于内伤杂病,其可调表里之阴阳、上下之阴阳、左右之阴阳,治疗阴阳不和之病如更年期潮热、汗出、半身汗出、妊娠癃闭、乳汁自溢、妊娠汗多等,其病机总与营卫阴阳失调有关的疾病均可用桂枝汤加减治疗。

【医案】

晏友君医案

秦某,女,29岁,1978年10月23日初诊。

主诉:恶心呕吐10余日。

患者妊娠2个月,症见恶心呕吐,择食厌食,恶风,发热,身倦乏力,汗多,舌淡苔白,脉浮缓。十多天来经用中西医治疗(镇吐、止呕、和胃)等未能取效,亦按妊娠恶阻治疗,症状未减,反而呕吐诸证愈加频繁,曾3次因休克住院治疗(输氧、补液),后经会诊,仍从妊娠恶阻、营卫气血失和论治。急用方药:桂枝15g,白芍15g,生姜3g,大枣30g,炙甘草12g,竹茹12g,黄芩10g,苏梗15g,2剂。

二日后复诊:呕吐止,饮食已进1~3两稀粥,舌淡苔白,脉渐有力,仍以桂枝汤加黄芩15g,2剂,病遂告愈,后来随访,妊娠足月分娩,顺产一男婴。

按语　妇人妊娠,阴血聚于养胎,虚热内生,情绪易动,气机升降失调,清浊易相干为患,尤以妊娠二月呕吐较为频繁,恶阻不断。患者初孕,脉气猝然空虚,营卫气血阴阳失调,以致肝气横逆犯胃,胃气失于和降,故以桂枝汤加味和营卫,安肝胃,则气逆降而气机畅达,郁热清而胎气安和,达到治病与安胎并效的目的。

晏友君医案

黄某,女,13岁,1978年4月5日初诊。

主诉:经行头痛4个月。患者月经初潮4个月,每次月经必见头痛身软,汗出恶风,随母就诊多处医院治疗未效。患者证见汗出恶风,脉缓,身软乏力,头痛持续时间在月经前后1周,经量少,色紫暗,面青,舌淡苔少。辨证为行经之期,血海空虚,太阳受风,营卫气血失调。方药:桂枝20g,白芍20g,生姜3g,炙甘草15g,大枣30g,香附15g,2剂,水煎服,每日3次。

二诊：自觉恶风汗出已解，唯身软乏力，舌脉同前诊。方药用桂枝汤加香附 15g，艾叶 30g，3 剂，治疗 10 日后痊愈。每月经行按期，色量纯正，经随访 1 年未复发。

按语　女子二七而天癸至，任脉通太冲脉盛，月事初潮，但肾气尚未充盛，冲任督带功能尚不成熟，气血不足，经络易被外邪所忤，寒邪稽留于营卫之间，腠理不密，外邪乘虚而入，气血运行不畅，故以祛风和营而病退。

【现代研究】

桂枝汤的化学成分主要包括苯丙烯类、单萜类、有机酸类、黄酮类及三萜皂苷类等。现代研究证实，桂枝汤具有"汗剂""和剂""补剂"的功效。桂枝汤对实验动物的汗腺分泌、体温、免疫功能、胃肠蠕动及血压具有双向调节作用，同时其还具有抗炎、抗菌、抗病毒、镇痛、抗过敏、降血糖、调节心肌血流、保护心脏等作用。桂枝汤还可通过多途径发挥抗炎作用，从而抑制前列腺素 F2α 治疗原发性痛经。有研究指出产后妇女常因多虚多瘀，营卫失和而发为产后痹，从此病机入手，桂枝汤类方可以对产后痹的不同时期均具有较好的临床效果。产后荨麻疹患者应用桂枝汤加减治疗可以明显抑制炎症因子水平，改善患者临床症状及免疫功能，降低其复发率。亦有医家使用桂枝汤治疗痛经、经行风疹、产后自汗、产后大便难及经断前后诸证等疾病。

（夏　天）

第二节　葛　根　汤

【原文】

第 31 条：太阳病，项背强几几①，无汗恶风，葛根汤主之。

第 32 条：太阳与阳明合病者，必自下利②，葛根汤主之。

【方药】

葛根汤方

葛根四两，麻黄三两（去节），桂枝二两（去皮），生姜三两（切），甘草二两（炙），芍药二两，大枣十二枚（擘）。

上七味，叹咀，以水一斗，先煮麻黄、葛根，减二升，去白沫，内诸药，煮取三升，去滓，温服一升，覆取微似汗，不须啜粥，余如桂枝法，将息及禁忌。诸汤皆仿此。

【词解】

①几几：患者项背等身体部位有强硬拘紧之感。成无己说："几几，短羽鸟也。短羽之鸟，不能飞腾，动则先伸引其头尔。项背强者，动则如之"。按此释疑，常读作 shū。如按照南阳方言，则可读作 jǐn。

②必自下利：必，假设连词，作"如果"解。自下利，非经误治而自然发生的下利。

【释义】

第 31 条：太阳病无汗恶风，为太阳伤寒表实证，又兼见项背拘急不舒者，此为风寒袭表，邪客太阳经输，经气不利，气血运行不畅所致。治以葛根汤，发汗解表，升津舒经。

第 32 条：此条论太阳与阳明合病，但叙证简略。本条之所以称为太阳与阳明合病，是因为既有发热恶寒等太阳表证，又有"下利"这一病涉及阳明胃肠的里证。此下利乃外感风寒，束于肌表，不能外解，内迫阳明，致使大肠传导失常。此下利多为水粪杂下，无恶臭及肛门灼热感。其病虽涉太阳、阳明两经，但仍以太阳表证为主，故治疗当以太阳为先，使表解则里自和。

【注释选录】

柯琴《伤寒来苏集》　足太阳脉自络脑而还出下项，挟背脊。此从风池而入，不上干于脑，而下行于背，故头不痛而项背强也。几几，项背牵动之象，动中见有强意。凡风伤卫分，则皮毛闭，故无汗；风伤营分，则血动摇，故汗自出。不可以本症之无汗为伤寒，他条之自汗出为中风也。桂枝大青龙症，恶风兼恶寒者，是中冬月之阴风。此恶风不恶寒者，是感三时鼓动之阳风。风胜而无寒，故君葛根之甘凉，减桂枝之辛热，大变麻、桂二汤温散之法。

不言两经相合何等病，但举下利而言，是病偏于阳明矣。太阳主表，则不合下利。下利而曰"必"，必阳并于表、表实而里虚耳。葛根为阳明经药，惟表实里虚者宜之。而胃家实非所宜也，故仲景于阳明经中反不用葛根。若谓其能亡津液而不用，则与本草生津之义背矣。若谓其能大开肌肉，何反加于汗出恶风之合病乎？有汗无汗，下利不下利，俱得以葛根主之。是葛根与桂枝同为解肌和中之剂，与麻黄之专于发表不同。

【临证指要】

杨上善在《黄帝内经太素·热病说》中言："肾间动气，足太阳所主"。柯琴在《伤寒论翼·太阳病解》中说："太阳之根，即是少阴"。可知太阳、少阴在阳气之多寡，病邪之出入上相互影响。肾中阳气不足，可导致太阳经气不利，从而出现腰背疼痛不适的临床表现。太阳受邪亦可逐渐引发少阴虚寒。肾藏精，主生殖，女性一生经、孕、产、乳均受肾气影响。太阳受邪可导致少阴虚寒，而肾气受损，即影响肾气化生精血的功能，继而引发女子经、孕、产、乳的异常改变。

在《神农本草经》中，葛根具有"葛根，味甘平。主消渴，身大热，呕吐，诸痹，起阴气，解诸毒"的作用。说明葛根能够疏通经络、调畅血气，又能润燥生津、清解阳明气分之热。在《神农本草经》中，麻黄具有"主中风，伤寒头痛，温疟，发表出汗，去邪热气，止咳逆上气，除寒热，破癥坚积聚"的作用。说明其药力向外、向上，具有升散温通、宣散透达的作用。张锡纯说："谓其破癥瘕积者，以其能透出皮肤毛孔之外，又能深入积痰凝血之中，而消坚化瘀之药可偕之以奏效也"。女子以血为本，多囊卵巢综合征、子宫腺肌病、子宫肌瘤等临证又以血瘀多见，麻黄配合化痰消癥之药，可以其辛散温通之力增加疗效。在葛根汤中，葛根与麻黄合用，共同发挥温阳通络、升散气血的作用，有助于恢复一身津血的输布，对于伴有水液代谢异常的妇科疾病有很好的临床应用价值。在多囊卵巢综合征、子宫腺肌病、子宫肌瘤等妇科疾病的治疗中，如遇患者形体壮硕、皮肤粗糙，或兼具头项强痛、肩颈酸痛，脉弦紧者，可酌情使用葛根汤治疗。

【医案】

傅淑清医案

双某，女，33 岁，2020 年 5 月 15 日初诊。

主诉：产后乳汁减少3日。患者2020年3月2日喜诞二胎，2个月来一直母乳喂养，近3日发现小儿睡寐不安，加喂奶粉却抗拒奶嘴。于是患者前来求助中医是否有增加母乳的办法。患者皮肤黝黑，体形偏胖，孕前面颊即经常爆痘，产后脸上痤疮仍是此起彼伏。乳房硕大但按之松软，胀奶次数明显较前减少。胃口好，二便平，因半夜喂奶所以睡眠欠佳。此当升津生乳，方用葛根汤加味：葛根30g，麻黄9g，桂枝9g，白芍9g，甘草6g，生姜6g，大枣6g，黄芪15g，路路通15g。5剂，颗粒剂，开水冲服。2剂后乳汁增加，乳汁供给充足。

按语　早在20世纪80年代，日本著名的汉方大师矢数道明先生就用葛根汤来催乳。浙江省妇科名师马大正教授在《妇科证治经方心裁》中也有用葛根汤催乳的案例。明代薛立斋曰："血者水谷之精气也，和调于五脏，洒陈于六腑，在妇人上为乳汁，下为月水"。葛根汤可看作是桂枝汤加麻黄和葛根，基于葛根汤的作用趋势有"升提"的特点，考虑津血同源，葛根汤能升津即能升提气血，能使血水上化乳汁，此即葛根汤催乳之机制。本案用葛根汤以宣开经络，升提气津，使气血上行动力不断以化生乳汁；再加黄芪增强益气升提之力，保障乳汁生成有源，路路通"大能通十二经穴"，通经脉，使乳汁出行通畅。葛根汤以其升发之力，主治产后缺乳无论虚实而行之有效，且百试不爽。

曹毅君医案

唐某，女，20岁。2018年2月23日初诊。

主诉：月经停闭3个月。患者因月经3个月未至来诊。既往月经周期不规则，30～60日一行，经期腹痛甚，有时需服止痛片，末次月经为2017年11月初。身高163cm，体重63kg。近2个月体重略上升，头晕，体倦乏力，上课时注意力不易集中，腰酸时作，喝牛奶易腹泻。舌暗淡，苔薄白，脉细。否认性史。体貌：体格偏壮，面色黯黑，眼睑浮肿，面部及背部散在痤疮，有脐毛，小腿多毛，皮肤干燥。女性激素：LH/FSH>2，T：1.06ng/mL，PRL：38ng/mL。B超提示：双侧卵巢体积增大，可见项链征。诊断：多囊卵巢综合征；中医辨证为阳虚寒凝。治法：温阳散寒通经。予以葛根汤合当归芍药散化裁。处方：生麻黄5g，葛根30g，桂枝15g，白芍15g，当归10g，川芎15g，苍术30g，茯苓20g，泽泻30g，干姜5g，炙甘草5g，大枣20g。10剂。每日1剂，水煎，分2次服。患者服药10日后月经来潮，痛经明显减轻，精神好转，面色改善。之后间断服药3个月，月经按月来潮，疲倦感消失，体重下降，痤疮控制，肤色转润。

按语　痤疮为多囊卵巢综合征患者的常见症状。《素问·生气通天论》云："劳汗当风，寒薄为皶，郁乃痤"。寒邪郁于体表，体内营血郁滞，发于肌表，则成粉刺、痤疮。患者舌质暗淡，见痤疮、腰酸，此为寒湿闭阻，太阳经气不利的表现；同时患者又具有易腹泻这一阳明里证的特征；故选择葛根汤作为主方。此外，患者经水不利，体重增加，眼睑浮肿，为血水同病的表现，故合用血水同调的当归芍药散，以养血活血，利水消肿。葛根汤与当归芍药散合用，既有姜、枣、草、术之益气培中，归、芍、芎之养血活血，又有麻、桂、葛之温阳通络，苓、泻之通阳行水，全身气血调和，经血自然按时而泻。

【现代研究】

葛根汤能抑制原发性痛经模型小鼠扭体反应、降低相关炎症因子水平和调节相关蛋白表达。一项纳入了6例寒湿凝滞型原发性痛经患者的多基线单病例随机对照试验显示，葛根汤治疗该型痛经具有良好的疗效。葛根中的异黄酮类成分具有类雌激素样作用，能够改善微循环，扩张子宫动脉，提高子宫动脉灌注量。此外异黄酮成分还能改善骨质代谢，对防治骨质疏松有明显的作用。葛根素可通过下调卵巢局部 TGF-β1 的表达水平，抑制多囊卵巢综合征模型大鼠卵巢细胞异常的增殖和分化，减轻卵巢多囊样改变。

（曹 颖）

第三节 小 柴 胡 汤

【原文】

第 96 条：伤寒五六日，中风，往来寒热①，胸胁苦满②，默默③不欲饮食，心烦喜呕④，或胸中烦而不呕，或渴，或腹中痛，或胁下痞硬，或心下悸，小便不利，或不渴，身有微热，或咳者，与小柴胡汤主之。

第 97 条：血弱气尽，腠理开，邪气因入，与正气相搏，结于胁下，正邪分争，往来寒热，休作有时，默默不欲饮食。脏腑相连，其痛必下，邪高痛下，故使呕也。小柴胡汤主之。服柴胡汤已，渴者，属阳明也，以法治之。

第 148 条：伤寒五六日，头汗出，微恶寒，手足冷，心下满，口不欲食，大便硬，脉细者，此为阳微结⑤，必有表复有里也。脉沉，亦在里也，汗出为阳微，假令纯阴结⑥，不得复有外证，悉入在里。此为半在里半在外也。脉虽沉紧，不得为少阴病。所以然者，阴不得有汗，今头汗出，故知非少阴也，可与小柴胡汤。设不了了者，得屎而解。

第 379 条：呕而发热者，小柴胡汤主之。

《金匮要略·妇人产后病脉证治第二十一》产妇郁冒，其脉微弱，呕不能食，大便反坚，但头汗出。所以然者，血虚而厥，厥而必冒；冒家⑦欲解，必大汗出⑧。以血虚下厥，孤阳上出⑨，故头汗出。所以产妇喜汗出者，亡阴血虚，阳气独盛，故当汗出，阴阳乃复。大便坚，呕不能食，小柴胡汤主之。

《金匮要略·妇人杂病脉证并治第二十二》妇人中风七八日，续来寒热，发作有时，经水适断，此为热入血室⑩。其血必结，故使如疟状；发作有时，小柴胡汤主之。

【方药】

小柴胡汤方

柴胡半斤，黄芩三两，人参三两，半夏半升（洗），甘草（炙）、生姜各三两（切），大枣十三枚（擘）。

上七味，以水一斗二升，煮取六升，去滓，再煎，取三升，温服一升，日三服。

【词解】

①往来寒热：即恶寒与发热交替出现。

②胸胁苦满：苦，作动词用。胸胁苦满，即患者苦于胸胁满闷不适。

③默默：表情沉默，不欲言语。

④喜呕：喜，爱好。此处引申为意欲。喜呕，即欲作呕吐。

⑤阳微结：因热结于里而大便秘结，叫作"阳结"，热结的程度轻，叫作"阳微结"。

⑥纯阴结：因脾肾阳虚，阴寒凝结，温运无力所致的大便秘结，叫作"阴结"。没有兼夹证的阴结，叫作"纯阴结"。

⑦冒家：经常郁冒的人。

⑧大汗出：相对"头汗出"的局部症状而言，指周身汗出津津，有阴阳相和之意，并非大汗淋漓。

⑨孤阳上出：指阳气独盛而上逆。

⑩热入血室：指妇女在月经期间感受外邪，邪热与血互相搏结于血室而出现的病证。血室，狭义的指子宫，广义则包括子宫、肝、冲脉、任脉。

【释义】

第96条：主要论述少阳病的主症、治疗方药及药物加减法。太阳病，伤寒或中风，经过五六日之后，出现往来寒热、胸胁苦满、嘿嘿不欲饮食、心烦喜呕等症，说明太阳表证已罢，邪入少阳。少阳位于太阳阳明之间，太阳为表，阳明为里，故称少阳为半表半里。少阳受邪，枢机不利，正邪纷争于半表半里之间，若正胜则热势外达，故发热；邪胜则热郁不发，故恶寒。正邪交争，消长变化，互有胜负，因而表现为寒去热来，寒热交替，休作有时，故称为往来寒热。往来寒热是少阳病主要热型，也是少阳病的主症之一，它既不同于太阳病发热恶寒同时并见；也不同于阳明病发热，不恶寒，反恶热；更与疟疾发作时寒热交替，发有定时有别，此种热型为少阳病所独有。足少阳之脉，下胸中，贯膈，络肝属胆，循胁里。邪犯少阳，经气不利，故见胸胁苦满。肝胆气郁，疏泄失职，故神情默默而寡言少语。胆热内郁，影响脾胃，脾失健运则不欲饮食。胆火内郁，上扰心神则心烦。胆热犯胃，胃失和降则喜呕。以上诸症，再加之口苦、咽干、目眩，称为小柴胡汤证的"八大主症"，充分反映少阳病胆热内郁，枢机不利，脾胃失和的病理特点，治当和解少阳，畅达气机，使邪去病解，方用小柴胡汤。

第97条：主要论述少阳病的病因病机及转属阳明的证治。自"血弱气尽"至"小柴胡汤主之"为第一段，主要阐述邪犯少阳的病因病机及证候表现。"血弱气尽，腠理开，邪气因入，与正气相搏，结于胁下"，说明气血虚弱之人，营卫失和，卫气不固，腠理疏松，邪气易乘虚侵入，与正气相搏结于胁下。胁下为少阳经脉循行部位，故"结于胁下"，即结于少阳。此提示气血不足，复被邪侵，是少阳发病的病因；邪结胁下，经气不利，故见胸胁苦满；由于正邪纷争于少阳半表半里之位，故见往来寒热，休作有时：胆热内郁，疏泄失常，克犯脾胃，故见神情默默，不欲饮食。"脏腑相连"，是指肝胆相连，脾胃相关。少阳受邪，病变能影响脾胃。邪滞经脉则胁下痛：邪气乘脾则腹痛：胆热犯胃，胃气上逆则呕逆。以部位言，邪在少阳，胆与两胁部位较高，故云"邪高"，腹痛部位偏下，故称"痛下"。综上所述，无论是往来寒热，胸胁苦满，嘿嘿不欲饮食，还是呕逆，胁腹疼痛，总以邪结少阳为根本病机，故治当和解，方用小柴胡汤。自"服柴胡汤已"至"以法治之"为第二段，阐述少阳转属阳明的证治。少阳病，若服小柴胡汤后反见渴甚者，说明邪气深入，化燥伤津，邪入阳明。病至阳明，自当以治阳明之法，或清或下，随症治之。需要说明的是，小柴胡汤证之或然症亦有口渴，但其口渴不重，且与寒热往来、胸胁苦满等少阳病症状同见。今口渴，而"属阳明"，其渴当多饮，且必见阳明病之证候。

第 148 条：本条可分三段理解。"伤寒五六日"至"必有表，复有里也"为第一段，论阳微结的脉症。伤寒五六日，头汗出，是阳郁于里，不得宣发，但蒸于上所致；微恶寒，是表证尚在，不言发热，当是省文；手足冷是阳郁于里不达于四末；脉细（结合前后文当为脉沉紧而细），是阳郁于里，脉道滞塞所致；心下满，口不欲食，大便硬是邪结胸胁，热郁于里，气机不利，津液不下，胃气失和所致。较之阳明里实燥结之证，热结尚浅，且表证未解，故称阳微结。本证既有微恶寒发热之表证；又有心下满，口不欲食，大便硬等里证。故云：必有表，复有里也。"脉沉，亦在里也"至"故知非少阴也"为第二段，论述阳微结与纯阴结的鉴别要点。因阳微结有脉细（实为沉紧）、手足冷、微恶寒等证，类似少阴病纯阴结之证，故应加以鉴别。第一，少阴病不得有外证，因少阴病是脏气衰微，阴寒内盛的里虚寒证，邪入于里，外无表证；而阳微结则是既有表证，复有里证，所谓"半在里半在外也"。第二，少阴病阴寒内盛，不得有汗（虽有亡阳而见汗出者，但必伴有虚阳外越之危重证候）；而阳微结是阳热内郁，不得外越，熏蒸于上而见头汗出。所以根据上述两点，虽脉亦见沉紧，不得认为是少阴病。"可与小柴胡汤"至"得屎而解"为第三段，论阳微结的治法。因本证为半在里半在外，阳邪微结，枢机不利，故宜用小柴胡汤以和解枢机，宣通内外，既能透达在外之表邪，又能清解在里之郁热，尚可调和胃气以通大便，使郁热得泄，则表里之证随之而解。假若里气未和，大便尚未通畅者，自当微通其便，得屎而解。

第 379 条：厥阴与少阳相表里，少阳病进，可入厥阴；厥阴病退，也可转出少阳，故有"实则少阳，虚则厥阴"之说。"呕而发热"，提示当有少阳心烦喜呕、往来寒热等症出现，为胆热内郁，胆逆犯胃所致。厥阴病，脏邪还腑，里病达外，阴证转阳，是病情向愈之佳兆。本证除呕而发热外，还可见口苦、咽干、心烦、不欲食、脉弦等脉症，当用小柴胡汤和解少阳，因势利导，达邪外出。

《金匮要略》的两个条文释义见第二章第一节和第三章第一节相关内容。

【注释选录】

方有执《伤寒论条辨》 伤寒五六日，中风，往来寒热，互文也。言伤寒与中风当五六日之时，皆有此往来寒热以下之证也。五六日，大约言也。往来寒热者，邪入躯壳之里，脏腑之外，两夹界之隙地，所谓半表半里，少阳所主之部位。故入而并于阴则寒，出而并于阳则热，出入无常，所以寒热间作也。胸胁苦满者，少阳之脉循胸络胁，邪凑其经，伏饮抟聚也。默，静也。胸胁既满，谷不化消，所以静默不言，不需饮食也。心烦喜呕者，邪热伏饮抟胸胁者涌而上溢也。或为诸证者，邪之出入不常，所以变动不一也。柴胡少阳之君药也；半夏辛温，主柴胡而消胸胁满；黄芩苦寒，佐柴胡而主寒热往来；人参甘枣之甘温者，调中益胃，止烦呕之不时也。此小柴胡之一汤，所以为少阳之和剂与。

柯琴《伤寒来苏集》 此为少阳枢机之剂，和解表里之总方也。少阳之气游行三焦，而司一身腠理之开合。血弱气虚，腠理开发，邪气因入与正气相搏，邪正分争，故往来寒热。与伤寒头疼发热而脉弦细、中风两无关者，皆是虚火游行于半表。故取柴胡之轻清微苦微寒者，以解表邪，即以人参之微甘微温者，预补其正气，使里气和而外邪勿得入也。其口苦、咽干、目眩、目赤、头汗、心烦、舌苔等证，皆虚火游行于半里。故用黄芩之苦寒以清之，既用甘、枣之甘以缓之，亦以提防三阴之受邪也。太阳伤寒则呕逆，中风则干呕。此欲呕者，邪正相搏于半里，故欲呕而不逆。胁居一身之半，为少阳之枢，邪结于胁，则枢机不利，所以胸胁苦满，默默不欲食也。引用姜、半之辛散，一以佐柴、芩而逐邪，一以行甘、枣之泥滞。可以止呕者，即可以泄满矣。

大便硬谓之结。脉浮数能食曰阳结，沉迟不能食曰阴结。此条俱是少阴脉，谓五六日又少阴发病之期，若谓阴不得有汗，则少阴亡阳，脉紧汗出者有矣。然亡阳与阴结有别：亡阳咽痛吐利，阴结不能食而大便反硬也。亡阳与阳结亦有别：三阴脉不至头，其汗在身；三阳脉盛于头，阳结则汗在头也。邪在阳明，阳盛，故能食，此谓纯阳结；邪在少阳，阳微，故不欲食，此谓阳微结，宜属小柴胡矣。然欲与柴胡汤，必究其病在半表。而微恶寒，亦可属少阴，但头汗，始可属之少阴。欲反复讲明头汗之义，可与小柴胡而勿疑也。上焦得通，则心下不满而欲食；津液得下，则大便自软而得便矣。此为少阴少阳之疑似证。

尤在泾《伤寒贯珠集》　呕而发热，邪在少阳之经。欲止其呕，必解其邪，小柴胡则和解少阳之正法也。

【临证指要】

《素问·生气通天论》云："阴平阳秘，精神乃治"，提示阴阳平衡是人体健康状态的关键。小柴胡汤作为和解少阳的代表方剂，被称为"和方之祖"。《重订广温热论·和解法》有言："凡此和解之法……实寓有汗下温清消化补益之意"。和法具有兼顾八法之妙，可调节气血阴阳，使五脏安和。小柴胡汤组方便是在遵循"和法"治法的基础上，兼顾五脏，使五脏之气条达通畅，人体安和。《血证论》又言："至于和法……表则和其肺气，里则和其肝气，而尤照顾脾肾之气"。《伤寒悬解》言："少阳在半表半里之间，半表之阴虚，则自阳明之经而入阳明之腑，半里之阳虚，则自太阴之经而入太阴之脏"。女子一生以血为用，脾胃为气血生化之源，调和少阳，则阳明、太阴自舒，脾胃得安，气血充沛，则女子经带胎产功能得以养护。

《神农本草经》言，柴胡具有"味苦平。主心腹，去肠胃中结气，饮食积聚，寒热邪气，推陈致新"的作用，"去寒热邪气"，则"往来寒热"可治；"去肠胃中结气，饮食积聚，推陈致新"，则"胸胁苦满，嘿嘿不欲饮食，心烦喜呕"可除。《神农本草经》记载，黄芩"味苦平。主诸热，黄疸，肠澼，泄利，逐水，下血闭，恶疮，疽蚀，火疡。"《本草求真》云：黄芩"一药而上下表里皆治"。《本草汇言》曰："黄芩，气清而亲上，味重而降下，此剂味虽苦，而有泄下之理，体质枯飘，而有升上之情，故善能治三焦之火者也，所以方脉科以之清肌退热，疮疡科以之解毒生肌，光明科以之散热明目，妇女科以之安胎理经，此盖诸科半表半里之首剂也"。女子多有情志不畅、血行瘀闭等气机阻塞现象，使用黄芩与柴胡配伍，共同发挥疏泄少阳郁热，畅通三焦气机的作用，使女子情志舒畅，血行流通，以达气调血顺，发挥女子经、孕、产、乳的正常生理功能。

【医案】

李京枝医案 1

李某，女，31岁，2011年8月7日初诊。

主诉：产后无明显诱因发热4日。患者诉产后4日无明显诱因发热，头痛头晕，咽干，口微苦，小便不畅，大便调，予抗炎治疗，效不佳。产后7日恶露量少，乳汁通畅，上午体温37.2℃，午后升至38.5℃，舌淡红，苔薄黄，脉弦数，血常规及其他辅助检查未见异常。证属产后体虚，外邪乘虚犯少阳，治以和解少阳，佐以活血化瘀，以小柴胡汤合生化汤加减。处方：柴胡12g，黄芩12g，党参12g，半夏9g，当归12g，桃仁9g，川芎12g，白术12g，青蒿9g，甘草6g，生姜3片，大枣5枚。

按语　妇女以血为本，产后耗伤阴血，多虚多瘀，外邪易乘虚而入，郁而化热，虽用药后热退，但正气虚易反复，故治以养血疏肝、活血化瘀，疗效佳。

李京枝医案 2

王某，女，26岁，2011年12月5日初诊。

主诉：感冒半月余，适逢月经来潮，小腹痛。患者感冒半月余，适逢月经来潮，小腹痛，经行不畅量少，头跳痛，发热畏寒，烦躁，咽干口苦，体温38.5℃，舌边尖红，苔薄黄，脉浮数。治以和解退热，以小柴胡汤加减。处方：柴胡15g，白芍12g，半夏9g，党参12g，牡丹皮9g，红花9g，甘草6g，生姜3片，大枣5枚。服1剂后体温降至38℃，诸症减轻，5剂后痊愈。

按语 经行感冒属祖国医学热入血室范畴，经期感受外邪，邪热乘虚而入，肝藏血，热入血室，其血必结，以疏肝理气同时加入红花、牡丹皮，活血化瘀。气机畅，血脉通，血室之热随之而解，则病愈。

程瑛医案

崔某，女，43岁，2007年10月21日初诊。

主诉：经行头痛15年。患者崔某，末次月经2007年10月7日，量多，色紫暗，有较多血块。自述近15年来每在经前、经期头跳痛，经量多时加重，伴有恶心呕吐，胃中嘈杂，经前思冷食，经期畏寒，尿黄，便秘。舌尖红，舌质暗，苔薄白，脉象弦细。外院作头颅MRI检查示无异常，血压120/80mmHg。诊断：经行头痛。据证分析，当属少阳经气不利，气血升降出入受阻。治法：和解少阳，调畅气机。投小柴胡汤加减：柴胡10g，黄芩10g，半夏10g，黄连6g，吴茱萸6g，生姜3片，大枣4枚，竹茹10g，枳壳10g，麦冬15g，生地黄15g，当归10g，川芎10g，台参15g，鸡内金15g，水煎服，每日1剂。

首进5剂，头痛消失，胃和饮食好，二便调，舌质黯，苔薄黄，脉弦。原方去生地黄、麦冬，继服7剂。

2007年11月1日再诊，述月经2007年10月26日来潮，自第2日后量较多，无血块，无头痛，饮食可，二便调。舌质黯，苔薄白，脉弦。效不更方，继服6剂病愈。

按语 小柴胡汤为治疗少阳病之主方。少阳包括足少阳胆和手少阳三焦，其性喜条达而恶抑郁，喜疏泄而恶凝滞，为表里阴阳顺接之枢纽，掌内外出入之道，司上下升降之机。凡邪气侵犯少阳，使少阳经腑同病，导致肝胆疏泄不利，气机郁滞不舒，气血津液不行，内外上下不通，诸病生焉。小柴胡汤以柴胡、黄芩为主药，两药相伍，既能解经邪，清腑热，又能解郁清火；半夏、生姜既能辛散，疏通气郁，又能化痰清气，防少阳之邪内传太阴；此即《内经》所云："见肝之病，知肝传脾，当先实脾"。本方寒热并用，攻补兼施，寒而不凝，温而不燥，补而不腻。以上方证，是病证不同，但病机均为少阳枢机不利，郁而化热生痰，影响脾胃的升降而发病，故均用小柴胡汤加减治疗，并获佳效。

【现代研究】

现代研究证实小柴胡汤中有有机酸、黄酮类化合物、柴胡皂苷、人参皂苷、甘草皂苷和姜辣素等109种化合物。小柴胡汤具有解热、抗炎、保肝、抗肿瘤、抗病毒、免疫调节等多方面的作用，临床多应用于神经系统、消化系统、女性生殖系统、呼吸系统、泌尿系统等疾病。有学者发现，在子宫内膜异位症模型大鼠中，小柴胡汤能显著降低子宫内膜异位症的相关基因表达，也有相关研究表明其可能通过下调异位内膜基质中某些蛋白质如金属蛋白酶2、金属蛋白酶9、环氧合酶2、芳香化酶等基因的表达，而促进异位内膜细胞凋亡，从而达到治疗子宫内膜异位症的目的。小柴胡汤的主要有效成分包括槲皮素、山柰酚，可通过调控氨基酸代谢进而参与肿瘤细胞凋亡、肿瘤细胞增殖及成纤维细胞形成及炎症进程，达到干预三阴性乳腺癌的作用。此外，小柴胡汤可调节脑内 5-羟色胺、多巴胺等神经递质功能，以及改善下丘脑-垂体-卵巢轴功能紊乱，显著缓解围绝经期抑郁焦虑症状。还有研究证实，小柴胡汤内的有效成分可以通过调节抑郁症患者脑内的磷酸化 cAMP 反应元件结合蛋白、脑源性神经营养因子及其下游蛋白的表达来达到抗抑郁作用。小柴胡汤可以使 HPA/HPO 轴功能正常化，增强前额叶皮质及下丘脑雌激素受体 β 和色氨酸羟化酶 2，恢复慢性应激卵巢摘除小鼠的 5-羟色胺水平，从而缓解围绝经期抑郁样行为。

（夏　天）

第四节　柴胡加龙骨牡蛎汤

【原文】

第 107 条：伤寒八九日，下之，胸满烦惊，小便不利，谵语，一身尽重，不可转侧者，柴胡加龙骨牡蛎汤主之。

【方药】

柴胡加龙骨牡蛎汤方

柴胡四两，龙骨、黄芩、生姜（切）、铅丹、人参、桂枝（去皮）、茯苓各一两半，半夏二合（洗），大黄二两，牡蛎一两半（熬），大枣六枚（擘）。

上十二味，以水八升，煮取四升，内大黄，切如碁子[①]，更煮一二沸，去滓，温服一升。本云柴胡汤今加龙骨等。

【词解】

①碁（qí）子：碁，同棋。碁子，即六博游戏的博棋子。

【释义】

伤寒八九日，误用下法，正气受损，邪气乘虚内陷，形成邪气弥漫，虚实夹杂，表里俱病的复杂局面。邪入少阳，枢机不利，故胸满；胆火上炎，胃热上蒸，心神被扰，轻则心烦，重则谵语；误下心气受损，加之邪热内扰，故惊惕不安；三焦不利，决渎失职，故小便不利；阳气内郁，不得通达，经气壅滞，故一身尽重，不可转侧。本证虽病情复杂，但其病机仍以少阳枢机失运，三焦不畅为主，故以柴胡加龙骨牡蛎汤和解少阳，通阳泄热，重镇安神。

【注释选录】

尤怡《伤寒贯珠集》　伤寒下后，其邪有并归一处者，如结胸下利诸候是也；有散漫一身者，如此条所云诸症是也。胸满者，邪痹于上；小便不利者，邪闭于下；烦惊者，邪动于心；谵语者，邪结于胃，此病之在里者也。一身尽重，不可转侧者，筋脉骨肉，并受其邪，此病之在表者也。夫合表里上下而为病者，必兼阴阳合散以为治。方用柴胡、桂枝以解其外而除身重；

龙、蛎、铅丹以镇其内而止烦惊；大黄以和胃气，止谵语；茯苓以泄膀胱，利小便；人参、姜、枣益气养营卫，以为驱除邪气之本也。如是表里虚实，泛应曲当。而错杂之邪，庶几尽解耳。

【临证指要】

徐大椿在《伤寒论类方》"按"中曰："此方能下肝胆之惊痰，以之治癫痫必效"。太阳病误用攻下，伤及正气，使病邪内陷少阳，弥漫全身，导致表里俱病，虚实互见。误下后邪陷少阳，经气郁滞，胆火上炎，兼胃热上蒸，心神被扰，轻则心烦，重则谵语。王孟英在《王孟英医案》中言："肝主身之气，七情之病，必由肝起"。女子以肝为先天，肝胆经络相连，胆主决断，少阳枢机不利，胆火内郁，决断失职，肝失疏泄，一身气机失宣，三焦不畅。三焦不畅，决渎失司，在上则心肺不利，症见失眠、多梦，甚则惊狂；在中则肝脾不行，气血失和，月事失期，可出现月经后期、月经先期、经行腹痛等月经类病表现；在下则肾失藏泄，水液不行，可出现不孕，若已怀孕，则可见子肿、子满，在下亦可见带脉失约，可表现为带下异常，如阴道炎、慢性盆腔炎等病。

《神农本草经》言龙骨"味甘平"，主治"女子漏下、癥瘕坚结、惊痫癫疾狂走"等症，说明龙骨有软坚散结、收涩止血及重镇安神之效。《神农本草经》言牡蛎"味咸平"，主治"惊恚怒气、女子带下赤白"，说明牡蛎亦具有潜阳、镇静、收涩之功。妇科常取此两者相配伍，取龙、牡两者之潜阳、镇静之效，治疗女性围绝经期肾阴不足，虚阳浮越，阴不敛阳之失眠、多梦，甚则狂烦等症。亦常取龙、牡两者之收敛固摄之用，配伍化裁以治疗女子崩中、漏下或带下不绝等病。因龙、牡两者兼以软坚，对于妇科癥瘕积聚，如子宫肌瘤、卵巢巧克力囊肿等皆具有较好的临床应用价值。

【医案】

伍炳彩医案

尹某，女，41 岁，2021 年 8 月 27 日初诊。

主诉：夜寐差，难入睡 8 年。刻下症见：难入睡，胆怯易惊醒，且多在凌晨 1～2 点出现，醒后难复睡，夜间烦躁不安，噩梦多，盗汗。月经量少，末次月经时间是 2021 年 8 月 13 日，平素月经周期不规则，多推迟 3 日，量少色红，质常无血块，无痛经。易疲倦。乏力。动则汗出，时有口渴、心烦、胸闷重痛。头昏沉，右侧头痛。偶有痰咳出，皮肤易过敏，性情急躁，易上火，平素怕冷。大便偏干，每日 1 行，小便可，舌质红，苔黄。右手反关脉，脉弦寸偏旺。伍老详细辨之，认为此患者为少阳不和、阳明郁热、心虚胆怯之病机。故主方选用柴胡加龙骨牡蛎汤加减：柴胡 12g，法半夏 6g，党参 6g，黄芩 6g，生姜 2 片，桂枝 6g，茯苓 6g，制大黄 3g，生龙骨 6g（先煎），生牡蛎 6g（先煎），大枣 6 枚。共 10 剂，水煎服，每日 1 剂。副方选用丹栀逍遥散：牡丹皮 6g，焦栀仁 3g，当归 6g，白芍 6g，柴胡 6g，茯苓 6g，白术 6g，炙甘草 3g，生姜 6g，薄荷 3g（后下）。共 5 剂，颗粒剂，水冲服，每日 1 次。

二诊：服上方后，烦躁不安较前缓解，入睡情况有所改善。现症：寐一般，入睡较前容易，但仍易惊醒，性情急躁，易汗出，右侧头部仍时有疼痛。偶有胸闷，心悸。纳可，无腹胀。二便常。舌质红，苔薄黄。右手反关脉，左细弦，寸脉浮。主方：守上方加炒酸枣仁 15g，川芎 6g，知母 10g，共 14 剂。副方：守上方，共 7 剂。

三诊：服上方后，上述症状减轻。入睡正常，不易惊醒，已无头痛、烦躁不安的现象。性情急躁也已缓解。末次月经 2021 年 10 月 10 日，色红，经量少，血块不多。处方：守上方主方。

按语 《灵枢·大惑论》认为出现病而不得卧，是因为卫气不能入阴、常留于阳，导致阴气虚、阳气盛，所以不寐。因此阴阳枢机不利、阳不入阴是不寐的关键，临床当从少阳论治。本病患者症见：难入睡，胆怯易惊醒，且多在凌晨 1~2 点出现，夜间烦躁不安，盗汗，口渴心烦，胸闷，易上火，舌质红苔黄，脉弦，寸偏旺。凌晨 1~2 点正值肝经循行时间，此时出现胆怯易惊醒更能说明本病病机存在少阳不和，心虚胆怯，其病位在肝胆。少阳枢机不利，阳气宣布不畅，气血推动无力，所以患者易疲倦乏力，头昏沉；少阳枢机不利，累及太阳，太阳主表，主卫外为固，足太阳膀胱经为六经之藩篱，《灵枢·本脏》云："三焦膀胱者，腠理毫毛其应"。太阳失司，所以患者动则汗出，皮肤易过敏。综上所述，患者的病机本质是少阳枢机不利，累及阳明，而"不寐"亦是"烦惊"的一种结果体现，正与柴胡加龙骨牡蛎汤条文相符。患者肝气郁久化火而致性情急躁故用柴胡加龙骨牡蛎汤以枢转少阳，酌情搭配了疏肝郁、清郁热、调月经的丹栀逍遥散，获得良好的治疗效果。二诊时，继续守方，并根据患者仍易惊醒，添加了养心安神的炒酸枣仁；针对右侧头部仍有疼痛，添加了行气活血止痛的川芎；针对性情急躁，易汗出，则添加了清热滋阴润燥的知母。后期电话随访，诸症悉除。

冯世纶医案

患者，女，49 岁。2014 年 5 月 15 日初诊。

主诉：头晕、头昏沉 2 月余。病史：2 个月前生气后出现一过性血压升高，最高血压 185/110mmHg，头晕蒙感，服降压药盐酸阿罗洛尔仍发作，服中药 1 个月无明显效果。刻下症：头晕、头昏沉，胸闷，口干、咽干，晨起恶心，目视双影，脾气急，鼻及后咽部发黏，心慌、有恐惧感，饮水可，月经 2 个月一行，量少，无口苦，无胃胀，汗不多，无盗汗，纳佳，二便调，舌淡胖苔白根腻，脉沉细。中医诊断：眩晕；六经辨证：太阳、少阳、阳明、太阴合病。予柴胡加龙骨牡蛎汤治疗：柴胡 12g，黄芩 10g，清半夏 15g，党参 10g，桂枝 10g，茯苓 15g，生龙骨 15g，生牡蛎 15g，生石膏 45g，苍术 10g，生姜 15g，大枣 20g。共 7 剂，水煎服，每日 1 剂，分 2 次温服。

2014 年 5 月 22 日二诊：头昏沉显减，诸症好转，随症加减 7 剂善后。

按语 柴胡加龙骨牡蛎汤主为伤寒八九日，常为病传入少阳而现柴胡汤证的时期，医不详查而误下之。表现为胸满而烦，柴胡证还未罢，热伴冲气已上犯，故烦且惊；水不行于下，则小便不利；热结于里则谵语；湿郁于外，则身尽重而不可转侧。冯世纶教授提出此方证当属太阳、少阳、阳明、太阴合病。患者头晕、胸闷，恶心，目视双影，咽干为少阳之小柴胡汤证；口干、脾气急，为阳明热象；头昏沉、鼻及后咽部发黏，舌淡胖苔白根腻，脉沉细，为太阴饮证，结合心慌，为外邪里饮，水气上冲之苓桂术甘汤证，结合心慌、恐惧，为桂枝甘草龙骨牡蛎汤证，故六经辨证为太阳、少阳、阳明、太阴合病，选柴胡加龙骨牡蛎汤加减。此方由小柴胡汤去甘草，加治气冲的桂枝、利水的茯苓和镇静逐痰以止惊悸的生龙骨、生牡蛎，因阳明热重而里实不明显，以生石膏易大黄。

【现代研究】

现代药理学研究发现，柴胡加龙骨牡蛎汤可调节下丘脑-垂体-卵巢（HPO）轴激素水平，平衡下丘脑-垂体-肾上腺（HPA）轴紊乱，增加褪黑素含量；调控丝裂原活化蛋白激酶（MEK）/细胞外信号调节激酶（ERK）通路，提高雌二醇及单胺类神经递质水平；调控雌激素受体 β/脑源性神经营养因子/酪氨酸蛋白激酶受体 B/5-羟色胺 2A 受体，调节雌激素受体 α/磷脂酰肌醇 3-激酶/丝氨酸苏氨酸蛋白激酶/γ-氨基丁酸通路，改善激素水平，减轻卵巢损伤；调节 ERα 的 O-连接 β-N-乙酰葡糖胺修饰等，明显提升围绝经期睡眠质量，缓解焦虑、抑郁情绪。临床研究发现，柴胡加龙骨牡蛎汤加减治疗绝经综合征效果颇佳，可显著改善围绝经期失眠、焦虑、抑郁诸症；中医证候积分、Kupperman 评分、PSQI 评分、情绪相关量表评分、SF-36、WHOQOL-BREF 评分及血清性激素、神经递质、炎症因子水平等，调节神经内分泌及免疫，提升围绝经期女性的生活质量。

（吴冬梅）

第五节　柴胡桂枝汤

【原文】

第 146 条：伤寒六七日，发热微恶寒，支节烦疼①，微呕，心下支结②，外证未去者，柴胡桂枝汤主之。

【方药】

柴胡桂枝汤方

桂枝一两半（去皮），黄芩一两半，人参一两半，甘草一两（炙），半夏二合半（洗），芍药一两半，大枣六枚（擘），生姜一两半（切），柴胡四两。

以上九味，以水七升，煮取三升，去滓，温服一升。本云人参汤，作如桂枝法，加半夏、柴胡、黄芩，复如柴胡法，今用人参，作半剂。

【词解】

①支节烦疼：支，通肢。支节烦疼，即因四肢关节疼痛而烦扰不宁。
②心下支结：患者自觉心下有物支撑结聚。

【释义】

伤寒六七日，多为太阳病邪解除之期，仍见发热微恶寒，肢节烦疼，为太阳病未罢之征；微呕，心下支结，为少阳枢机不利、胆热犯胃之征。此乃太阳病邪未解，而又并入少阳，形成太阳少阳并病。然恶寒为微，仅四肢关节疼痛，而无头身疼痛，说明太阳病较轻；微呕、心下支结，较之心烦喜呕、胸胁苦满而言，说明少阳病亦不重。此太阳少阳并病而证候俱轻，治以太少两解之法，以小柴胡汤、桂枝汤各取半量，合为柴胡桂枝汤。用桂枝汤解肌祛风，以散太阳之邪，取小柴胡汤和解枢机，以解少阳之邪，为两解太少之轻剂。"外证未去者"，是强调使用柴胡桂枝汤的前提是表里同病。

【注释选录】

钱潢《伤寒溯源集》　此条虽非误治，然亦失治之证也。伤寒至六七日，经尽传里之候也。

发热微恶寒，肢节烦疼，即伤寒首条发热恶寒，骨节疼痛之表症犹未解也。微呕而心下支结，则邪犯胸膈矣。胸虽太阳部分，然足少阳之脉，下颈入缺盆，下胸中，故寒热而呕，又为少阳症也。其邪气支结于心下，已为半里之症。发热恶寒，肢节烦疼，又为在表之邪，是邪气半在表半在里也。以外证未去，固当解表，而少阳又禁汗，故不用麻黄而以柴胡为主，加入桂枝汤，以和解太少二阳之邪也。

尤在泾《伤寒贯珠集》 发热，微恶寒，肢节烦疼，邪在肌表，所谓外证未去也。伤寒邪欲入里，而正不容则呕。微呕者，邪入未多也。支结者，偏结一处，不正中也，与心下硬满不同。此虽表解，犹不可攻，况外证未去者耶。故以柴胡、桂枝合剂，外解表邪，内除支结，乃七表三里之法也。

【临证指要】

原方条文载，伤寒六七日，正是寒热当退之时，反见发热恶寒等表证，又见心下支结等里证，表里不解且症状不甚严重，"故取桂枝之半，以散太阳未尽之邪；取柴胡之半，以解少阳微结之证"。盖以小柴胡汤枢转少阳，兼桂枝汤调和营卫，是为"双解两阳之轻剂"。女子以肝为先天，肝为气血互用之脏，体阴而用阳。妇人经带胎产数伤于血，"有余于气，不足于血"，然气为阳，主动，血为阴，主静，阴随阳以升降，血随气以流通。因此，妇科疾病总以调和气血为大法，又以调气为先，气畅则血行。柴胡桂枝汤组方蕴升降、出入、疏散等气机妙用，因此广泛应用于枢机不利、气血失调导致的经期外感、绝经综合征、慢性盆腔痛、多囊卵巢综合征、子宫内膜异位症、子宫腺肌病等妇科疾病。

太阳与少阳可谓人身之藩篱。柴胡桂枝汤作为"和"法的经典处方，畅太阳、少阳两经之邪，可使藩篱无碍，而有固密之功。以升降出入而言，方中柴胡、人参主升，黄芩、半夏主降，桂枝、白芍调节营卫肌表，使出入有常。临证凡遇病症复杂，气郁气滞、枢机不利、营卫失和、气血失调等，属太阳少阳并病，大可先用本方畅达枢机，调和营卫，往往可以达到事半功倍的效果。

【医案】

王庆国医案

顾某，女，56岁。2021年3月14日初诊。

主诉：口干、烘热3年，加重2个月。患者3年前绝经后出现口干、烘热，症状不重，未予治疗，近2个月因家中有事，情绪波动，症状加重。现症：口干、鼻干，烘热而不出汗，热下冷起，头痛，腿凉，手心热，舌红，脉沉细。西医诊断：绝经综合征，中医诊断：经断前后诸证。辨证：气血不和、阴阳失调。方选：柴胡桂枝汤加减。柴胡10g，炒黄芩15g，半夏10g，桂枝6g，白芍15g，人参6g，炙甘草30g，大枣30g，浮小麦30g，煅龙骨15g，煅牡蛎15g，炒栀子12g，关黄柏12g，知母10g，黑顺片15g，琥珀粉0.6g，炒酸枣仁30g，合欢皮10g，女贞子15g，墨旱莲15g，7剂。

2021年3月28日二诊：诸症大减，易醒，起夜，口周起痘。前方加连翘30g，桑螵蛸10g，菟丝子30g，7剂。

按语 绝经综合征中医病名为经断前后诸证，是女性在绝经前后由于体内性激素的减少而出现的一系列躯体和精神心理症状的一种女性内分泌疾病。古籍中关于本病的论述散见于脏躁、不寐、郁证、百合病等，《素问·上古天真论》记载："七七，任脉虚，太冲脉衰少，天癸竭，地道不通，故形坏而无子也"。肾与女性生殖功能关系密切，经断前后肾气渐衰，天癸断绝，冲任脉虚，若兼情志不畅，疏泄失常，气机郁滞，气血失调，阴阳失衡，易导致经断前后诸证发生，治疗常以和解表里、调和营卫、调和气血为主。本案中患者阳亢于上见烘热但无汗出、口干、鼻干、手心热，舌红，脉沉细均为阴虚精血亏少。患者三焦不畅，气血不调导致热下冷起，头痛，腿凉。本病案辨证气血不和，阴阳失调。选柴胡桂枝汤畅达枢机，调和气血阴阳，加甘麦大枣汤调和情志，二至丸加强滋补阴液之功。

姚美玉医案

魏某，女，44 岁。

主诉：妊娠 2 个月左右出现胎停。现病史：患者平时易腰酸，孕 4 产 0，每于妊娠 2 个月左右出现胎停，屡孕屡堕，情绪低落，经常哭泣，夜寐不安，常自觉两目干涩，偏头痛。本次妊娠再次出现胎停，清宫后出现全身肢体酸痛不适，以手腕、脚踝、腰部、足跟最甚，活动后易汗出。舌质淡苔薄白，脉沉弦。中医诊断：产后身痛（肝郁肾虚证）。处方：柴胡桂枝汤加减。组成：柴胡、黄芩、姜半夏、当归、川芎、桂枝、白芍、白芷、龙骨、牡蛎、合欢皮、穿山龙、狗脊、杜仲、甘草。7 剂，同时嘱患者取浮小麦 50g，生姜 4～5 片，大枣 4～5 枚（掰开），水煎代茶饮。同时注意自我调节情绪，适当运动。患者服药后，汗出、肢体关节疼痛、头痛、眼干涩等症状缓解，7 剂后，症状明显改善，巩固 1 个月后，随访自诉基本恢复正常。

按语　患者 44 岁，曾有 4 次妊娠史，但屡孕屡堕，尚无子嗣，悲伤忧郁，情绪低落，肝气郁滞明显；小产后，气血尚亏，加之已经过了最佳生育期，机体各方面由盛转衰，肾脏渐衰。患者素有腰酸，肾虚明显，肾精亏损，肝肾同源，精血同源，不能濡养肝脏，肝失濡养，不能上荣肝目，出现两目干涩，肝胆相表里，胆经行于头两侧，若肝失于濡养，则出现偏头痛。肝郁肾虚，脏腑、营卫、气血、阴阳失和，出现身痛，因肾虚明显，故疼痛以骨节处明显，方以柴胡桂枝汤调畅枢机及脏腑、营卫、气血、阴阳，佐以补肾，使气血充足，运行通畅，筋骨强健。

陶源医案

患者，女，43 岁，2013 年 4 月 17 日初诊。

患者近 1 年来月经提前，6/24 日，常伴口苦、咽干，近 4 个月出现经间期出血。末次月经：2013 年 4 月 10 日，量少，色黯红，有血块，无痛经。2013 年 4 月 14 日患者出现咽痛，伴自觉身体发热，次日出现小腹部酸痛，前往某医院就诊，查血常规，示中性粒细胞 84.6%。体温 38.5℃。诊断为上呼吸道感染。给予头孢类抗生素治疗。4 月 17 日凌晨，体温升至 39.6℃，自行口服解热镇痛药后汗出不止，服抗生素后，全身出现皮疹、痒甚。入院查：中性粒细胞 84.6%，CRP62.40mg/L，红细胞沉降率 45mm/h。刻下症：自觉发热恶风，下腹部酸痛，口苦，咽干，偶有恶心、心慌胸闷，头晕，大汗出，全身皮疹、色红、痒难忍，纳眠差，二便调，舌黯红，苔黄厚，脉沉细弦。既往体健，自诉对环丙沙星、青霉素、甲硝唑等过敏。入院时体温正常。查体：前胸、后背、双手掌心出现散在红色丘疹、瘙痒；左下腹压痛（+）。妇检：宫颈中度糜烂，有出血；子宫前位，稍大，质中，表面不平，压痛（±）；双侧附件稍增厚、无压痛。辨证为热入血室证。治以和解少阳、调和营卫。方用柴胡桂枝汤加味：柴胡 9g，黄芩 12g，太子参 12g，清半夏 9g，甘草 6g，大枣 6g，干姜 5g，桂枝 5g，赤芍 15g，金银花 10g。每日 1 剂，水煎服。服药 7 剂后，复查示血常规、CRP、红细胞沉降率均恢复正常，无发热，皮疹消失，口苦、咽干、大汗出均明显好转，余症若失。

按语　热入血室是指妇女在经期或产后感受外邪，邪热乘虚侵入血室，与血相搏所出现的病证。按仲景原意，此方乃太阳少阳合病之主方，半量小柴胡汤和解少阳，治在半表半里，运转枢机；半量桂枝汤解表和营卫，以化气调阴阳。小柴胡汤在经主气，在脏主血，热入血室用之，乃借少阳之枢以为泻厥阴之用，调经气而行散瘀结之功，具有"开门揖盗"之妙。本案患者于经期感受外邪，致少阳枢机不利，故见自觉发热恶风、口苦、咽干、纳差；肝经"环阴器，抵少腹，挟胃，属肝，络胆"，少阳枢机不利，亦致下腹酸痛，偶有恶心感、心慌胸闷等；肝经"连目系，上出额，与督脉会于巅"，肝失疏泄，而致头晕、夜眠差；大汗出、发皮疹乃为营卫不和之证。总之，本案乃太阳少阳合病，故用柴胡桂枝汤加减，将原方人参改为太子参，以补益脾肺、益气生津，扶正祛邪，防邪内入；将桂枝汤中白芍易为赤芍，取其色赤入血分，和营清血中之热；以干姜易生姜，温运脾阳，亦制柴、芩之苦寒，以防戕脾胃之气；辅以少量金银花清热解毒、疏风散邪。诸药同用，即收佳效。

【现代研究】

柴胡桂枝汤方中以小柴胡汤和解少阳枢机，治少阳半表半里，以桂枝汤调和营卫、解肌祛风，治太阳病之表邪未尽，适用于太阳少阳并病，柴胡桂枝汤经过诸多医家的临床实践和经验总结，应用广泛，如治疗绝经综合征、过敏性紫癜、关节痛、内分泌疾病、抑郁症、心血管疾病、胃溃疡、癌症疼痛等多种疾病。李寒宇等运用柴胡桂枝汤治疗妇科疾病经断前后诸证、经行发热、不孕症均取得满意疗效。伍炳彩运用柴胡桂枝汤治疗太阳少阳合病的头晕、头痛、关节痛疗效显著。刘方红用柴胡桂枝汤和解少阳，调和营卫，治疗自汗、不寐、胃溃疡、腰椎间盘突出症、胃癌疼痛疗效显著。郭永红教授运用该方治疗太阳病表证未解，又兼有少阳枢机不利的脊柱疾病颈腰痛、关节炎效如桴鼓。廖显军研究显示柴胡桂枝汤能和解少阳、通调三焦、调和营卫、滋阴和阳，治疗心腹卒中痛，如心绞痛、急性胰腺炎、急性阑尾炎均取得良好的疗效。

（吴冬梅）

第六节　柴胡桂枝干姜汤

【原文】

第147条：伤寒五六日，已发汗而复下之，胸胁满微结，小便不利，渴而不呕，但头汗出，往来寒热，心烦者，此为未解也，柴胡桂枝干姜汤主之。

【方药】

柴胡桂枝干姜汤方

柴胡半斤，桂枝三两（去皮），干姜二两，栝楼根四两，黄芩三两，牡蛎二两（熬），甘草二两（炙）。

上七味，以水一斗二升，煮取六升，去滓，再煎，取三升，温服一升，日三服。初服微烦，复服汗出，便愈。

【释义】

伤寒五六日，已用过发汗及下法，病不解而出现胸胁胀满、往来寒热、心烦等症，知邪已传入少阳。邪犯少阳，正邪相争，互有胜负，故往来寒热；胆火内郁，上扰于心，故心烦；三焦决渎失职，水道不调，则小便不利；枢机不利，经气郁滞，加之水饮内停，故胸胁胀满微结；三焦气化失司，津不上承，加之胆火灼津，则口渴；邪在胸胁而胃气尚和，故不呕；少阳郁热为水饮所遏，不能外达而上蒸，故但头汗出。本证为胆经及三焦经俱病，应使用柴胡桂枝干姜汤，和解少阳、疏达三焦，兼以温化水饮。

【注释选录】

尤在泾《伤寒贯珠集》 汗下之后，胸胁满微结者，邪聚于上也。小便不利，渴而不呕者，热胜于内也。伤寒汗出，周身漐漐，人静不烦者，为已解，但头汗出而身无汗，往来寒热，心烦者，为未欲解；夫邪聚于上，热胜于内，而表复不解，是必合表里以为治。柴胡、桂枝，以解在外之邪；干姜、牡蛎，以散胸中之结；瓜蒌根、黄芩，除心烦而解热渴；炙甘草佐柴胡、桂枝以发散，合芩、瓜蒌、姜、蛎以和里，为三表七里之法也。

成无己《注解伤寒论》 《内经》曰：热淫于内，以苦发之。柴胡、黄芩之苦，以解传里之邪；辛甘发散为阳，桂枝、甘草之辛甘，以散在表之邪；咸以软之，牡蛎之咸，以消胸胁之满；辛以润之，干姜之辛，以固阳虚之汗；津液不足而为渴，苦以坚之，栝蒌之苦，以生津液。

【临证指要】

伤寒五六日，经汗下后仍胸胁满微结，往来寒热，心烦，此皆邪结少阳。渴与小便不利并见，是本节之辨证眼目，说明邪结三焦，气化失常，津液不布。唐容川在《伤寒论浅注补正·太阳篇》中谓："已发汗，则阳气外泄已，又复下之，则阳气内陷，水饮内动，逆于胸胁，故胸胁满微结，小便不利。水结则津不升，故渴"。从少阳郁结兼水饮内动考量本方证之病机，更趋合理。

《神农本草经》言："柴胡，味苦，平。主心腹，去肠胃中结气，饮食积聚，寒热邪气，推陈致新。久服，轻身、明目、益精"，故柴胡能够调畅气机、散郁火，助少阳气机外透。"黄芩，味苦，平。主诸热，黄疸，肠澼，泄痢，逐水，下血闭。恶疮，疽蚀，火疡"，故黄芩具有清热燥湿、泻火解毒、止血、安胎的作用。黄元御在《长沙药解》中言："清相火而断下利，泻甲木而止上呕，除少阳之痞热，退厥阴之郁蒸"。柴胡升散，黄芩降泄，两者相配，疏散少阳之郁，清泄肝胆郁火，枢转气机，升降得以恢复，共为君药。

桂枝具有"主上气咳逆，结气喉痹，吐吸，利关节，补中益气"的作用，能解肌发汗、温通经脉、助阳化气。干姜辛热气厚，主入脾胃二经，温补中焦，健运脾阳，防苦寒之药中伤脾胃。《神农百草经百种录》曰："辛甚气烈，故能辟秽通阳。凡味浓之药主守，气浓之药主散。干姜气味俱浓……则旋转于经络脏腑之间，驱寒除湿，和血通气，所必然矣"。以桂枝补干姜助其升发之性，辛甘化阳以散结，温中培土，疏木达郁，共为佐药。

【医案】

梅国强医案

患者，女，37 岁，2021 年 12 月 17 日初诊。

主诉：经前及经期小腹胀痛半年。患者半年前，无明显诱因出现经前及经行 1～2 日小腹部胀痛，伴腰酸，乳房胀痛。月经周期规律，28～32 日，经量正常，经期 4～5 日，末次月经：2021 年 12 月 1 日。视觉模拟评分法疼痛评分：6 分。2021 年 11 月 24 日，经阴道妇科彩超示：子宫及双侧附件未见明显占位，宫颈腺囊肿。平素恶寒，睡眠质量较差，易醒，尿频，无尿急尿痛。舌苔白略厚，舌质淡红而胖，脉缓。中医诊断：痛经，枢机不利、水饮凝聚经脉型。西医诊断：原发性痛经。治法：和解枢机，温化水饮，理气活血定痛。处方：柴胡 10g，黄芩 10g，法半夏 10g，桂枝 10g，干姜 10g，煅牡蛎 15g，泽泻 10g，当归 10g，川芎 10g，九香虫 10g，柏子仁 20g，橘核 10g，黄芪 30g，红景天 20g。共 14 剂，水煎煮，每日 1 剂，分 3 次温服。

2022 年 1 月 6 日二诊：患者诉服药后，经前及经期小腹痛减轻，乳房胀痛未见，末次月经：2022 年 1 月 3 日。视觉模拟评分法疼痛评分：1 分。睡眠质量提高，尿频较前改善，纳食一般，胃胀反酸，舌苔白略厚，舌质淡红而胖，脉缓。上方加吴茱萸 6g，乌贼骨 15g，枳实 20g。共 14 剂，煎服法同前。1 个月后随访，患者告知经前及经期痛经消失。

按语 此案患者因经前及经期小腹痛半年就诊，伴有经期乳胀，平素恶寒、尿频，经阴道超声示：子宫及双侧附件未见明显占位，为原发性痛经。辨证为枢机不利、水饮凝聚经脉。方以柴胡桂枝干姜汤加减治疗，和解枢机，温化水饮；佐以泽泻利水泻浊，九香虫、当归、川芎理气活血定痛；煅牡蛎咸寒镇静安神；柏子仁养心安神；黄芪、红景天益气扶正。二诊时，患者诉痛经减轻，睡眠质量提高，尿频改善，出现胃胀反酸症状，在前方基础上加吴茱萸、乌贼骨、枳实以暖肝疏肝制酸、理气和胃消痞。

顾植山医案

唐某，女，25 岁。2015 年 2 月 5 日首诊。

患者因工作原因出现月经量少，色黯，兼瘀块，易烦怒，近期面部痤疮增多，近 2 年感尿频，时有食入脘胀，夜寐安，大便偏溏，月事 2 月 2 日来潮，今已净，舌淡苔腻，脉细滑。予柴桂干姜汤加味。处方：北柴胡 30g，川桂枝 12g，淡干姜 10g，炒黄芩 15g，左牡蛎 15g，炙甘草 10g，天花粉 20g，西当归 15g，潞党参 15g。共 7 剂，每日 1 剂，以水 1800ml，煮取 900ml，去滓，再煎取 450ml，分 3 次温服，每次 150ml。

二诊：2 月 5 日方后性情较前平和，痤疮未有新发，大便正常，小便次数明显减少。夜寐安，余症同前，守方增损继进，上方川桂枝减至 10g，左牡蛎减至 10g，天花粉增至 24g。共 14 剂，每日 1 剂，煎服法同上。

按语 患者因工作压力大，情志不舒，导致肝气郁结，气滞血瘀出现月经量少，色黯，兼瘀块；少阳枢机不利，郁而化火则烦怒，阳气内郁则"脂液遂凝，蓄于玄府"而成痤疮。食入脘胀，大便偏溏，舌淡苔腻，脉滑，为太阴虚寒；少阳气化失常，膀胱失约则尿频。辨病机在少阳太阴，仍以枢转少阳枢机，使太阴病机转回少阳，加党参、当归增强健脾益气补血活血之力，药后诸证改善明显，二诊时加大天花粉剂量以增加通经之力。

【现代研究】

研究发现，柴胡桂枝干姜汤对肝郁脾虚型原发性痛经、肝热脾寒型绝经综合征、肝郁脾虚型月经过少等均有显著疗效。柴胡皂苷具有抗炎、抗抑郁、镇静、镇痛、解热、免疫调节等作用，影响体内发热炎症因子的表达及疼痛因子的释放，具有解热镇痛作用。另外柴胡皂苷可减少神经损伤，从而起到治疗抑郁的目的。桂枝中的桂枝醛和桂皮酸钠，可扩张皮肤血管、提高患者的痛阈，能够通过发汗来加快散热。此外，桂枝醛使得血液流向体表的速度显著加快。干姜具有镇静催眠、镇痛、抗变态反应、扩张血管调节血液循环、抗缺氧、促消化、止呕、止泻、保肝等作用。黄芩素可抑制多囊卵巢综合征大鼠卵巢组织氧化应激、铁死亡，减轻慢性炎症，减少细胞内活性氧和铁离子累积，最终减弱细胞膜脂质过氧化，增加颗粒细胞数量和活性，减少闭锁卵泡数量，改善卵巢功能和多囊卵巢综合征妊娠大鼠的胎盘发育。

（吴冬梅）

第七节　栀子豉汤

【原文】

第76条：发汗后，水药不得入口为逆，若更发汗，必吐下不止。发汗吐下后，虚烦[①]不得眠；若剧者，必反复颠倒，心中懊恼[②]，栀子豉汤主之。若少气者，栀子甘草豉汤主之。若呕者，栀子生姜豉汤主之。

第77条：发汗、若下之而烦热，胸中窒[③]者，栀子豉汤主之。

第78条：伤寒五六日，大下之后，身热不去，心中结痛[④]者，未欲解也，栀子豉汤主之。

第221条：阳明病，脉浮而紧，咽燥口苦，腹满而喘，发热汗出，不恶寒，反恶热，身重。若发汗则躁，心愦愦，反谵语。若加烧针，必怵惕烦躁，不得眠。若下之，则胃中空虚，客气动膈，心中懊恼，舌上胎[⑤]者，栀子豉汤主之。

【方药】

栀子豉汤方

栀子（擘）十四枚，香豉（绵裹）四合。

上二味，以水四升，先煮栀子，得二升半，内豉，煮取一升半，去滓，分为二服，温进一服。得吐者，止后服。

【词解】

①虚烦：虚，是与有形之实邪相对而言；烦，心烦。虚烦，指由无形邪热所致的心烦。

②心中懊恼：心中烦闷殊甚，莫可名状或心中欲吐不吐，烦扰不宁之象。

③胸中窒：窒，塞也。即胸中有堵塞不适之感。

④心中结痛：心中因热邪郁结而疼痛。

⑤舌上苔：舌上有黄白苔。

【释义】

第76条：太阳病，若发汗不当，令胃阳虚弱，致水药不得入口，即为误治的逆证。若更发其汗，则更伤中阳，脾胃升降失常，而吐痢不止。伤寒表证，已经过汗、吐、下，疾病并未痊愈，患者自感心胸之中热闷无奈，莫可名状，因此烦躁不宁，甚至辗转反侧，坐卧不安，这是因为汗、吐、下后，余热未尽，留扰胸膈，故有烦躁懊恼。其烦躁是由无形邪热内扰胸膈所致，而无实邪内阻，故为"虚烦"，当用栀子豉汤。如果心烦而兼见少气症状，这是因为损伤了正气，加用甘草。如果心烦而兼见呕吐，这是由于胸膈之热下干胃气，致胃失和降，加用生姜。

第 77 条：发汗，或用泻下，热邪不为汗下所解，而留扰胸膈，气机阻滞，故身热而心烦，胸中窒闷不舒。用栀子豉汤。

第 78 条：伤寒五六日，表证未罢，仍应从表解。若误用大下之剂引外邪入里化热，郁结于胸膈之间，则不惟身热不去，又见心中结痛。用栀子豉汤治之。

第 221 条：阳明燥热内盛，邪气盛实于内则脉浮紧，发热汗出，咽燥，口苦，腹满，喘，不恶寒，反恶热，身重。因里热未实，治疗只可清里透热。若误汗则更伤津助热，热扰心神则躁，心中烦乱不安，甚则谵语。若误用温针逼汗，心神被扰，而致怵惕、烦躁不得眠等变证。攻下则损伤胃气而致胃中空虚，邪气乘虚而入，无形之热归并于胸膈之间，热扰神明，故出现心中懊侬、心烦郁闷而无可奈何之状，舌苔薄黄，或黄白相兼。还可兼见饥不能食，但头汗出，按之心下濡等表现。用栀子豉汤治疗。

【注释选录】

成无己《注解伤寒论》 发汗后，水药不得入口，为之吐逆。发汗亡阳，胃中虚冷也。若更发汗，则愈损阳气，胃气大虚，故吐下不止。

发汗吐下后，邪热乘虚客于胸中。谓之虚烦者热也，胸中烦热郁闷而不得发散者是也。热气伏于里者，则喜睡，今热气浮于上，烦扰阳气，故不得眠。心恶热，热甚则必神昏，是以剧者反复颠倒而不安，心中懊侬而愦闷。懊侬者，俗谓鹘突是也。《内经》曰：其高者因而越之。与栀子豉汤以吐胸中之邪。

少气者，热伤气也，加甘草以益气；呕者，热烦而气逆也，加生姜以散气。少气，则气为热搏散而不收者，甘以补之可也；呕，则气为热搏逆而不散者，辛以散之可也。

阳受气于胸中，发汗若下，使阳气不足，邪热客于胸中，结而不散，故烦热而胸中窒塞，与栀子豉汤以吐胸中之邪。

伤寒五六日，邪气在里之时，若大下后，身热去，心胸空者，为欲解。若大下后，身热去而心结痛者，结胸也；身热不去，心中结痛者，虚烦也。结胸为热结胸中，为实，是热气已收敛于内，则外身热去；虚烦为热客胸中，未结为实，散漫为烦，是以身热不去。六七日为欲解之时，以热为虚烦，故云未欲解也。与栀子豉汤以吐除之。

程应旄《伤寒论后条辨直解》 发汗若吐若下，或胸中窒，或虚烦不得眠，或反复颠倒，心中懊侬，皆属三法后，遗热壅遏在上，客于心胸，是以扰乱不宁也。并非汗不出之烦躁，大青龙无所用，诸法亦无所用，惟宜以栀子豉汤主之。盖栀子气味轻越，合以香豉能化浊为清，但使涌去客邪，则气升液化，而郁闷得舒矣。

【临证指要】

栀子豉汤是治疗无形热邪郁于胸膈而导致的失眠、抑郁，焦虑等精神类疾病的有效方剂。临床表现为胸闷，心烦，失眠，心下按之软，饥不能食，头汗出，身热，手足温，舌红苔黄白。刘渡舟认为辨此证重在抓住心胸烦闷不宁、舌红苔黄的主症。在临床上用于失眠、郁证等疾病的治疗。妇女于 49 岁前后，肾气渐衰，天癸渐竭。若受内、外环境的影响，可导致肾阴阳失调。"肾为五脏之根"，故肾阴阳失调，每易波及他脏，而致经断前后诸证，出现月经紊乱、潮热汗出及精神神经系统的症状。精神神经症状包含表现为抑郁症或焦虑症的情绪障碍、睡眠障碍和认知障碍。栀子豉汤可用于此类疾病的治疗。

栀子味苦性寒，可清热凉血而止血。《本草纲目》豆豉条记载有止血之效。因此栀子豉汤可以用于血热导致的妇科血证。

【医案】

李振江医案

患者，女，48岁。2009年3月8日初诊。

主诉：心烦失眠2日。患者感冒10余日，2日前又与同事发生争执，出现低热无汗，心烦躁扰，坐卧不安，烘热出汗症状。时常叹息，失眠多梦，大便干燥，舌微红，苔薄黄，脉弦滑，月经周期紊乱。诊断：绝经综合征。中医诊断：经断前后诸证，痰火扰神证。治以轻宣邪热，解郁除烦。处方：栀子3g，淡豆豉15g，竹茹5g，黄连5g，半夏10g，柴胡5g，瓜蒌仁20g，茯苓30g，陈皮10g，女贞子15g，墨旱莲20g，甘草5g。5剂。

二诊：诉服药后热退、身轻气爽，大便仅排泄一次，仍较干结。加大黄5g，川厚朴10g，理气导滞，使邪有出路。再进5剂复诊，患者脉静身凉，睡眠好转，月经已至。再用六味地黄丸合黄连阿胶汤口服滋肾宁心调整治疗。

按语 因栀子豉汤证是热郁胸膈、邪热内扰所致而称其为热扰胸膈证，治当轻宣邪热，解郁除烦。栀子豉汤方中栀子苦寒，清透郁热，解郁除烦；淡豆豉气味俱轻，清表宣热，和降胃气。两药相伍，降中有宣，宣中有降。郁热宣则气机畅通，气机畅通则血脉流利，其胸中窒和胸中结痛自除。栀子豉汤证虽多为误治或病后所见，临证时只凭热扰胸膈的虚烦不得眠，反复颠倒、心中懊憹，烦热胸中窒，身热不去、心下结痛4个主证便可定之，不必拘于误治后，或病后出现才能定之。痰热内盛时可配合小陷胸汤清热除痰开结，气滞明显者加理气药调理气机。

马大正医案

胡某，女，35岁，2005年9月2日初诊。

主诉：阴道流血一月余。月经7月28日来潮，至今未净，经量少色黑，无块，倦怠嗜睡，无腰腹疼痛，平时月经3日净。生育史：2-0-2-2。输卵管已经结扎。舌稍红，苔薄白，脉细。诊断：经期延长。治法：清热泻火止血。方剂：栀子豉汤合白虎汤加味。药物组成：炒栀子15g，豆豉15g，石膏15g，知母10g，生甘草6g，侧柏10g，贯众炭20g，阿胶10g（烊冲），3剂。

2005年9月5日二诊：进药1剂后阴道出血即净，舌脉如上。妇科检查：外阴（-），阴道通畅，宫颈光滑，宫体后位，大小正常，质中，活动可，无压痛，两侧附件压痛。西医诊断：双侧附件炎；功能性子宫出血。改用清利湿热方剂继续治疗。

按语 栀子豉汤是一张清宣郁热的方剂，并未见用此方治疗妇科血证的报道。方中炒栀子可以泻火止血已明。而豆豉用于止血历代记载不多，查《本草纲目》豆豉条有用它治疗血痢、小便出血、舌上出血、堕胎血下，可见豆豉的确具有止血的功效。只是这点功效被后人疏漏淡忘了。由于栀子豆豉汤两味药物均具有止血作用，因此可以用于妇科血证而属于血热者。

【现代研究】

栀子豉汤具有镇静催眠作用，能够使小鼠的翻正反射消失时间显著缩短，睡眠时间显著延长，可以有效改善抑郁模型大鼠的抑郁行为，调节神经递质的水平，例如，降低5-羟吲哚乙酸水平，提高5-羟色胺水平和多巴胺含量。可通过抑制NLRP3炎性小体活化，从而抑制促炎性细胞因子白细胞介素1β和白细胞介素-18的释放；也可降低离子钙结合衔接分子-1表达，抑制海马小胶质细胞的激活，从而缓解海马神经炎症。并能提高肠道有益菌的水平，降低相关致炎菌的产生水平，以下调炎症水平，还可以通过影响细胞的能量代谢、氨基酸代谢和脂代谢以保护神经细胞，从而通过调节神经递质、下调炎症水平、保护神经细胞等机制，达到治疗抑郁症的作用。网络药理学也表明栀子豉汤具有大豆苷元、染料木素、栀子苷等成分，可以作用于多个靶点，调节雌激素、丝裂原活化蛋白激酶等信号通路发挥治疗抑郁、焦虑和失眠的作用。

（胥凤华）

第八节　桃核承气汤

【原文】

第106条：太阳病不解，热结膀胱①，其人如狂②，血自下，下者愈。其外不解者，尚未可攻，当先解外。外解已，但少腹急结③者，乃可攻之，宜桃核承气汤方。

【方药】

桃核承气汤方

桃仁五十个（去皮尖），大黄四两，桂枝二两（去皮），甘草二两（炙），芒硝二两。

上五味，以水七升，煮取二升半，去滓，内芒硝，更上火微沸。下火，先食④温服五合，日三服，当微利。

【词解】

①热结膀胱：膀胱在此代指下焦部位，热结膀胱，指邪热与瘀血结于下焦部位。
②如狂：指神志失常，似狂非狂。
③少腹急结：下腹部拘急硬痛。
④先食：指饭前空腹之时。

【释义】

第106条：发热、恶寒、头痛等表证尚未解除，邪气不能从外解而入里化热，与血结于下焦，热在血分，扰乱心神，可见躁动不安，如狂非狂，由于血热初结，血结不坚不深，病证尚浅，所以有瘀血自下、邪热随瘀而去，病证自愈的机转出现。表证未解者，先行解表，若表证已解而蓄血证不除，再予以治里。仍有小腹疼痛、胀满、拘急不舒，甚至硬痛拒按者，宜用桃核承气汤。

【注释选录】

柯琴《伤寒来苏集》　治太阳病不解，热结膀胱，小腹急结，其人如狂，此畜血也，如表证已罢者，用此攻之。夫人身之经营于内外者，气血耳。太阳主气所生病，阳明主血所生病。邪之伤人也，先伤气分，继伤血分，气血交并，其人如狂。是以太阳阳明并病所云气留而不行者，气先病也；血壅而不濡者，血后病也。若太阳病不解，热结膀胱，乃太阳随经之阳热瘀于里，致气留不行，是气先病也。气者血之用，气行则血濡，气结则血蓄，气壅不濡，是血亦病矣。小腹者膀胱所居也，外邻冲脉，内邻于肝。阳气结而不化，则阴血蓄而不行，故少腹急结；气血交并，则魂魄不藏，故其人如狂。治病必求其本，气留不行，故君大黄之走而不守者，以行其逆气，甘草之甘平者，以调和其正气；血结而不行，故用芒硝之咸以软之，桂枝之辛以散之，桃仁之苦以泄之。气行血濡，则小腹自舒，神气自安矣。此又承气之变剂也。此方治女子月事不调，先期作痛，与经闭不行者最佳。

【临证指要】

《灵枢·营卫生会》言："营卫者精气也，血者神气也"。血是神气的物质基础，且女子的经、带、胎、产均以血为用，若血脉充则精神旺、身体健，反之血脉瘀塞不通，则累及神志，亦可引起各种妇科疾病。《素问·至真要大论》言"诸躁狂越，皆属于火"，可见火邪致病易扰动心神，可以导致经前紧张综合征、绝经综合征、产后抑郁等妇科情志类疾病；若热邪与血搏结于下焦，损伤冲任，阻闭胞脉，可引起痛经、子宫内膜异位症、盆腔炎、产后腹痛等妇科痛症。若瘀血凝结、久留成癥，易导致子宫肌瘤、陈旧性异位妊娠等妇科疾病。

《神农本草经》记载，桃仁"味苦平。主瘀血、血闭、瘕邪，杀小虫"。《汤液本草》记载，桃仁"治大便血结、血秘、血燥，润肠通便。"可见桃仁可活血祛瘀、通便消痈。《神农本草经》记载，大黄"味苦寒。主下瘀血血闭，寒热，破癥瘕积聚，留饮宿食，荡涤肠胃，推陈致新，通利水谷，调中化食，安和五脏"，说明大黄药力向内、向下，具有泻下攻积、清热泻火的功效。《药品化义》记载："大黄气味重浊，直降下行……盖热淫内结，用此开导阳邪，宣通涩滞，奏功独胜"。妇科常利用其苦泄之性、逐瘀通经之力治疗瘀血内阻所致的血不循经的崩漏、血瘀经闭、产后恶露不尽。桃核承气汤中，桃仁配合大黄使用，共同治疗热入血分、下焦蓄血之证，对于伴有血液运行障碍的妇科疾病，具有重要的临床应用价值。

【医案】

胡思荣医案

刘某，女，28岁，2013年4月19日初诊。

主诉：喜悲伤欲哭、胸闷、沮丧2个月，加重1周。患者于2013年2月20日初产，行剖宫产术，产下一健康男婴。产后乳汁较少，婴儿常哭闹。近2个月来经常出现胸闷、沮丧或悲伤痛哭，曾看心理科，诊断为"产后抑郁"，予以认知疗法后无明显缓解。1周前患者因与人争吵，生气后出现胸闷、憋气加重，并有狂躁现象，情绪不能自控，伴头晕，活动后心悸，全身乏力。刻下症：喜悲伤欲哭，急躁易怒，胸闷、憋气，伴头晕，全身乏力，活动后心悸，常自汗，烘热阵阵，口苦，纳差，小腹胀，大便1～2日1行，量少，小便调，失眠，入睡困难，睡眠浅，易惊醒。查体：小腹硬满，有压痛，小腿肌肤甲错，舌淡暗胖大，苔薄黄，脉弦细。中医诊断：郁证，证属肝胆郁热、痰热内扰、膀胱蓄血。西医诊断：产后抑郁。予以桃核承气汤：桃仁12g，大黄12g，桂枝6g，芒硝6g，甘草6g。共3剂。每日1剂，水煎分2次服。

2013年4月22日二诊：患者诉服上方后便下大量如黑色油漆状污浊之物，便后全身舒服。急躁易怒明显好转，心境较前平和，余症同前。遂给予柴胡加龙骨牡蛎汤合甘麦大枣汤治疗。

2013年4月28日三诊：诉服中药后，胸闷、憋气、头晕、烘热现象好转，睡眠改善。继续进原方5剂，诸症治愈。随访1个月，患者生活如常人。

按语 本例患者肝气郁结，故情绪低落，反应迟钝，哭泣；肝郁化火，加之瘀血阻滞胞官，上扰心神，故急躁易怒，甚至出现狂躁。首诊时考虑瘀血不去，则气机难以疏达，故选用桃核承气汤攻逐瘀血，兼以清热。患者狂躁，加之小腹胀满压痛，为膀胱蓄血的明证。服用后泻下如漆黑便，为瘀血得下的表现。再改用柴胡加龙骨牡蛎汤疏肝郁、清痰热、祛瘀血、镇心神，甘麦大枣汤养心安神，缓急止躁。方证相应，故效如桴鼓。

王付医案

郝某，女，52 岁，1990 年 5 月 10 日初诊。

主诉：经常下腹部坠胀疼痛，腰骶酸软，时有疼痛，业已 10 年有余。患者两侧少腹疼痛，压痛明显，尤其夜间疼痛加重，疼痛固定不移，伴有低热，疼痛发作时有郁热感，小便量尚可但黄，带下黄浊而臭，大便干，2 日 1 次，口干不欲饮水，舌红边略紫，苔薄黄，脉沉弦。妇科检查：外阴正常，阴道分泌物增多且黏稠黄浊，子宫后倾，小腹压痛，可扪到增粗的条状物。诊断：慢性盆腔炎。辨证：下焦瘀血，郁而化热，热瘀相搏，脉络失和。治当清热、化瘀。以桃核承气汤加味治疗：桃仁 8g，桂枝 12g，大黄 5g，芒硝 3g（冲服），炙甘草 6g，赤芍 12g，牡丹皮 10g。每日 1 剂，水煎 2 次合并分 3 服，连服 10 剂，诸症悉除。

按语　慢性盆腔炎从中医辨证，病久易于成瘀、瘀郁而化热，热与瘀结以成瘀热的病理，故其治以桃核承气汤。方中大黄泻热祛瘀，使瘀热从下而去，桂枝通经散瘀，桃仁活血破瘀，芒硝清热消肿、软坚散瘀，加赤芍凉血散瘀，牡丹皮散瘀消肿，炙甘草调和诸药，方中诸药相互为用，以建其功。

【现代研究】

在临床试验中，桃核承气汤加减可以降低子宫内膜异位症患者血清肿瘤抗原 CA125 水平，改善患者的性激素水平及卵巢功能，有效缓解痛经、不孕的症状。动物实验证实，桃核承气汤可激活多囊卵巢综合征模型大鼠 PI3K/AKT/mTOR 通路，其改善多囊卵巢综合征模型大鼠性激素水平及胰岛素抵抗的作用可能与 PI3K/AKT/mTOR 通路激活有关。桃核承气汤还可以通过调节 JAK2/STAT1 磷酸化水平及负调控因子 SOCS1 和 PLAS 水平来调控 JAK/STAT 通路，抑制促炎性细胞因子 TNF-α、IL-17 和 CRP 表达，从而抑制急性炎症反应，改善盆腔炎症，达到治疗急性盆腔炎的效果。此外，桃仁与大黄配伍，可以调节子宫腺肌病小鼠花生四烯酸代谢中前列腺素 D_3 及血栓素 B_2 水平，通过胆汁酸途径改善子宫腺肌病的脂质代谢紊乱。

（胥风华）

第九节　半夏泻心汤

【原文】

第 149 条：伤寒五六日，呕而发热者，柴胡汤证具；而以他药下之，柴胡证仍在者，复与柴胡汤。此虽已下之，不为逆，必蒸蒸而振，却发热汗出而解。若心下满，而硬痛者，此为结胸也，大陷胸汤主之；但满而不痛者，此为痞，柴胡不中与之[①]，宜半夏泻心汤。

【方药】

半夏泻心汤方

半夏半升（洗），黄芩、干姜、人参、甘草（炙）各三两，黄连一两，大枣十二枚（擘）。

上七味，以水一斗，煮取六升，去滓，再煎[②]，取三升，温服一升，日三服。

【词解】

①柴胡不中与之：指不宜再用柴胡汤类方。柴胡，指前述之柴胡汤类方；不中，指不宜、不可。

②煎：将液体加热浓缩的过程。

【释义】

伤寒五六日，出现"呕而发热"者，是外邪已入少阳，医者不识，以他药误下，可出现三种转归：①柴胡证仍在，说明未因误下而变生他证，故曰："此虽已下之，不为逆"，仍可予柴胡汤。服柴胡汤后，正气得药力之助而奋起抗邪，可出现"蒸蒸而振，却发热汗出而解"的战汗。②误下后邪热内陷，与水饮互结，则形成心下满而硬痛的大结胸证，应使用大陷胸汤治疗。③误下后损伤脾胃之气，邪气乘机内陷，致寒热错杂于中，脾胃升降失常，气机痞塞，形成心下痞，用半夏泻心汤。

"但满而不痛"，是痞证的辨证要点。由于本条之心下痞是由寒热之邪痞塞中焦，脾胃升降失和所致，故当兼见恶心、呕吐等胃气不降之证，以及肠鸣、下利等脾气不升之证。

【注释选录】

柯琴《伤寒来苏集》 泻心汤，即小柴胡去柴胡加黄连干姜汤也。三方分治三阳；在太阳用生姜泻心者，以未经下而心下痞硬，虽汗出表解，水气犹未散，故君生姜以散之，仍不离太阳为开之义；在阳明用甘草泻心者，以两番误下，胃中空虚，其痞益甚，故倍甘草以建中，而缓客气之上逆，仍是从乎中治之法也；在少阳用半夏泻心者，以误下而成痞，邪既不在表，则柴胡汤不中与之，又未全入里，则黄芩汤亦不中与之矣。胸胁苦满与心下痞满，皆半表里证也。于伤寒五六日，未经下而胸胁苦满者，用柴胡汤解之。伤寒五六日，误下后，心下满而胸胁不满者，则去柴胡、生姜，加黄连、干姜以和之。此又治少阳半表里之一法也。然倍半夏而去生姜，稍变柴胡半表之治，推重少阳半里之意耳。君火以明，相火以位，故仍名曰泻心，亦以佐柴胡之所不及。

尤在泾《伤寒贯珠集》 按痞者，满而不实之谓。夫客邪内陷，既不可从汗泄；而满而不实，又不可从下夺。故惟半夏、干姜之辛，能散其结；黄连、黄芩之苦，能泄其满。而其所以泄与散者，虽药之能，而实胃气之使也。用参、草、枣者，以下后中虚，故以之益气，而助其药之能也。

【临证指要】

半夏泻心汤具清胃健脾、辛开苦降之效，主治寒热错杂，"心下……但满而不痛"之痞证。有寒热并治、辛开苦降、协调气机的特点，可用于治疗寒热夹杂，虚实并见，气机升降失调导致的月经过少、崩漏、闭经、痛经、经断前后诸症、带下、妊娠恶阻、胎漏，不孕症等妇科疾病，能够平调寒热，调理气机，和胃降逆。半夏泻心汤证的应用指征一般以胃脘痞塞不通、但满不痛、按之濡为特点。但临床所治之病，不必拘泥于胃肠道疾病。由于中焦虚实互见，寒热错杂，脾胃升降功能失常引起的恶心、呕吐、下利、嗳气、反胃、腹胀等症状均可应用本方。

【医案】

金真医案

胡某，女，26岁。1998年6月26日初诊。

主诉：妊娠 50 日，恶心呕吐 5 日，加重 2 日。

伴胸脘胀痛痞满，恶闻食气，嗳气泛酸，嘈杂似饥，饥不欲食，食后胸脘胀闷加重。舌红，苔白腻，脉弦滑。证属脾胃虚弱，邪热内陷，寒热互结于心下，脾胃升降失常。治宜辛开苦降，寒热并用。方拟半夏泻心汤加味：半夏 6g，黄芩 10g，党参 15g，干姜 6g，黄连 6g，炙甘草 6g，大枣 5 枚，砂仁 6g，白术 10g，苏梗 10g，陈皮 6g。水煎服，每日 1 剂。

二诊：服药 3 剂，恶心呕吐、胸脘胀痛、痞满明显减轻，守上方再进 2 剂后，除纳谷欠馨外，余症均除。

三诊：仍宗上方，加鸡内金 6g，谷芽 15g，3 剂告愈。

按语 本例系患妊娠恶阻，因平素患者脾胃虚弱，邪热内陷，寒热互结于中焦又加孕后血盛于下以养胎，冲脉之气上逆，脾胃升降失常，胃气不降，反随逆气上冲，而致气机升降失常，则见恶心呕吐，胸脘痞满等症。治宜健脾和胃，降逆止呕，佐以安胎。方用半夏泻心汤加味。方中以半夏为主药，和胃降逆止呕；干姜辛温散寒；黄芩、黄连清泄邪热。四药相合，辛开苦降，寒热互用，阴阳并调，从而达到恢复中焦气机升降功能，清除胸脘胀闷之目的。更佐党参、白术、炙甘草、大枣补益脾胃，助其健运之功；加砂仁、陈皮、苏梗理气安胎。诸药相合，健脾和胃止呕，降逆安胎，辛开苦降，寒热并用，清补兼施，调理气机。

赵宏利医案

王某，女，28 岁。2019 年 3 月 7 日初诊。

主诉：不避孕 1 年未孕。既往有桥本甲状腺炎病史，甲状腺功能正常。男方精液检查正常。生育史：0-0-0-0。平素月经尚规则，周期 30 余日，7～9 日净，量中，第 1 日略痛经，经前无乳房胀痛，末次月经 2 月 11 日。近期 B 超提示：内膜回声不均。刻下症：面略油，痤疮散发，毛孔粗，足冷，便黏，多梦。舌脉：舌淡红边有齿痕，苔白润，脉缓略滑。西医诊断：原发性女性不孕症。中医诊断：不孕病（寒热错杂证）。处方：姜半夏 10g，党参 15g，干姜 6g，黄芩 6g，黄连 3g，葛根 15g，制大黄 3g，附子 3g（先煎），薏苡仁 15g，炙甘草 6g，大枣 15g。共 7 剂，水煎服，每日 1 剂，早晚各口服 200ml。

2019 年 3 月 14 日二诊：患者诉月经 3 月 13 日来潮，已咳嗽咽痛 5 日，余诸症、舌脉类前。处方予以院内制剂热咳清以清热止咳，另上方去辛热纯阳之附子，以恐其助热留邪，再进 11 剂，煎服法同前。

2019 年 3 月 28 日三诊：患者未再诉有足冷、便黏、多梦情况。如前方加减数剂巩固 1 月余，终于受孕。妊娠后继续中药安胎治疗 2 月余。

2020 年 3 月 24 日患者因产后恶露未尽再次求诊，得知其顺产一孩。

按语 患者从未妊娠，不避孕 1 年，夫妻生活正常，且排除男方因素，因此诊断为原发性不孕症。察该患者面略油、痤疮散发、毛孔粗、便黏，舌淡红边有齿痕苔白润，脉略滑，此为上焦有热，中焦虚弱并夹有湿热；足冷、脉缓为虚寒在下。选方半夏泻心汤加减寒热同治。方中辛热之姜半夏温中降逆、沟通枢纽，苦寒之黄芩、黄连降阳以升阴，党参、大枣、炙甘草补中而通上下，更益制大黄通腑泄热、薏苡仁清利湿热；添附子合干姜增强温补中阳之力；加葛根升清阳，起阴气。如此数诊后寒热偏颇得以纠正，终于喜得麟子。

【现代研究】

半夏泻心汤可以降低多囊卵巢综合征（PCOS）模型大鼠的体质量和子宫指数，血清黄体生成素和睾酮水平，以及胰岛素指数，说明其具有改善多囊卵巢综合征模型大鼠的卵巢功能和胰岛素抵抗（IR）状态的作用。胰岛素抵抗不仅加剧了多囊卵巢综合征的生殖异常，还是引起代谢综合征的主要核心机制。半夏泻心汤通过恢复大鼠肠道菌群多样性，降低血清胰岛素含量，激活胰岛素活性，例如，其可以增加厚壁菌门、变形菌门、放线菌门及颤螺菌属、粪球菌属、罗斯氏菌属等有益菌相对丰度，降低拟杆菌门、蓝藻菌门及普氏菌属、厌氧菌属等致病菌相对丰度。

（胥风华）

第十节 黄 芩 汤

【原文】

第 172 条：太阳与少阳合病①，自下利者，与黄芩汤；若呕者，黄芩加半夏生姜汤主之。

第 333 条：伤寒脉迟，六七日，而反与黄芩汤彻其热②。脉迟为寒，今与黄芩汤，复除其热，腹中应冷，当不能食；今反能食，此名除中③，必死。

【方药】

黄芩汤方

黄芩三两，芍药二两，甘草二两（炙），大枣十二枚（擘）。

上四味，以水一斗，煮取三升，去滓，温服一升，日再夜一服。若呕者，加半夏半升，生姜三两。

【词解】

①合病：是指两经或两经以上的证候同时出现。

②彻其热：彻，除也。彻其热，即除其热。

③除中：疾病到了严重阶段，本来不能饮食，但突然反而暴食，这是中焦脾胃之气将绝的反常现象，称为"除中"，为假神的一种表现，属病危。

【释义】

第 172 条：太阳病和少阳病同时并见，邪热下迫肠胃，而出现自下痢的，用黄芩汤；如果呕吐，用黄芩加半夏生姜汤。

第 333 条：外感病，脉迟已经六七日，反而用黄芩汤清除其热。脉迟主寒，其证属虚寒，现在却反而用黄芩汤清热，必使阴寒更甚，腹中应该更加寒冷，照理应当不能饮食，现在却反而食欲亢盛能够进食，这就是除中，预后不良。

【注释选录】

柯琴《伤寒来苏集》 两阳合病，阳盛阴虚，阳气下陷入阴中，故自下利。太阳与阳明合病，是邪初入阳明之里，与葛根汤辛甘发散，以从阳也，又"下者举之"之法。太阳与少阳合病，是邪已入少阳之里，与黄芩汤酸苦涌泄，以为阴也，又"通因通用"之法。

凡首揭阳明病者，必身热汗出、不恶寒反恶热也。此言伤寒则恶寒可知，言彻其热，则发热可知。脉迟为无阳，不能作汗，必服桂枝汤啜稀热粥，令汗生于谷耳。黄芩汤本为协热下利而设，不为脉迟表热而设。今不知脉迟为里寒，但知清表之余热。热去寒起，则不能食者为中寒，反能食者为除中矣。除中者，胃阳不支，假谷气以自救，凡人将死而反强食者是也。

【临证指要】

黄芩汤方可扶阴以制阳，具有调和阴阳的效果，用于治疗阳盛偏热、阴血不足之证，同时还能截断邪热入里的道路，避免波及太阴，防患于未然。方中黄芩苦寒，可清泻少阳肝胆郁火；芍药味酸性寒，入肝经，可养血、敛阴，还能防止肝火亢盛。黄芩、芍药相伍，苦以坚之，酸以收之，苦酸相济，清热化郁。炙甘草、大枣味甘平，益气和中，调和诸药，其与芍药相伍，酸甘化阴，又能增缓急止痛之效。此方临床可广泛应用于妇科疾病，适用于有热象并兼有口苦、咽干、目眩及肝区、两胁胀痛、脾胃功能障碍、情绪状态异常者。对于郁热导致的痛经，经期延长，月经先期的患者，症见经期小腹痛，经量大，经色鲜红、质稠，有血块，平时带下多、色黄或秽臭，舌红，脉滑数，可用黄芩汤方，方中黄芩清热泻火，芍药甘草汤敛阴养血、解痉止痛，大枣调中缓急。黄芩汤还可用于孕妇热利及出痘后下利，黄芩具有安胎的功效，为保胎常用药。《医学入门》载："腹痛服安胎药不止者，须辨寒热虚实，寒者，理中汤加砂仁、香附；热者，黄芩汤"。《妇科秘书》载："凡孕妇出痘，热能动胎，胎落则气血衰败，而不能起发灌浆矣。故始终以安胎为主，外用细软之帛紧兜肚上，切不可用丁、桂燥热之品，及食牛虻毒物之类，以致触犯。其条芩、白术、艾叶、砂仁之类，与痘相宜者采而用之。其初发热，则以参苏饮发之，痘即出后，则多服安胎饮保之。渴者，则用人参白术散加减。泻者，则用黄芩汤合四君子汤，内加诃子"。因此黄芩汤不仅可以清肠胃之邪热，也可清胎热。

【医案】

黄煌医案 1

李某，女，31 岁，2016 年 9 月 10 日初诊。

主诉：备孕 1 年未孕。患者因备孕 1 年未果，实验室检查未见明显异常前来就诊。末次月经 2016 年 8 月 26 日。近半年来月经量减少。食辛热则唇周痤疮易发。有胚胎停育史。脐温 38℃。其人体型中等，肤白，唇红，面有色斑，头发稀疏。舌红，脉数。西医诊断：不孕症；中医诊断：不孕症，郁热在内。治以清郁热，调中存阴。处方：黄芩 10g，白芍 20g，生甘草 5g，大枣 20g。15 剂，以水 700ml 煮取 300ml，分 2 次温服，早晚各 1 次。隔日服（吃 1 日停 1 日）。

2016 年 11 月 8 日二诊：家人反馈，已孕 50 日，黄体酮 22.46ng/ml。睡眠好，饮食欠佳。处方黄连阿胶汤 5 剂。

2017 年 7 月 7 日反馈，2017 年 6 月 21 日顺产一健康男婴，服用上方期间未服用任何药物及接受其他治疗。

按语 该患者年轻女性，正常性生活，备孕 1 年未果。其人体型中等，肤白，唇红，脐温高，食辛辣则痤疮易发，郁热在内，处方黄芩汤。药后该患者顺利受孕，后以黄连阿胶汤保胎。有研究表明生殖系统炎症是导致不孕的一个重要因素，而黄芩汤具有良好的抗炎及免疫调节作用。该患者脐温高，提示中下焦可能处于炎性状态。服用黄芩汤后受孕可能与黄芩汤改善了生殖系统内环境有关。

黄煌医案 2

王某，女，37 岁。2016 年 7 月 25 日初诊。

主诉：经行腹痛 7 年。患者经行腹痛 7 年余，西医诊断为子宫腺肌症。诉生育前已有痛经史，常服用止痛药缓解。经行头皮发麻，腹部时痛，痛经时肛门坠胀，时牙龈出血，大便正常。13 岁初潮，生育 1 子。红斑狼疮家族史。其人肤白体型中等，唇舌红，脉数。面部少许色斑。2016 年 7 月 25 日妇科彩超示：子宫腺肌症伴子宫腺肌瘤，左侧附件混合性肿块。西医诊断：子宫腺肌症；中医诊断：痛经，湿热瘀阻。法当清解郁热，缓急止痛。处方：黄芩 10g，白芍 20g，生甘草 5g，大枣 20g。20 剂，每日 1 剂，以水 700ml 煮取 300ml，分 2 次温服，早晚各 1 次，5/2 服法。

2016 年 11 月 21 日二诊：诉药后排卵期疼痛改善，经前腹痛减少，镇痛药由 2 粒减为 1 粒，经行有血块，刷牙出血减少，自觉气短。脐温 36.9℃，舌红，脉数，原方 20 剂，服法同上。

按语 该患者痛经 7 年，痛经发作时，肛门有坠胀感。痛经严重，常服用镇痛药来缓解。其人体型中等，肤白，唇舌红，时有牙龈出血，提示内热重，其痛经系湿热瘀阻所致。黄芩汤服用后，痛经改善明显，镇痛药亦减量。牙龈出血减少。黄煌教授指出痛经治疗需先辨明寒热虚实。热性痛经，黄芩汤效果显著。芍药甘草汤是黄芩汤的重要组成部分。现代药理学研究表明芍药甘草汤可通过调节子宫腺肌症病灶细胞雌激素受体、降低雌激素的生物学效应、抑制 MAPK 信号通路，进而阻断或减少异位病灶的增生，阻碍子宫腺肌病的发展。

丘余良医案

杨某，女，48 岁，2019 年 5 月 6 日初诊。

主诉：心烦易怒 3 天。患者近日心烦易怒，伴情绪低落难以控制，多思多虑，口苦，口干，头晕，自觉浑身酸痛，项强，不欲饮食，恶心欲吐，难以入睡，寐时梦多，小便黄，大便不畅。舌质红，苔黄少津，脉弦数。中医诊断：郁证，辨为少阳火郁，津液不足证。处方：黄芩汤加减。药用：黄芩 12g，白芍 10g，炙甘草 3g，大枣 10g，生姜 3 片。3 剂，水煎服，每日 1 剂，早晚饭后分服。服用至第二剂，情绪即较前稳定，其余诸症亦较前缓解，尔后以调和肝脾之方善后。

按语 《伤寒论》言："伤寒中风，有柴胡证，但见一证便是，不必悉具"。此案患者虽见心烦喜呕、口干、口苦、头晕等众多柴胡汤证，但笔者认为其非小柴胡汤所宜。因患者出现舌红苔黄而少津，脉象亦成弦数等阴津亏虚，内有郁热之象，乃胆火上炎，津液不足，少阳枢机不利所致，而小柴胡汤偏辛散温燥，投之恐伤阴液而熵火邪，应是黄芩汤所适。且患者虽有身体酸痛、项强等太阳病表现，但实非表证，因少阳为枢，枢机不利可波及太阳经之气化，营卫运行不畅，故有此表现。少阳火盛而逆，枢机不能和转而降收，胆热迫胃，胃气不降，故见纳少而恶心欲吐；其难以入睡，寐时梦多，亦是枢机不利，阳不入阴，火邪扰心之象。综上，当予黄芩汤为宜，恰中少阳火盛而逆，枢机不利的病机。方中以黄芩为君，可清少阳邪热、散其郁火；再取白芍酸寒益阴和营；炙甘草、大枣扶助中焦以助气血生化之源；生姜配大枣调和营卫且能止呕。诸药合用，共奏清解郁热、和降少阳之功。

【现代研究】

黄芩汤出自《伤寒论》，由黄芩、芍药、甘草和大枣组成，具有清热止利、和中止痛之功效，用于治疗溃疡性结肠炎疗效显著。黄芩汤成分复杂，以多靶点、多途径发挥作用。研究发现黄芩汤治疗溃疡性结肠炎和相关结肠癌的作用机制可能与保护肠黏膜屏障，抑制炎症反应，促进线粒体自噬，抑制氧化应激，调控肠道菌群、细胞周期、基因表达，抑制细胞增殖和促进细胞凋亡等多种机制相关。有 Meta 研究显示，黄芩汤联合西药治疗溃疡性结肠炎的总有效率高于常规西药，并能显著降低不良反应发生率，且复发率低，安全性较高。

黄芩汤中含有黄芩苷、汉黄芩苷、黄芩素、芍药苷、芍药内酯苷、甘草苷、甘草酸等多种成分。其中黄芩苷、芍药苷、甘草酸是主要成分。黄芩苷有抗菌、抗病毒、抗炎、抗氧化、抗肿瘤、肝脏和神经保护等多种药理活性。研究表明，配伍白芍、大枣可增加黄芩苷的含量。白芍养血柔肝、养阴润燥，具有疏肝解郁的功效，白芍的主要活性成分为白芍苷，具有抗抑郁、保肝、保护神经、镇静催眠等多种药理作用。白芍苷可以通过调节下丘脑-垂体-肾上腺轴活性，保护海马神经，抑制海马炎症反应，调整肠道中的炎症因子表达发挥抗抑郁作用，改善围绝经期的情绪障碍；另外白芍苷可以促进成骨生成、抑制成骨细胞凋亡和破骨细胞的生成，从而改善围绝经期的骨质疏松症。

（李云君）

第十一节 白 虎 汤

【原文】

第 176 条：伤寒脉浮滑，此表有热、里有寒①，白虎汤主之。

第 219 条：三阳合病②，腹满身重，难以转侧，口不仁③而面垢④，谵语遗尿。发汗则谵语。下之则额上生汗，手足逆冷。若自汗出者⑤，白虎汤主之。

第 350 条：伤寒脉滑而厥⑥者，里有热也，白虎汤主之。

【方药】

白虎汤方

知母六两，石膏一斤（碎），甘草二两（炙），粳米六合。

上四味，以水一斗，煮米熟，汤成，去滓，温服一升，日三服。

【词解】

①里有寒：为里有热之误。

②三阳合病：即太阳、少阳、阳明三经同时发病。

③口不仁：口中感觉木呆，食不知味。

④面垢：面部如蒙油垢状。

⑤若自汗出者，白虎汤主之：此为倒装句，应顺接在"谵语遗尿"句后。

⑥厥：指手足厥冷。

【释义】

第 176 条：伤寒脉浮滑，浮主表热，滑主里热，如果类似太阳伤寒的病证而脉浮滑，表里俱热，可以用白虎汤。

第219条：太阳、少阳、阳明三经同时发病，则会出现腹部胀满，身体沉重，身体难以转动，言语不利，食不知味，面部如蒙油垢，谵语遗尿，自汗等症状，可以用白虎汤。若误认为人身重为表证，妄自发汗，则津液外泄，里热更盛，出现额上生汗，手足逆冷之症。

第350条：伤寒手足厥逆而见滑脉，此为里有热，应用白虎汤。

【注释选录】

柯琴《伤寒来苏集》　第176条：此条论脉而不及证，因有白虎汤证，而推及其脉也。勿只据脉而不审其证。脉浮而滑为阳，阳主热。《内经》云：脉缓而滑曰热中。是浮为在表，滑为在里。旧本作里有寒者误。此虽表里并言，而重在里热，所谓结热在里，表里似热者是也。

第219条：此本阳明病而略兼太、少也。胃气不通，故腹满。阳明主肉，无气以动，故身重。难以转侧者，少阳行身之侧也。口者，胃之门户。胃气病，则津液不能上行，故不仁。阳明病则颜黑，少阳病则面微有尘，阳气不荣于面，故垢。膀胱不约为遗溺，遗尿者，太阳本病也。虽三阳合病，而阳明证多，则当独取阳明矣。无表证，则不宜汗，胃未实，则不当下。此阳明半表里证也。里热而非里实，故当用白虎而不当用承气。若妄汗则津竭而谵语，误下则亡阳而额汗出、手足厥也。此自汗出，为内热甚者言耳，接遗尿句来。若自汗而无大烦大渴证，无洪大浮滑脉，当从虚治，不得妄用白虎。若额上汗出、手足冷者，见烦渴、谵语等证与洪滑之脉，亦可用白虎汤。

第350条：脉微而厥为寒厥，脉滑而厥为热厥。阳极似阴之证，全凭脉以辨之。然必烦渴引饮，能食而大便难，乃为里有热也。

【临证指要】

"冲为血海，任主胞胎"，妇女月事通调有赖于冲任的功能正常。而"冲任不能独行经"，《临证指南医案》云："冲任隶属于阳明"。其功能正常除与足厥阴肝经、足少阴肾经有关外，还与足阳明胃经密切相关。任脉通畅，冲脉充盛，皆有赖于脾胃腐化水谷，化生气血。薛立斋云："血者水谷之精气也，和调于五脏，洒陈于六腑，妇人上为乳汁，下为月经"。脾胃精气充盛则冲脉盛，血海盈，月事以时下。若阳明燥热过盛，津液枯竭，气血化生乏源不能化为月经，轻者经水稀少，重者经闭不行。若阳明热盛，充斥内外，耗伤津液，可导致经行发热、产后发热等疾病。

《神农本草经》言，石膏性微寒，其寒凉之力远逊于黄连、龙胆草、黄柏等药，而其退热之功效则远过于诸药，且谓其宜于产乳，可用于产后也，说明石膏可用于治疗妇人产后缺乳或产后发热等疾病。知母最早记载于《神农本草经》，被列为中品，言其"味苦寒，主消渴，热中，除邪气，肢体浮肿，下水，补不足，益气"，功擅养阴泻热、除烦润燥、清热除烦、镇静安神。妇女临床见烦躁、恐惧、头痛、失眠之症，均可结合辨证论治采用知母治之。因此临床治疗妇女自主神经功能紊乱、绝经综合征等症见燥热、失眠、心悸、焦虑不安者，可选用石膏配伍知母来治疗。

在临床应用中，白虎汤主要用于伤寒阳明经证，方中石膏清热解肌，达热出表，可出气分之高热；知母味苦性寒、质润，既助石膏清热，又兼有滋阴增液之功；炙甘草泻火解毒，配粳米可以保养胃气兼以和中，扶正达邪，配石膏则又甘寒生津。全方共奏清热泻火。止渴生津之效。对证属阳明里热亢盛，充斥内外，耗伤津液的妇科疾病，如产后发热，经行发热，经行鼻衄，月经量少，胎漏，崩漏，经期延长，胎动不安等，有很好的临床应用价值。

【医案】

马大正医案

胡某，女，35岁，2005年9月2日初诊。

主诉：月经淋漓不尽1月余。患者月经7月28日来潮，至今未净，经量少色黑，无块，倦怠嗜睡，无腰腹疼痛，平时月经3日净。生育史：2-0-2-2，输卵管已经结扎。舌稍红，苔薄白，脉细。诊断：经期延长。治法：清热泻火止血。方用白虎汤合栀子豉汤加减。药物：炒栀子15g，淡豆豉15g，石膏15g，知母10g，生甘草6g，侧柏10g，贯众炭20g，阿胶10g（烊冲），3剂。

2005年9月5日二诊：进药1剂，阴道出血即净，舌脉如上。妇科检查：外阴（－），阴道通畅，宫颈光滑，宫体后位，大小正常，质中，活动可，无压痛，两侧附件压痛。西医诊断：①双侧附件炎；②功能性子宫出血。改用清利湿热方剂继续治疗。

按语 白虎汤的适应证为阳明气分经热炽盛而具备四大症状者，但用白虎汤治疗妇科血证却无人语及。然而在《傅青主女科》治疗"黑带下"的"利火汤"中有石膏和知母，这两味就是白虎汤的主药，而所谓的黑带，即是阴道出血呈暗黑色者。此外，治疗牙龈出血的玉女煎和治疗热病皮下紫斑的化斑汤，都含有石膏和知母两味药物，这两味就是白虎汤的主药，而所谓的黑带，即是阴道出血呈暗黑色者，可见石膏与知母配伍适用于因火热之证引起的少量出血性疾病，而非崩淋之症。而栀子豉汤是清宣郁热的方剂，并未见用此方治疗妇科血证的报道。方中栀子可以泻火止血已明，而淡豆豉用于止血，历代记载不多，查《本草纲目》豆豉条，有用它治疗血痢、小便出血、舌上出血、堕胎血下，可见淡豆豉的确具有止血的功效，只是这点功效被后人疏漏淡忘了。由于栀子豆豉汤两味药物均具有止血作用，因此可用于妇科血证而属于血热者。然张锡纯《医学衷中参西录》中的"石膏解"曾记录使用白虎加人参汤重用石膏治疗外感热病所致的产后出血一案，由此可见，白虎汤配伍栀子豉汤可用于治疗血热所引起的经期延长病或漏下色黑者。

钟育衡医案

患者，女，25岁。

主诉：妊娠2月余，高热3日。患者妊娠2月余，壮热不已（体温39℃），不恶寒，反恶热，大渴引饮，喜冷饮，阴道流血，脉洪大滑数，舌苔黄白而干。此为阳明经证，邪热弥漫，胎被灼而不安。用清解阳明，直折热邪，邪去胎自安。拟白虎汤加味：生石膏100g，知母20g，生甘草10g，粳米20g，山栀子15g，黄芩10g。用水1500ml，先煎石膏、粳米1小时，再下其他药物，取400ml药汁，分2次温服。服2剂后，患者热退，血止，胎安。

按语 白虎汤加黄芩、栀子安胎，壮热大渴是着眼点。本案生石膏用量达100g，值得重视。关于石膏用量，岳美中先生主张剂量要大，他在《岳美中医案集》中说："白虎汤方中石膏之量从不少于500g，而麻杏石甘、越婢等汤方中石膏之量从不超过250g。这是仲景《伤寒论》方剂配伍中重要的部分，不容等闲视之。"阴道出血属于热证者多，虚寒证者也有。就热证而言，尚需与黄连阿胶汤相鉴别。黄连阿胶汤证有烦热，特别是夜不得寐，且唇舌鲜红而干；白虎汤证也有烦热，但大多有身热大汗，常常汗出如洗，而且有口干渴，喜饮冷水。

舒驰远医案

患者怀孕三月而患热病，求吾药，吾见其口燥心烦渴，欲饮冷者，阳明里热也，法宜白虎撤其热；汗出恶热，大便闭结者，胃实也，法宜黄芩以泻腑热；舌苔干黑，芒刺满口者，内火烁干津液，阴欲竭之征也；腹微痛而胎动者，热邪逼及胞胎也。若不急行驱阳救阴之法，胞胎立坏，不可为矣！即用白虎汤合调胃承气加黄芩，一剂而热势略杀，再投一剂，泄下二次，结去津回，诸症皆愈，其胎即安。

按语 白虎汤加大黄、芒硝、黄芩以安胎，非有胆识者不敢如此。其用方着眼点在于患者一派热象，本案列举口燥心烦、渴欲饮冷、汗出恶热、大便闭结、口苦咽干、舌苔干黑、芒刺满口等征象，由此引出白虎、调胃承气汤、黄芩等方药，思维非常清晰，体现了方证相应的思想。

【现代研究】

有学者发现白虎汤具有较好的抗炎作用，能够拮抗自由基损伤及调节前列腺素代谢，降低 CPR 和 CP，此作用与方中的石膏、知母两味药密切相关。有研究报道，石膏对免疫的增强效果，可能与石膏中的微量元素有关。人体内的微量元素可以与免疫细胞刺激的免疫因子发挥协同作用，产生抗炎作用。生石膏内服，经胃酸作用，一部分变为可溶性钙盐而被吸收，使血液浓度增加，而抑制肌肉的兴奋性，起到镇静、解痉作用，又能降低血管的通透性，石膏亦具有良好的清热功效进而能产乳。因此临床上可选用石膏治疗很多妇科疾病，如产后发热、经行发热、产后缺乳、霉菌性阴道炎、女性盆腔炎等。有研究发现，知母多糖具有抗炎、抗菌、抗氧化、调节免疫、抗骨质疏松、抗皮肤老化和损伤等作用，知母皂苷 BⅡ具有抗抑郁作用，因此临床上可选用石膏配伍知母缓解女性绝经综合征所导致的失眠、烦躁、心悸、紧张焦虑等症状。

（李云君）

第十二节 五 苓 散

【原文】

第71条：太阳病，发汗后，大汗出，胃中干①，烦燥不得眠，欲得饮水者，少少与饮之，令胃气和则愈。若脉浮，小便不利，微热消渴②者，与五苓散主之。

第72条：发汗已，脉浮数，烦渴者，五苓散主之。

第73条：伤寒汗出而渴者，五苓散主之。不渴者，茯苓甘草汤主之。

第74条：中风发热，六七日不解而烦，有表里证③，渴欲饮水，水入则吐者，名曰水逆④。五苓散主之。

第156条：本以下之，故心下痞，与泻心汤；痞不解，其人渴而口燥烦，小便不利者，五苓散主之。一方云，忍之一日乃愈。

第386条：霍乱，头痛，发热，身疼痛，热多欲饮水者，五苓散主之；寒多不用水者，理中丸主之。

第31条：假令瘦人，脐下有悸，吐涎沫而癫眩⑤，此水也，五苓散主之。(《金匮要略》)

【方药】

五苓散方

猪苓十八铢（去皮），泽泻一两六铢半，白术十八铢，茯苓十八铢，桂半两（去皮）。

上五味，为末以白饮和，服方寸匕，日三服，多饮暖水，汗出愈。如法将息。

【词解】

①胃中干：指胃中津液不足。

②消渴：非病名，指口渴而饮水不解的症状。

③有表里证：指既有太阳表证，又有蓄水里证。

④水逆：是水邪停蓄于膀胱，气不化津，而致口渴引饮，饮入即吐的一种症状，是蓄水重证的表现。

⑤癫眩：癫，当作"颠"，《说文解字》曰："颠，顶也"。头位于身体之顶部，故癫眩即头目眩晕之意。

【释义】

第 71 条：太阳病，发汗后，或大汗出，皆令人津液内竭，胃中干，烦躁不得眠，欲得饮水，当少少与之，以滋胃燥，令胃气和，则可愈也。倘与之饮，胃仍不和，若脉浮，小便不利，微热消渴者，则是太阳表邪未罢，膀胱里饮已成也。经曰，膀胱者，津液之府，气化则能出矣。今邪热熏灼，燥其现有之津；饮水不化，绝其未生之液。津液告匮，求水自救，所以水入即消，渴而不止也。用五苓散者，以其能外解表热，内输水府，则气化津生，热渴止而小便利矣。

第 72 条：发汗已，为太阳病已发汗也。脉浮数，知邪仍在表也。若小便利而烦渴者，是初入阳明胃热，白虎汤证也。今小便不利而烦渴，是太阳腑病，膀胱水蓄，五苓散证也。故用五苓散，如法服之，外疏内利，表里均得解矣。

第 73 条：伤寒发汗后，脉浮数，汗出烦渴，小便不利者，五苓散主之，今惟曰汗出者，省文也。渴而不烦，是饮盛于热，故亦以五苓散主之，利水以化津也。若不烦且不渴者，是里无热也。惟脉浮数汗出，小便不利，是营卫不和也，故主以茯苓甘草汤和表以利水也。

第 74 条：中风发热，六七日不解而烦者，是有表证也。渴欲饮水，水入则吐者，是有里证也。若渴欲饮水，水入即消，如前条之胃干，少少与饮，令胃和则愈。今渴欲饮水，水入不消，上逆而吐，故名曰水逆。原其所以吐之由，则因邪热入里，与饮相抟，三焦失其蒸化，而不能通调水道，下输膀胱，以致饮热相格于上，水无去路于下，故水入则吐。小便必不利也，宜五苓散辛甘淡渗之品，外解内利。多服暖水，令其汗出尿通，则表里两解矣。

第 156 条：本以下之早，故成心下痞。如系结热成实之痞，则宜大黄黄连泻心汤，寒攻之法也；如系外寒内热之痞，则宜附子泻心汤，温攻之法也；如系虚热水气之痞，则宜生姜泻心汤，散饮之法也；如系虚热而呕之痞，则宜半夏泻心汤，折逆之法也；如系虚热益甚之痞，则宜甘草泻心汤，缓急之法也。今以诸泻心汤，审证与之，而痞不解，则当审其人。若渴而口燥，心烦小便不利者，非辨证不明，药力之不及也，盖水饮内蓄，津液不行，故痞病不解耳。宜五苓散外发内利，汗出小便利则愈，于此可类推矣。

第 386 条：霍乱者，水饮内发，故吐泻交作也。风寒外袭，故头痛发热，身疼痛也。热多欲饮水者，是饮热也，主五苓散以两解其饮热。若不欲饮水者，是中寒也，主理中丸以独温其中。理中丸，即理中汤和剂作丸也。

第 31 条：假令瘦人脐下为小腹，肾脉所司，水停不行，水动则有悸，水之浮化为涎沫，上泛于脾，脾起拒之，则吐涎沫，肝脉循小腹上头，风挟水气逆上，扰其清阳，甚则欲倒而癫眩者，此可证明为水也，以五苓散输脾利水主之。（《金匮要略》）

【注释选录】

吴谦《医宗金鉴》 是方也，乃太阳邪热入腑，水气不化，膀胱表里药也。一治水逆，水入则吐；一治消渴，水入则消。夫膀胱者，津液之府，气化则能出矣。邪热入之，与水合化为病。若水盛于热，则水壅不化；水蓄于上，故水入则吐。乃膀胱之气化不行，致小便不行也。若热盛于水，则水为热灼；水耗于上，故水入则消。乃膀胱之津液告竭，致小便无出也。二证皆小便不利，故均得而主之。若小便自利者，不可用，恐重伤津液，以其属阳明之里，故不可用也。由此可知五苓散非治水热之专剂，乃治水热小便不利之主方也。君泽泻之咸寒，咸走水府，寒胜热邪；佐二苓之淡渗，通调水道，下输膀胱，则水热并泻也；用白术之燥湿，健脾助土，为之堤防以制水也；用桂之辛温，宣通阳气，蒸化三焦以行水也。泽泻得二苓下降，利水之功倍，则小便利，而水不蓄矣。白术借桂上升，通阳之效捷，则气腾津化，渴自止也。若发热不解，以桂易桂枝，服后多服暖水，令汗出愈。是知此方不止治停水小便不利之里，而犹解停水发热之表也。加人参名春泽汤，其意专在助气化以生津。加茵陈名茵陈五苓散，治湿热发黄，表里不实，小便不利者，无不效也。

【临证指要】

《妇人大全良方》提出"女子以血为本"，女子的经、孕、产、乳等诸多生理功能都离不开血，阴血充盈调畅，则女性的生理功能正常。津液与血液同出于中焦，化生于脾胃，故有"津血同源"之说。在体内，津液不断渗灌是保持血液充足、流行不息的一个必要条件。血、水在生理上同出一源，病理上相互影响，两者的病理产物瘀血与水湿、痰饮也是同源的。《素问·汤液醪醴论》曰"平治于权衡，去菀陈莝"及《灵枢·水胀》中女子石瘕不月"肤胀鼓胀"，先用"刺去其血络"法治疗，而后调经，均指出治疗水肿，要调整脏腑阴阳，辅以活血化瘀，去恶血则水肿自消矣。

五苓散中，猪苓、茯苓、泽泻淡渗以利水，通利小便，导水下行；白术助脾气之转输，使水精得以四布，配茯苓，更好地起到健脾利水的作用；桂枝辛温，通阳化气，又可散表邪。茯苓、桂枝配伍，具有通阳化气，平冲利水，宁心健脾，通脉祛瘀之功。张仲景在《金匮要略·妇人妊娠病脉证并治第二十》中论述妇人平素患有癥病，出现胎动不安，漏下不止之证，用桂枝茯苓丸治之。方中桂枝温通血脉而行瘀滞，行气的同时又能消瘀血、癥块，"桂枝辛物也，能利血而行滞"。仲景言："血不利则为水"。茯苓健脾利水，能够利而行之，以助消癥之用，健脾益胃，扶正安胎，体现血水同调，利水消癥而不伤正的特点。临床常用于子宫肌瘤、卵巢囊肿、子宫内膜异位症、附件炎性包块、输卵管阻塞性不孕症，以及痛经、闭经、人工流产后恶露不尽等符合上述病机者。

【医案】

余听鸿医案

常熟长田岸某姓妇，妊娠四月，小溲点滴不通。某妇科进以鲜生地、龙胆草、青麟丸等寒凉之品，小溲秘之更甚，已有三日。余诊其脉，沉细而涩，少腹胀痛。余曰：此胞阻也，被寒凉凝滞膀胱，无阳不能化气而出。即将葱二斤煎水熨洗少腹，略能小便。即进五苓散：桂枝一钱，猪苓、赤苓各二钱，泽泻二钱，白术二钱。研粗末，煎沸滤清饮之。仍不能通畅，而少腹痛势稍减。将前方去桂枝易肉桂一钱，服法依前。服后而小便大畅而愈。

按语 提示五苓散有利尿功效。不过，前提条件是"阳气不通"。肉桂比桂枝的温通之力更强，故肉桂易桂枝效果更佳。

刘奉五医案

胡某，女，31 岁。1971 年 10 月 19 日初诊。

妊娠 5 个月，近日发现体胖，腹部明显增大，体重明显增加，腹围增大较快，超过妊娠月份。伴有倦怠乏力，懒言，腹部胀痛，呼吸困难，心悸，不能平卧，行动不便，小便较少，纳食不香，舌质淡润，脉缓。经某医院妇科诊为羊水过多。辨证为脾肾两虚，水湿停聚，治以健脾补肾，温阳除湿，方以五苓散化裁：焦白术五钱，茯苓皮五钱，菟丝子五钱，泽泻三钱，陈皮二钱，猪苓二钱，防风一钱半。服 10 余剂后，体重减轻，腹围缩小。产前随诊，未见明显羊水过多，足月正常分娩一男孩。

按语 名老中医刘奉五认为，五苓散中桂枝辛热容易伤胎，而菟丝子补肾阴而固阳且无伤胎之害，蒸化膀胱之气，以替桂枝。

【现代研究】

五苓散出自张仲景的《伤寒杂病论》，是治疗膀胱气化不利所致蓄水证的经典方剂。现代实验研究及相关临床应用发现，五苓散可用于治疗泌尿、心血管、神经系统等多种系统疾病。目前关于五苓散整方化学成分的研究比较少，成分研究主要集中在单味药上。在临床中，泽泻主要应用于利尿、降血脂、降血压、降血糖、抗氧化、保护血管内皮、抗炎与免疫调节。泽泻中可以分离出三萜类化合物，包括泽泻醇及其衍生物半萜类化合物。猪苓具有利尿、保肝、保肾、抑菌、免疫调节、抗肿瘤、抗炎、抗氧化、抗突变、抗辐射等药理作用，化学成分主要包括甾体类成分和多糖类成分。茯苓具有利尿、保肝、保护胃肠功能、免疫调节、抗炎、镇静等药理作用，化学成分主要为茯苓三萜类、甾体类、多糖类、蛋白质类和矿物质类成分。白术临床可用于治疗肝腹水、胃肠道溃疡、失眠、眩晕等。白术的特征成分是白术内酯类成分，是发挥药效的活性成分，内含苍术酮和苍术醇。桂枝具有利尿、解痉镇痛、抗惊厥、改善血液循环、扩张血管、抗血小板聚集、抗凝血等多种药理活性。挥发油类是桂枝的主要活性物，除此以外还有桂皮酸等有机酸类及葡萄糖苷、硫酸钾结晶等成分。

（李云君）

第十三节 猪 苓 汤

【原文】

第 223 条：若脉浮发热，渴欲饮水，小便不利者，猪苓汤主之。

第 224 条：阳明病，汗出多而渴者，不可与猪苓汤，以汗多胃中燥，猪苓汤复利其小便故也。

第 319 条：少阴病，下利六七日，咳而呕渴，心烦，不得眠者，猪苓汤主之。

《金匮要略》第 13 条：脉浮发热，渴欲饮水，小便不利者，猪苓汤主之。

【方药】

猪苓汤方

猪苓（去皮）、茯苓、泽泻、阿胶、滑石（碎）各一两。

上五味，以水四升，先煮四味，取二升，去滓，内下阿胶烊消，温服七合，日三①。

【词解】

①日三：其后宋本《伤寒论》有"服"字。

【释义】

第223条：若脉象浮又发热，口渴想饮水，小便不畅利者，应使用猪苓汤。

第224条：阳明热病，汗出多、口渴，此时不可用猪苓汤，因猪苓汤利小便而更伤津液，从而加重阳明热病。

第319条：热邪传少阴，有口燥咽干之症而用大承气急下之法六七日，仍咳嗽、呕吐而口渴，心中烦躁而失眠，应予以猪苓汤使热邪从小便出。

【注释选录】

曹颖甫《伤寒发微》　此承上节汗下温针，而为救逆之方治也。上节为湿热内蕴，浮阳外越之证。若阳不外越而津液内伤，则为渴饮口干舌燥之变；若浮热在表，水湿内蕴，则有渴欲饮水、小便不利之变。此二证并较前证为轻。津液内伤，则以清胃热生津液主治，故宜白虎加人参汤。用人参者，为燥气留于气分也。热浮于外，水郁于里，则以导水邪清血热主治，故宜猪苓汤。用阿胶者，为湿热留于营分也。

【临证指要】

在《神农本草经》中，猪苓具有主痎疟，解毒，利水道的作用。在《中国药典》中，猪苓具有利水渗湿的功效，能够促进水湿之邪从小便排出，主治小便不利、水肿、泄泻、淋浊、带下等症。滑石主身热泄澼、女子乳难、癃闭，利小便，荡胃中积聚寒热，具有通利、透达的作用。猪苓汤是传统的滋阴清热利水方，可用于水热互结，热伤阴津之证，亦可用于少阴阴虚，水热互结。在猪苓汤中，二苓与滑石、泽泻合用，共奏通利水道之功，使热邪从小便而出，配以滋阴润燥之阿胶，利水而更防伤阴。故临证使用猪苓汤使水热之邪从小便出，可调整机体水液代谢机制，故妇科临床常用于以尿频、尿急、尿痛、排尿窘迫等为主要表现的尿路刺激征的治疗，如尿路感染、产后小便癃闭、盆腔炎、尿失禁、老年性阴道炎等。猪苓汤证可见失眠，是由水郁化热或阴虚内热上扰心神而致，故对于水热互结，热扰心神的烦躁失眠，尤其伴有尿路刺激症状的女性焦虑抑郁、经前期综合征、绝经综合征、梅核气、神经性尿频等有较好的临床疗效。

【医案】

娄绍昆医案

刘某，女，27岁。1983年9月15日初诊。

主诉：未避孕未孕4年。患者消瘦，婚后4年未孕，月经量中，色暗红，无血块，每于经前10日左右出现烦躁、头痛、头晕、乳房胀痛、腹泻、下肢浮肿等症，每值月经来潮后自行减弱。来诊时，适值经前诸症峰起，且伴有口干、微咳、尿黄不利等。脉弦细数，舌红，苔薄黄。腹诊：全少腹胀满、脐下动悸。证属水热阻胞，阴津不足。投以猪苓汤：猪苓、茯苓、泽泻各 15g，阿胶 10g（烊化），滑石粉 12g（包），7 剂。嘱其用清艾条自灸气海、关元穴，每日 2 次，每次 10 分钟。经此灸、药兼施后，诸症递减。嘱其每月经前 10 日，服猪苓汤 7 剂，并自灸关元、中极二穴。经此治疗 3 个月，诸症基本消失，遂停治观察。到 1984 年 5 月，妊娠试验为阳性，翌年 1 月分娩、产一男婴。

按语　此案是阳明病水热相结的猪苓汤证。阳明为燥金，《易经》曰："火就燥"。而《说卦》则云："燥万物者，莫熯乎火"。日常生活经验告诉我们，离火近的地方干燥，那必然离火远的地方就会形成水湿。由此可见，阳明的燥热是造成津液不足与水湿蕴积的主要原因。少腹胀满、脐下动悸是水饮停聚之腹证；水气不行，故小便不利；水饮偏渗大肠则下利；水气犯胃则呕；射肺则咳；清阳不升则头痛而眩；饮邪久郁，气机不利则络脉痹阻，故经前乳房肿痛；阴亏火旺，灼津为痰，故形体消瘦、失眠、烦躁、舌红、脉数，参合腹、脉、舌症及诸临床主要表现，选投猪苓汤滋阴利水而取效。

刘渡舟医案

马某，女，42 岁。1993 年 8 月 11 日初诊。

主诉：经行泄泻数年。患者经行泄泻数年，多方调治不愈。患者平时大便正常，每次行经，便作泄泻，质稀如水。口干而渴、小溲窘迫、夜不得寐、寐则梦多、两腿自感沉重如铅。本次月经来潮量多夹有血块。视其舌红苔白，脉来弦细。诊断为经行泄泻。辨为阴虚生热，热与水结，代谢失序，水液下趋大肠作泻。治当育阴、清热、利水，方用猪苓汤。猪苓 20g，茯苓 20g，阿胶 10g（烊化），泽泻 20g，滑石 16g，服 3 剂，泄泻即止，小便自利，诸症随之而愈。

按语　本案经行泄泻伴见小便窘迫、夜寐不安、口干而渴、舌红等症，显为阴虚水热互结之猪苓汤证。《伤寒论》曰："少阴病，下利六七日，咳而呕渴，心烦不得眠者，猪苓汤主之"。少阴阴虚，阴虚生热，水热互结，下趋大肠则泄泻，津不上承则口渴。水不济火，心肾不交则睡眠不安。故用猪苓汤育阴清热以利水。

易聘海医案

阚某，女，23 岁。

新产未久，小便癃闭，小腹胀痛拘急，心烦渴饮，但以尿闭故，不敢稍饮。病急投诊，先是西医利尿剂，无显著效果，惟用导尿方可缓解一二。越三日，又因导尿所致尿道口肿大，痛苦难当，乃邀余会诊。视其舌质红而无苔，脉来洪数无伦。据悉，初由失利而胀急，继转胀急而拘痛。病系产后血虚，阴阳失调，膀胱气化不利，水热搏结使然。取育阴利水法，处方：猪苓汤加乌药、小茴。俾使阴阳互根，小便自然通利无阻。顿服 1 剂，溲利，再服，尿溲如注，胀痛除。3 剂病乃瘥。

按语　大凡产后，阴血易亏，少阴气化不利导致尿液潴留于州都，发为癃闭。小便点滴不下，小腹胀痛拘急，水邪内停所见；心烦口渴，舌红无苔，脉来洪数，阴虚有热之征。又水热互结，障碍气机，故用猪苓汤养阴清热利水，加乌药、小茴以通利气机，正所谓："俾使阴阳互根，则小便自然通利无阻也"。

【现代研究】

现代药理学研究表明，猪苓汤对泌尿系统具有利尿、抗菌、改善肾脏局部炎症、改善肾功能、抑制肾结石形成与促进结石排出等作用。对急慢性肾炎、肾积水、肾病综合征、泌尿系统感染、泌尿系结石、乳糜尿、肾移植后高度水肿、前列腺增生症等的治疗，显现出毒副作用低、安全性高、复发率低的疗效特点。猪苓中的甾体类化合物，如麦角甾酮、麦角甾醇、过氧麦角甾醇、麦角甾-7、22-二烯-3-酮等和猪苓多糖 PPS1、PPS2、PPS3、GUMP-1-1、GUMP-1-2 等是体现其利水渗湿功效的主要药效成分，主要发挥着利尿、抗菌、抗炎、免疫调节、保护肾脏等作用。

（刘　艺）

第十四节　当归四逆汤

【原文】

第 351 条：手足厥寒，脉细欲绝者，当归四逆汤主之。

【方药】

当归四逆汤方

当归三两，桂枝三两（去皮），芍药三两，细辛三两，甘草二两（炙），通草二两，大枣二十五枚（擘，一法，十二枚）。

上七味，以水八升，煮取三升，去滓，温服一升，日三服。

【释义】

第 351 条：手足厥寒，当察气血阴阳，辨其寒热虚实。四肢逆冷，脉微欲绝，属少阴阳衰、阴寒内盛之寒厥证。今手足厥寒，而不言四肢逆冷，说明其厥逆的范围仅在手足而未过肘膝，其程度是虽寒而不至于冷，即本证厥逆的程度较寒厥证的四肢逆冷为轻。脉细欲绝与脉微欲绝有别，细主血虚，微主阳虚。本证手足厥寒与脉细欲绝并见，是血虚感寒，寒凝经脉，气血运行不畅，四末失于温养所致，故治以当归四逆汤养血通脉，通经散寒。

【注释选录】

成无己《注释伤寒论》　“手足厥寒者，阳气外虚，不温四末。脉细欲绝者，阴血内弱，脉行不利。与当归四逆汤助阳生阴也。”

尤在泾《伤寒贯珠集》　“手足厥寒，脉微欲绝者，阳之虚也，宜四逆辈。脉细欲绝者，血虚不能温于四末，并不能荣于脉中也。夫脉为血之府，而阳为阴之先，故欲续其脉，必益其血，欲益其血，必温其经。方用当归、芍药之润以滋之，甘草、大枣之甘以养之，桂枝、细辛之温以行之，而尤籍通草之入经通脉，以续其绝而止其厥。若其人内有久寒者，必加吴茱萸、生姜之辛以散之，而尤藉清酒之濡经浃脉，以散其久伏之寒也。”

【临证指要】

本方为桂枝汤去生姜，倍用大枣加当归、细辛、通草而成。当归补肝养血，又能行血，《本草正义》曰其“补中有动，行中有补”，故为本方之君药。配以桂枝温经通阳，芍药和营养血，细辛温散血中之寒邪，通草通行血脉，大枣、甘草益脾养营。诸药相合，有散寒邪、养血脉、通阳气之功效，是临床治疗血虚寒凝之证的首选方剂。方中所说的通草，就是今天所说的木通，鉴于木通味苦性寒，妇科临床应用可予鸡血藤取代木通，以期达到更好地养血通络的效果。当归四逆汤属血虚寒厥，程知在《伤寒经注》中曰："不用姜、附者，以证无下利，不属纯阴也。盖脉细欲绝之人，姜、附亦足以劫其阴，故不惟不轻用下，且亦不轻用温也。"当归四逆汤不用姜、附，因阴血虚微，辛温劫其阴也，当以温经复营为要点。郝万山在《郝万山伤寒论讲稿》中曰：本方临床应用时，要抓住三个要点，一是有肝血不足的特点；二是病变局部有发凉、发冷的特点；三是有疼痛的特点。最典型的如女子经行头痛，证属血虚肝寒，阴寒上逆，遇冷则发，头痛发作时面色苍白者。临床上病机属营血虚弱，寒凝经脉，血行不畅的多种妇科疾病该方有良效，如痛经、月经量少、闭经、产后身痛、不孕、盆腔炎、盆腔淤血综合征等，是妇科临床上应用最广泛的基础方剂。

【医案】

刘云鹏医案

邓某，女，21岁，未婚。1977年10月30日初诊。

患者月经周期正常，13岁月经初潮时即痛经，但疼痛不甚。近6年行经腹部绞痛甚剧，痛时恶寒肢冷，唇青面白，辗转不宁，自谓疼痛时在床上翻滚，竟将床板扳断。痛时经来量多。身净则痛止。每次经行肌内注射"哌替啶""异丙嗪"然并不能止痛。末次月经10月22日，6日干净。现无特殊不适，右脉微细，左脉弦细软。舌质淡红，舌苔薄黄。证属寒凝血虚血瘀。治以温经散寒，养血通络止痛。方用当归四逆汤加减：当归15g，桂枝9g，白芍18g，甘草6g，生姜9g，大枣15g，细辛3g，吴茱萸9g，木通6g，香附12g，5剂。

1977年11月25日二诊：连服上方8剂，本次行经腹痛大减，行经期工作如常，要求继续服药。末次月经11月22日，来诊当日未净。脉细弦软。舌质红，舌苔灰色。药既应手，继守前法。守上方加乌药9g，桃仁9g，益母草15g，以增强行气活血之力。

随访患者诉服药后经来再不疼痛，经行顺畅，经期工作如常。

按语 《妇人大全良方》说："妇人经来腹痛，由风冷客于胞络冲任"。本例患者脉微细，属阴阳气血俱弱，恶寒肢冷，属阳气外虚，不温四末。该患者月经初潮即痛经，是阳气不足，寒从内生所致。由于长期在农村工作，容易感受风寒之邪，寒邪入内，胞络积冷更甚，寒愈凝血愈瘀，所以经来小腹剧痛。痛时经量反多者，是瘀血阻滞经络，血不循经而然。手足厥冷，唇青面白为寒凝，脉细舌质淡红则属血虚。病由寒凝、血瘀、血虚所致。治宜温经散寒，养血活血，通络镇痛为法。取当归四逆汤加减治之。寒得温化，胞络疏利，故月经来潮时疼痛大减。

刘渡舟医案

白某，女，32岁。

深秋季节，在田间劳动时，适值月经来潮，因在野外就厕，当时自觉寒风吹袭下体，冷冽非常。不久而出现少腹冷痛，腰痛如折，难以忍耐。舌苔白润，脉弦细。经期风寒入客厥阴，络脉瘀滞而为病。予：当归12g，桂枝12g，赤芍9g，细辛6g，通草6g，大枣7枚，鸡血藤12g，石楠藤12g。服药仅2剂而痛止。

按语 当归四逆汤是治疗厥阴血虚寒证的主方。厥阴属肝，肝体阴而用阳，主藏血液，所以肝虚多以血虚为主。血虚则失其温煦之能，因而生寒。用当归四逆汤养血散寒以治之。本方在临床上可用来治疗妇女经期受寒的痛经、寒疝腹痛、寒痹关节疼痛、较严重的冻疮疼痛、血栓闭塞性脉管炎及雷诺病而见有肢端厥冷麻木疼痛，以及头目牵引疼痛等。凡属血虚有寒，或厥或痛，皆可选用，常能获得满意的疗效。

陈潮祖医案

范某，女，40岁，四川仁寿县人。

1977年5月因头痛如掣，十余年不愈就诊。时吾师正在仁寿带学生教学实习，遂应邀赴诊。自述：头掣痛十余年，起因不明，经中西医多方治疗无效。问诊：疼痛主要集中在巅顶，四肢欠温，头痛肢冷，遇阴冷天气均明显加重，饮食尚可，二便正常；望诊：面色晦黯，舌质略淡，舌苔薄白；切诊：两手冰凉，六脉沉细而紧。辨证：寒郁肝经，络阻气滞。治法：温经散寒，通络行滞。方药：当归四逆汤。当归10g，白芍10g，桂枝10g，细辛3g，大枣15g，通草5g，炙甘草5g，上方水煎服，每日1剂，连服3剂。

二诊时巅顶痛已愈，而痛处下移颈部，脉象较前充盛有神，余无特殊变化。原方加葛根10g，续服3剂而诸症悉愈。

按语　本案辨证要点在舌淡、苔薄白、肢冷、脉细而沉紧。肝主身之筋膜，筋脉遇寒则收引，遇热则松弛；肝为藏血之脏，血遇寒则凝涩，遇热则沸溢。今因寒伤厥阴，血脉受病，血因寒而凝涩，凝涩则血运不利；脉因寒而收引，收引则隧道紧缩，进一步妨碍气血运行。血以载气，血不至则气无由达，阳气不达四肢，则肢冷脉弱；阳气不达巅顶，则巅顶掣痛。当归四逆汤服后巅顶不痛而项痛作，此是寒邪太甚，挛急未解，再书此方，项痛亦解。认识得定，守法守方，非临床历练深厚者莫能为。本病头单痛历十余年不效，且现代理化检查亦无特殊发现，从表面看，似属难辨难治之证，但详察舌脉形证，虚寒之象仍较为突出，前期久治无功，或许正是失于详察之故。如舍脉证不究，则寒滞经脉这一主要矛盾就无从把握，治疗就无法摆脱以药试病的盲目性，盲目运用降逆止痛、缓急止痛、发散止痛等方药治之，则愈治而或邪气愈陷，或气液愈耗，不仅病不得解，且邪陷正伤，方向迷失，最是临床之大忌！

【现代研究】

当归四逆汤可通过降低前列腺素$F_{2\alpha}$/前列腺素E_2（$PGF_{2\alpha}/PGE_2$）比值，解除平滑肌收缩痉挛，缓解缺血、缺氧状态，改善痛经。当归挥发油含有Z-藁本内酯、别罗勒烯和丁烯基苯酞等成分，可抗炎镇痛、解痉、抑制血小板聚集，当归多糖具有造血活性、促进免疫、抗肿瘤、抗炎、抗氧化、抗衰老、抗病毒、护肝等多种药理活性；肉桂油可解除内脏平滑肌痉挛、缓解痉挛性疼痛；细辛中的挥发油、木脂素均可缓解多种急慢性疼痛。

（刘　艺）

第十五节　理　中　丸

【原文】

第386条：霍乱[①]，头痛，发热，身疼痛，热多欲饮水者，五苓散主之；寒多不用水者，理中丸主之。

第396条：大病差后，喜唾，久不了了者，胃上有寒，当以丸药温之，宜理中丸。

第5条：胸痹，心中痞[②]气，气结在胸，胸满，胁下逆抢心[③]，枳实薤白桂枝汤

主之；人参汤亦主之。(《金匮要略》)

【方药】

理中丸方

人参、干姜、甘草(炙)、白术各三两。

上四味，捣筛为末，蜜和丸，如鸡黄大，以沸汤数合，和一丸，研碎，温服之。日三四，夜二服，腹中未热，益至三四丸，然不及汤。汤法：以四物依两数切，用水八升，煮取三升，去滓，温服一升，日三服。加减法若脐上筑④者，肾气动也，去术加桂四两。吐多者，去术，加生姜三两。下多者，还用术；悸者，加茯苓二两。渴欲得水者，加术，足前成四两半。腹中痛者，加人参，足前成四两半。寒者，加干姜，足前成四两半。腹满者，去术，加附子一枚。服汤后，如食顷⑤，饮热粥一升许，微自温，勿发揭衣被。

【词解】

①霍乱：是以呕吐下利、吐泻交作为主要表现的疾病。因其发病突然，变化迅速，病势急剧，大有挥霍缭乱之势，故名霍乱。

②心中痞：指胸中及胃脘有痞塞不通之感。

③胁下逆抢心：指胁下气逆，上冲心胸。

④脐上筑：筑者，捣也，形容脐上跳动不安如有物捶捣。

⑤食顷：约吃一顿饭的时间。

【释义】

第386条：霍乱吐利交作，并见头痛，发热，身疼痛等证，是兼见肌表失和之象，须知其表非为感受外邪而发。霍乱见表证多为在里之邪影响肌表，致营卫失和之象。常因脾胃升降失司，中焦斡旋失常，里乱而外不安。其中，若寒多不用水者，是脾阳不足明显，正气抗邪力弱，故恶寒明显；脾阳不足，寒湿内蕴，故除吐利、恶寒明显外，还可伴见腹中冷痛、喜温喜按、舌淡苔白、脉缓弱等，为中焦阳虚较重，寒湿内蕴，清气不升，浊气不降，运化失职所致。故用温中祛寒燥湿法，以理中丸治之。因吐利证急，而丸药性缓，恐难救急，故云"然不及汤"，是以可改丸作汤，一方两用。

第396条：伤寒大病愈后，出现喜唾，多由脾肺虚寒所致。盖脾失健运，水湿不化，聚而生痰；肺气虚寒，宣降失职，水津不布，留而为饮。肺脾俱虚，津液不化，痰饮内聚而上泛，时时口中泛唾痰涎稀沫，且绵延日久不愈，此即"喜唾久不了了"。胸上有寒是对本证脾肺虚寒喜唾病机的概括。既属脾肺虚寒，温摄失司，必伴见口淡不渴，畏寒怯冷，小便清长，舌淡胖、苔白滑，脉缓弱等虚寒征象。治当温脾暖肺，散寒化饮，宜理中丸。肺脾得温，阳气健运，津液得化，多唾之证自愈。

《金匮要略·胸痹心痛短气病脉证并治第九》：本条论述胸痹的虚实异治。从本条的述证上看，其病机为"气结在胸"；主症为经常性"胸满"，阵发性"心中痞"及"胁下逆抢心"等。治疗时应辨其本虚标实、孰轻孰重之不同，采取不同的治疗方法。偏于实者，由于阴寒痰浊上乘，凝聚胸间，除原文所述外，其脉必以阴弦为著，且感心胸满闷，膨膨然气不得出等；偏于虚者，由于阳气虚馁，阴霾不散，蕴结心胸，除原文所述外，其脉必以阳微为著，并觉倦怠少气，甚则四肢厥冷，出冷汗等。偏于实者，应以枳实薤白桂枝汤祛邪为先；偏于虚者，当以人参汤（理中丸）扶正为急。

【注释选录】

方有执《伤寒论条辨》　"理，治也，料理之谓；中，里也，里阴之谓。参、术之甘，温里也。甘草甘平，和中也。干姜辛热，散寒也。"

成无己《注解伤寒论》　《内经》曰：脾欲缓，急食甘以缓之。用甘补之，人参、白术、甘草之甘，以缓脾气调中。寒淫所胜，平以辛热。干姜之辛，以温胃散寒。

王子接《绛雪园古方选注》　"理中者，理中焦之气，以交于阴阳也。上焦属阳，下焦属阴，而中焦则阴阳相偶之处。仲景立论，中焦热，则主五苓以治太阳；中焦寒，则主理中以治太阴。治阳用散，治阴用丸，皆不及于汤，恐汤性易输易化，无留恋之能，少致和之功耳。人参、甘草甘以和阴也，白术、干姜辛以和阳也。辛甘相辅以处中，则阴阳自然和顺矣。"

【临证指要】

理中丸或汤比甘草干姜汤多人参、白术两味。关于甘草干姜汤一方的功用，吴遵程认为是"胃虚挟寒之圣剂"；杨仁斋直指方曾用以治"脾中冷痛，呕吐不食"。可见甘草、干姜两药对虚寒性胃肠病有振奋作用。仲景曾说："用甘草、干姜以复其阳"。也就是指恢复脾阳而言。加人参有两种意义：《别录》说人参"疗肠胃中冷""消食开胃，调中益气"，这都是说人参能振奋胃肠的意思。《别录》说人参"止消渴"，元素说人参"生津液"，这是取其对吐利后丧失水分的患者有补益作用。加白术是取其"消痰水、益津液、暖胃消食"（《别录》），"治胃虚下利，止呕逆"（甄权）。理中丸或汤，能温中而益脾阳，和中而止腹痛，止吐止泻、开胃消食。

本方是健运脾阳的主方。凡脾阳不运，见上吐下泻腹痛等虚寒证者必须用此。假使脉微厥逆，心阳不足，便当加附子，那就是附子理中汤。假使有表证，便当加桂枝，那就是桂枝人参汤。

《妇人大全良方》中有：人参理中汤（即本方）治产后阳气虚弱，小腹作痛，或脾胃虚弱，少思饮，或后去无度，或呕吐腹痛，或饮食难化，胸膈不利者。妇科临床最常用于与脾胃虚寒有关的呕吐、泄泻、出血性疾病等疾病，如妊娠恶阻、崩漏、经行腹泻等。

【医案】

丛春雨医案

史某，女，28 岁，工人。1975 年 6 月 13 日初诊。

主诉：经行泄泻数周期。每值经行之前，脐腹作胀，胃脘胀痛，不思饮食，经行之时，大便泄泻，每日 2～3 次，惟晨起必便，急迫腹痛下坠，手足不温，面色苍白。月经周期正常，经量少，经色淡。经行之后，腰骶酸痛，查舌质淡红，薄腻苔，舌边有齿痕。脉沉缓，尺脉不足。证属脾肾阳虚，火不暖土，经行泄泻。治宜温肾健脾，升火暖土，方用理中丸加味：党参 15g，土炒白术 24g，茯苓 10g，炒山药 15g，炒扁豆 9g，补骨脂 10g，淡吴萸 6g，肉豆蔻 9g，干姜 9g，小茴香（盐炒）9g，升麻 4.5g，炙甘草 6g，大枣 3 枚。6 剂，颗粒剂，开水冲服。

服上方 6 剂后，大便次数减少，但晨起大便，下腹胀痛，不思五谷，脉舌同前。原方去炒山药、炒扁豆，加炒莱菔子 9g、生山楂 15g。并嘱患者用盐炒小茴香 40g、炒热大粒食盐 60g，热熨脐腹部，用毛巾包好，每晚睡前熨敷 30 分钟，慎防过热烫伤。内服和外敷后症状明显好转，食欲开，腹胀轻，大便转。

按语　程应旄：阳之动始于温，温气得而谷精运，谷气升而中气瞻，故名理中，实以燮理之功，予中焦之阳也。盖谓阳虚，即中气失守，膻中无宣发之用，六府无洒陈之功，犹如釜薪失焰，故下至清谷，上失滋味，五脏凌夺，诸证所由来也。参、术、炙甘草所以守中州，干姜辛以温中，必假之以燃釜薪而腾阳气。本案患者中阳不足，运化失职，饮食积滞，不通则痛，故见经行之前，胃脘胀痛，不思饮食。患者中气失守，膻中无宣发之用，故见经行泄泻。结合患者舌质淡红，薄腻苔，舌边有齿痕，脉沉缓，尺脉不足，证属脾肾阳虚，故理中汤加减。

朱良春医案

黄某，女，40岁。

便秘8年。平素依赖西药果导片、双醋芬汀片或牛黄解毒片，或中成药上清丸、麻仁丸等维持，若不用药，五七日不排大便，腹部胀满，苦不欲言，因久用泻下攻伐之剂，脾胃大伤，纳食不馨，面色萎黄，神疲乏力，舌淡苔薄白，脉沉细，证属脾胃虚寒，升降失常，运转无力，又久服泻下之剂，中气大伤，肠中津液匮乏，治当温中醒脾，益胃生津，方用仲景"理中丸"加味改汤，药用：党参15g，生白术50g，干姜、炒枳实、葛根各10g，炙甘草6g。服5剂，胀满好转，大便3日1次，纳食增加，续服5剂，腹胀消失，大便2日一行，减白术量为30g，守方又10剂，大便每日1次，诸症全除，面转红润，嘱以香砂六君丸善后，追访2年无复发。

按语　脉沉细者，阴盛之脉。腹胀，纳呆者，病在脾胃也。大便秘结者，此是太阴湿寒，则胃病湿寒而从化，不化大肠之燥，则燥盛而大便秘结也。所以有的阳虚阴盛，脾胃湿寒的便坚，都是此理。胃不化肠燥，则肠燥主气独盛，所以便坚而秘结也。

黄增强医案

患者，女，32岁，2001年3月16日初诊。

主诉：带下色白，绵延不断，二年余。

带下色白，绵延不断，已有二年余。中西药治疗效果不佳。近日病情加重，带下质稀如注，时有腰酸，四肢不温，食欲不振，头晕神疲乏力，大便溏泄，经行少腹冷痛，喜温喜按，舌质淡，苔薄白，脉虚无力。辨证：脾胃肾阳虚，寒湿下注。治当益气健脾，温肾止带。处方以理中汤加味：党参15g，白术12g，干姜9g，黄芪15g，茯苓15g，补骨脂10g，金樱子15g，芡实10g，炙甘草6g。5剂，每日1剂，水煎服。

二诊：症状明显减轻，效不更方，续服10剂痊愈。随访2年未复发。

按语　带下病的病因，不离虚实。王孟英说"湿热下注为实，精液不守为虚"。本证为脾肾两虚，不能化谷为精血，脾虚运化失职，寒湿内生，上泛为痰，下溢为带。中气不足，带脉弛缓，失去约束能力，水湿下注而致带下。脾肾阳虚，带下色白，大便溏泄，神疲乏力，腰酸。故用理中汤加味。方中党参、黄芪补益中气；干姜温中散寒；茯苓、白术健运脾土，渗湿止带；补骨脂补肾助阳，温脾止泻；芡实健脾止泻，固肾涩精止带；金樱子固精缩尿，与补肾涩精的芡实相配，治女子白浊白带；炙甘草补气，调和诸药。诸药合用，脾肾得补，寒湿祛除，运化正常，诸证皆愈。

【现代研究】

现代药理学研究发现，理中汤具有止泻、提高免疫功能、改善肾功能、预防肿瘤、提高有氧代谢、增加适应性产热等作用。理中丸含有甘草酸、异甘草素、6-姜酚、人参皂苷Rb1和白术内酯-Ⅰ等化学成分，提示其具有改善消化道吸收与胃黏膜血流障碍、免疫调节、抗炎止痛等功效。理中丸可以通过调节头孢氨苄血药浓度和环磷酸腺苷水平，改善脾阳虚吸收功能不良的情况；能够升高寒证模型大鼠的一氧化氮、总一氧化氮合酶含量，改善一氧化氮舒血管效应降低导致的胃黏膜血流障碍，增强细胞保护作用；通过增强脾脏功能，促进白细胞介素-2 水平升高等免疫调节机制，增强小鼠抗寒、抗疲劳的能力；能够降低胰腺组织中蛋白酶激活受体 2、胞浆型磷脂酶 A_2、前列腺素 E 受体 4 和瞬间受体电位通道 A1 受体的表达量，抑制 TRPA1 通道的活性，减少其下游炎症物质释放，从而改善胰腺炎症，缓解腹部疼痛。

（刘　艺）

第十六节　茵陈蒿汤

【原文】

第 236 条：阳明病，发热汗出，此为热越^①，不能发黄也。但头汗出，身无汗，剂^②颈而还，小便不利，渴引水浆^③者，此为瘀热^④在里，身必发黄，茵陈汤主之。

第 260 条：伤寒七八日，身黄如橘子色，小便不利，腹微满者，茵陈蒿汤主之。

第 13 条：谷疸之为病，寒热不食，食即头眩，心胸不安，久久发黄，为谷疸，茵陈蒿汤主之。（《金匮要略》）。

【方药】

茵陈蒿汤方

茵陈蒿六两，栀子十四枚（擘），大黄二两（去皮）。

上三味，以水一斗二升，先煮茵陈，减六升，内二味，煮取三升，去滓，分温三服，小便当利，尿如皂角汁状，色正赤，一宿腹减，病^⑤从小便去也。

【词解】

①热越：越，有向外发散、发扬之义。热越即里热之邪向外发泄。

②剂：即齐。

③水浆：泛指饮料，如水、果汁、蔗浆之类。

④瘀热：指血脉有瘀热。

⑤病：宋本《伤寒论》作"黄"，义胜。

【释义】

第 236 条：阳明病属里热实证者，若有发热，汗出者，可不断使体内实热向外发散，邪有去路，不能发黄，故称之为"热越"。若阳明病之热与湿相搏，湿热郁遏，蒸腾上越欲解，则见但头汗出，齐颈而止；但由于湿热交蒸遏阻，难分难解，齐颈以下身无汗，则湿热不能随汗而解；湿热内郁，膀胱气化不利，湿热下行之路亦不畅，则小便不利而赤；湿热内郁，气化受阻，津不上承，则渴饮水浆，但水浆入内反助其湿，使湿热益甚。本证既有汗出不畅，又有小便不利，湿热内郁，陷入血脉，形成瘀热，则身必发黄。治宜清热利湿，活血逐瘀退黄，方用茵陈蒿汤。

第 260 条：伤寒七八日，身黄如橘子色是湿热阳黄证的主要特征；小便不利，腹微满是湿热黄疸的基本症状，为湿热浊邪内蕴，气化不利，腑气壅滞所致。治宜清热利湿，方用茵陈蒿汤。

第 13 条：谷疸为湿热蕴结脾胃，郁蒸发黄。脾为营之源，胃为卫之本，湿热交蒸于脾胃，营卫之源壅塞不利，故寒热不食，此非太阳外感寒热；饮食之水谷精微可加重脾胃湿热，湿热之邪不能从小便排泄，反而向上逆行，故见食谷即眩，心胸不安；湿热瘀壅滞于中焦，肝胆疏泄不利，脾土壅滞，故腹满；若湿热熏蒸日久，血脉瘀阻，胆汁不循常道而外溢，则久久发黄为谷疸。治用茵陈蒿汤清泄湿热，活血逐瘀退黄。

【注释选录】

成无己《注解伤寒论·卷五》 小热之气，凉以和之；大热之气，寒以取之。茵陈、栀子之苦寒，以逐胃燥；宜下必以苦，宜补必以酸。大黄之苦寒，以下瘀热。

柯琴《伤寒来苏集·伤寒论注·卷三》 伤寒七八日不解，阳气重也。黄色鲜明者，汗在肌肉而不达也。小便不利，内无津液也。腹微满，胃家实也。调和二便，此茵陈之职。

尤在泾《伤寒贯珠集·卷四》 此则热结在里之证也。身黄如橘子色者，色黄而明，为热黄也；若湿黄则色黄而晦，所谓身黄如熏黄也。热结在里，为小便不利，腹微满，故宜茵陈蒿汤，下热通瘀为主也。

【临证指要】

茵陈蒿汤是治疗湿热黄疸的常用方，《伤寒论》用其治疗瘀热黄疸，《金匮要略》以其治疗谷疸。病因皆源于邪热入里，与脾湿相合，湿热壅滞中焦所致。湿热壅结，气机受阻，故腹微满、恶心呕吐、大便不爽甚或秘结；无汗而热不得外越，小便不利则湿不得下泄，以致湿热熏蒸肝胆，胆汁外溢，浸渍肌肤，则一身面目俱黄、黄色鲜明；湿热内郁，津液不化，则口中渴。此均为湿热内蕴之征。治疗上应遵循清热、利湿、退黄。方中茵陈清热利湿，利胆退黄，利小便。大黄性苦寒降泄，《神农本草经》认为，大黄"主下瘀血，血闭，寒热"，主清热除瘀，与茵陈二药合用可使湿、瘀、热之邪从二便排出。配伍栀子既可以清热也能开郁，《本草疏证》认为，栀子"于湿热成黄证，取其于郁中鼓畅发之气而开之"。三药配伍，通其瘀热，发其湿热，将湿、热、瘀前后分消，使之从二便排出。在妇产科临床，最常用茵陈蒿汤加减来治疗妊娠期肝内胆汁淤积症、母儿 ABO 血型不合、妊娠期肝炎等。总因水湿运化不利，郁而化热，胎毒邪热和水湿交蒸，湿热壅盛，熏蒸肝胆，发为黄疸，湿热交蒸于肝胆，胆汁外溢于肌肤而见瘙痒等。因此通过茵陈蒿汤清热利湿退黄，临床应用较多。茵陈蒿汤的临床应用不局限于治疗湿热黄疸，只要符合湿热瘀结病机，方证相合，可广泛应用于多个系统疾病的治疗，如女性的慢性膀胱炎、盆腔炎、阴道炎、尿路感染、痤疮等。湿热之邪不能从小便排泄，反而向上逆行，故见食谷即眩，心神不安，故对湿热上扰，心胸烦闷导致的妇科患者的失眠、发热、精神疾病等也具有很好的临床应用价值。

【医案】

曾倩医案

吕某，27 岁，女，O 型血（配偶 A 型），2012 年 7 月 1 日初诊。

主诉：停经 7 月余，发现免疫球蛋白 IgG 抗 A 效价测定升高 1 周，末次月经：2011 年 11 月 21 日，症见：小腹隐痛，无阴道出血，面色稍黄，食欠佳，纳眠差，大便干，小便黄，口唇痤疮，舌淡红、苔黄厚，脉弦滑。6 月 24 日查 IgG 抗 A 效价，为 1：256。ABO 血型鉴定正反：O 型，Rh 血型鉴定：Rh（D）阳性，不规则抗体筛选：阴性；B 超示：纵隔子宫。诊断：母儿血型不合，肝胆湿热证。予以茵陈蒿汤加异功散加减，共 4 剂，2 日 1 剂，每日 3 次，口服。处方：茵陈、炒栀子、白术、丹参、虎杖各 10g，茯苓、山药各 15g，南沙参 30g，熟大黄 3g，百合、扁豆各 20g，甘草 6g。

2012 年 7 月 8 日二诊：药后腹隐痛及口唇痤疮减轻，大便干及小便黄改善，睡眠好，舌暗红、苔白腻，脉弦滑。予以上方去百合，继进 4 剂，服药同上。20ml 的 50%葡萄糖 4 支，维生素 C3.0g，两药合用，静脉推注，每日 1 次，共 4 日。

2012 年 7 月 15 日三诊：药后腹隐痛及口唇痤疮消失，小便正常，面色正常，大便干明显改善，舌淡红、苔薄白，脉弦滑。7 月 15 日复查 IgG 抗 A 效价，为 1∶126。继服上方，共 4 剂，服法同上。后随访，IgG 抗 A 效价降至正常水平，顺产一女婴，母女健康，均无黄疸之患。

按语 母儿血型不合形成的关键是妇女孕后情绪波动较大或摄生不慎，导致肝郁疏泄失常，影响脾胃运化水湿功能，湿热熏蒸，导致胎儿胆汁分泌与排泄失常外溢形成，故治疗当以清热利湿、健脾益气为主，因本病虚实夹杂，当攻补兼治，方可有效。茵陈蒿汤可改善肝内血流凝滞状态，促进肝细胞再生，促进肝功能恢复，对肝病的治疗也大有裨益。因此茵陈蒿汤可通过减轻或修复肝细胞的结构与功能而实现退黄和治疗母儿血型不合的作用。

王付医案

常某，女，28 岁。

产后 2 日左右，出现腋下及阴部汗出色黄，因产后时间较短而未经治疗，不久因汗出较甚且色黄，并有异味，曾在附近几家医院门诊治疗月余，未见好转。根据汗出色黄有异味，舌红，苔薄黄，脉滑，辨证为湿热黄汗证，治以清热除湿，兼温阳通滞，方用茵陈芪芍汤：茵陈 18g，栀子 15g，大黄 3g，黄芪 15g，白芍 9g，桂枝 9g，醋 24ml。共 6 剂，每日 1 剂，水煎分 3 服。

二诊：汗出减轻，复以前方治疗 20 余剂，黄汗等症痊愈。

按语 辨治黄汗病变证机有湿热黄汗与寒湿黄汗。湿热黄汗多因湿热侵袭肌肤营卫，营卫被湿热所肆虐，湿热熏蒸，津液外泄。方中茵陈利湿清热退黄，栀子、大黄泻热燥湿退黄，黄芪益气固表，重用醋清泄湿热，桂枝通经散邪、通达腠理、和畅营卫，白芍泻热和营。方药相互为用，以奏其效。

张青医案

患者，女，55 岁。2013 年 6 月 5 日初诊。

主诉：嗅神经母细胞瘤术后 1 个月。患者于 2013 年 5 月因嗅神经母细胞瘤行鼻腔肿物切除术，手术前后共放疗 4 个周期。今为求中医治疗收住我院，入院症见：鼻中偶有黄色黏稠分泌物，乏力，纳差，夜寐欠安，二便调。入院后突然出现身目轻度黄染，大便色浅，小便色深，偶有全身皮肤瘙痒。肝功能异常，血尿胆红素水平升高，PET-CT 示胰腺占位性病变，结合病史及检查结果，嗅神经母细胞瘤胰腺转移可能性大，胰腺肿瘤压迫胆道所致胆道梗阻黄疸可能性大。考虑择期予 ERCP 减黄治疗，拟先予以中药控制患者病情。舌黯红，苔厚腻，脉滑。辨证为湿热中阻，毒邪蕴结证，予以茵陈蒿汤加减，处方：茵陈 20g，炒栀子 15g，大黄 10g，郁金 10g，金钱草 10g，生黄芪 15g，炒白术 15g，茯苓 10g，麦冬 10g，玄参 10g，紫河车 10g，白花蛇舌草 30g，仙鹤草 15g，炙甘草 6g。每日 1 剂，水煎早晚分服。持续服用 10 日后，该患者复查胆红素未有持续性升高，遂行 ERCP 减黄术。

按语 本例患者为胰腺转移瘤压迫胆道致胆道梗阻，从而并发黄疸，不久前已行嗅神经母细胞瘤手术，此时患者正气匮乏，余邪未尽，日久化湿化热，包绕成团，聚而成毒，梗阻胆道，致胆汁排泄受阻，进而引发黄疸。该患者发病迅速，实属突然，但究其原因与肿瘤迅速进展有关。予以郁金、金钱草等清热退黄；生黄芪、炒白术、茯苓等益气健脾，顾护脾胃之气；麦冬、玄参滋阴；紫河车、白花蛇舌草、仙鹤草等抗癌解毒，使利湿退黄的同时不忘抗体内余留癌毒。茵陈蒿汤为清热利湿退黄之名方，古方今用，在湿热黄疸应用方面有着很好的疗效，但是临床应用时应注意辨病辨证，对证施治，且用于肿瘤患者的时候还应注意辅以抗肿瘤药物。

【现代研究】

现代研究表明，茵陈蒿汤有保肝、利胆、抗感染、调节免疫等作用，对于具有炎症反应的湿热证疾病有较好的治疗效果。茵陈可以增加胆汁流量，缓解胆汁淤积，还可通过促进胆盐转运系统的恢复，进而提升胆汁排泄和转运，产生利胆作用。茵陈蒿汤中活性成分香豆素、栀子苷和大黄酸具有协同作用，可抑制脂质过氧化，保护肝脏细胞。

（刘　艺）

第十七节　黄连阿胶汤

【原文】

第303条：少阴病，得之二三日以上，心中烦，不得卧①，黄连阿胶汤主之。

【方药】

黄连阿胶汤方

黄连四两，黄芩二两，芍药二两，鸡子黄二枚，阿胶三两（一云三挺）。

上五味，以水五升，先煮三物，取二升，去滓，内胶烊尽，小冷，内鸡子黄，搅合相得，温服七合，日三服。

【词解】

①不得卧：即夜卧不宁而失眠。

【释义】

少阴心肾阴血素亏，感受外邪易从热化。心属火，位居上焦，肾属水，位居下焦。生理情况下，心火下交于肾，使肾水不寒，肾水上济于心，使心火不亢，谓之心肾相交，水火既济。若肾阴亏虚，不能上济于心，心火独亢于上则心中烦、不得卧，是谓心肾不交，水火不济。临床还当伴见口干咽燥，舌红少苔，脉沉细数等阴虚火旺的脉症。本证肾阴亏虚，心火亢旺，治宜清心火、滋肾阴、交通心肾，方用黄连阿胶汤。

【注释选录】

尤在泾《伤寒贯珠集·卷七》　少阴之热，有从阳经传入者，亦有自受寒邪久而变热者。曰二三日以上，谓自二三日至五六日或八九日，寒极而变热也。至心中烦不得卧，则热气内动，尽入血中，而诸阴蒙其害矣。盖阳经之寒变，则热归于气或入于血；阴经之寒变，则热入于血而不归于气，此余历试之验也。故用黄连、黄芩之苦，合阿胶、芍药、鸡子黄之甘，并入血中，以生阴气而除邪热。成氏所谓阳有余以苦除之，阴不足以甘补之是也。

柯琴《伤寒来苏集·伤寒论注·卷四》 此病发于阴，热为在里，与二三日无里证，而热在表者不同。按少阴受病，当五六日发，然发于二三日居多。二三日，背恶寒者，肾火衰败也，必温补以益阳；反发热者，肾水不藏也，宜微汗以固阳。口燥咽干者，肾火上走空窍，急下之以存津液。此心中烦不得卧者，肾火上攻于心也，当滋阴以凉心肾。

【临证指要】

肾为先天之本，藏精气。人体的生长发育和生殖功能，都取决于肾中精气的盛衰。整个女性的发育过程，肾中精气、天癸均起着极为重要的作用。天癸充足，月经才有可能来潮，《素问·上古天真论》曰："女子七岁肾气盛""二七而天癸至，任脉通，太冲脉盛，月事以时下，故有子"。而五十岁左右，天癸竭而经断。心主血脉，有调节气血的作用。更重要的是作为育子之腑的子宫，通过胞脉与心肾相连，《素问·评热病论》云："胞脉者属心而络于胞中"。《素问·奇病论》云："胞络者，系于肾"。子宫与心肾相连，受心肾所主宰。夏桂成教授认为："子宫之藏，实乃肾之封藏也，子宫之泻，实乃心气之动也"。肾阴不足，则子宫冲任无以滋养濡润，子宫藏之不足，临床上可见月经后期、月经量少、闭经、经断前后诸证。肾阴不足，不能上济于心，心火偏亢，心神不能内守，热扰子宫，子宫之泻太过，迫血妄行，可见月经先期、月经过多、崩漏、经期延长等。

黄连阿胶汤滋肾阴，清心火，心肾相交，阴阳平衡，使子宫的藏泻功能恢复正常，多用于治疗月经失调、崩漏、闭经、经前期综合征、绝经综合征、卵巢早衰等。凡见到烦躁、精神紧张、容易激动、失眠多梦，或口干咽燥，腰膝酸软等，证属于心火偏旺、肾阴不足、心肾失济者，皆可选用黄连阿胶汤。

【医案】

杨善栋医案 1

胡某，女，30岁，1987年7月4日初诊。

近年来，月经超前7～8日，有时一月两至，量多色红。此次经血如注，服胶艾四物汤、断血流等，十余日不已。症见头眩心悸，腰酸肢软，口干眠差，两颧色赤，五心烦热，小便短赤，舌红，脉细数。此为阴虚火旺、心肾失交所致，治宜养阴清热，凉血止血。方用黄连阿胶汤加味：黄连、牡丹皮各6g，黄芩、白芍、阿胶（化服）、茜草、炒枣仁各12g，生地黄24g，龙骨、牡蛎各30g，鸡子黄1枚（冲服）。服药3剂血止，心烦、眠差好转，后以六神汤（四君子汤加山药、扁豆）加生地黄、女贞子、墨旱莲、枸杞子等健脾滋肾收功。

按语 《素问·阴阳别论》谓："阴虚阳搏谓之崩"。阴虚则阳亢，阳亢盛则迫血妄行，下注成崩。故用黄连、黄芩苦寒清心火，阿胶养阴止血，白芍、鸡子黄滋补肾阴，配生地黄、牡丹皮、茜草凉血止血，龙骨、牡蛎潜阳固摄。因出血过多、气血亏损，故后予健脾滋肾以收功。

杨善栋医案 2

唐某，女，30岁，1989年4月23日初诊。

闭经2年余。患者于1985年丧子，此后精神抑郁，胸闷常太息，终日神志恍惚，心悸气怯，眠差多梦，纳食不香，口干唇燥，形体日渐消瘦，乃至月经闭止。舌质暗红苔薄，脉细数。此乃情志抑郁，心气停结，营阴暗耗，心火偏亢。治宜疏肝解郁，养心阴，通心气，清心火，和血脉。方用黄连阿胶汤化裁：黄连、远志、炙甘草各6g，柏子仁、合欢皮、麦冬、黄芩、泽兰、卷柏、牛膝、阿胶（化服）、白芍各12g，生、熟地黄各15g，香附9g，鸡子黄1枚（冲服）。上方连续服用20剂，心悸、失眠、多梦等症状减轻，月经来潮，但量少色暗。嘱继服上方10剂后，以逍遥丸与柏子仁丸交替服用3个月，巩固疗效。随访2年，月经正常。

按语　本例仿李东垣"安心补血泻火则经自行"之旨，方拟黄连阿胶汤化裁，养心阴、清心热、交心肾、通血脉，故经通而月水调。

杨善栋医案3

严某，女，47岁，1989年5月7日初诊。

近3年来自感烘热频繁，心悸，汗出，失眠，多梦，口苦咽干，大便干结，月经稀少，舌红苔薄，脉细数。诊断为绝经综合征。属肝肾阴虚、心火亢盛、心肾不交所致，治宜补肝肾、清心火、交通心肾，方用黄连阿胶汤加减：黄连5g，阿胶10g（化服），百合、生地黄各15g，麦冬、白芍、合欢皮各12g，远志8g，龙骨、牡蛎各30g，鸡子黄1枚（冲服）。水煎服，每日1剂。服药10剂，烘热、汗出、心悸好转，每夜睡眠6小时以上，续服上方巩固获愈。

按语　《素问·上古天真论》曰："女子……七七任脉虚，太冲脉衰少，天癸竭"，说明更年期妇女肾元虚衰，肾阴虚不能上济心火，心火亢盛，致使心肾不交，今以阿胶、白芍、生地黄、百合、麦冬养阴，补肾培本，黄连清心火，远志交通心肾，龙牡潜阳，标本同治，收效明显。

【现代研究】

黄连阿胶汤中，黄连所含小檗碱具有安神、调节神经及心脑系统的作用；黄芩、白芍均能缓解睡眠障碍，抑制大脑皮质兴奋；阿胶具有镇静及提高机体免疫力的作用。黄连阿胶汤主证为肾阴亏虚、心火太旺，对于临床属此证之病者，尤其伴见失眠、烦躁等表现者均可考虑使用。同时研究证明，黄连阿胶汤对阴虚火旺型老年卒中后失眠症患者也同样适用。同时也有临床数据显示，对于中老年心肾不交型失眠症患者，三诊过后，失眠症状有明显好转，精神状态也逐渐变好。糖尿病主要与心火旺、肾阴虚交互造成，而黄连阿胶汤主治心肾不交的理念在临床针对糖尿病患者也取得了很好的疗效。有关临床数据结果显示，黄连阿胶汤在防治更年期失眠症、绝经期综合征及顽固性失眠症等方面都具有显著效果。

（谭展望）

第十八节　炙甘草汤

【原文】

第177条：伤寒脉结代[①]，心动悸[②]，炙甘草汤主之。

【方药】

炙甘草汤方

甘草四两（炙），生姜三两（切），人参二两，生地黄一斤，桂枝三两（去皮），阿胶二两，麦门冬半升（去心），麻子仁半升，大枣十二枚（擘）。

上九味，以清酒七升，水八升，先煮八味，取三升，去滓，内胶烊消尽，温服一升，日三服，一名复脉汤。

【词解】

①脉结代：是结脉和代脉的并称。两种脉都是"脉来动而中止"，其中止无定数，无规律的为结脉；止有定数，有规律的为代脉。

②心动悸：形容心跳动得很厉害。

【释义】

本条冠以"伤寒"，当有恶寒、发热等表证。今不见发热恶寒，脉不浮而结代，并见心动悸，说明病始外感而渐内累于心，外邪已罢，仅存里虚之证。因太阳与少阴相表里，若心主素虚，复感外邪，则病邪每每深入少阴，使心脏受邪。心主血脉，赖阳气之温煦，阴血之滋养。心之阴阳气血不足，则见心动悸；心阳虚鼓动无力，心阴虚脉道不充，则有结代之脉。治宜炙甘草汤补阴阳、调气血以复脉。

【注释选录】

柯琴《伤寒来苏集·伤寒论注·卷四》 寒伤心主，神明不安，故动悸；心不主脉，失其常度，故结代也。结与代皆为阴脉，伤寒有此，所谓阳证见阴脉者死矣。不忍坐视，始制炙甘草汤，以欲挽回于已去之候耳。收检余烬，背城借一，犹胜于束手待毙乎？

【临证指要】

"百病皆生于气"，气充则强，气虚则弱。"女子以血为本"，血液循行体内，营养周身。在月经的产生中，血是月经的物质基础，而气是推动血液的动力，气为血之帅，血为气之母。气血不充，冲任亦虚，胞脉失于濡养。气血的亏虚亦会造成阴阳的亏虚。气虚则气血生化乏源，缺乏阳气推动、激发；血虚则津液不能濡养和滋润，不能充养血脉，阴津匮乏。

妇科疾病的虚证常同时存在气血阴阳亏虚，包括月经病、妊娠病、产后病等，在症状上多表现为经期或经后小腹绵绵作痛，经行量不多，颜色不定，神疲乏力，心情抑郁或烦躁，自汗盗汗，咽干舌燥，大便干结，舌红少津，脉虚数等。炙甘草汤滋阴养血，通阳复脉。原方治疗阴血阳气虚弱、心脉失养证及虚劳肺痿证，运用于气血阴阳不足均存在的妇科疾病之虚证时，既与养血滋阴、通阳益气相对应，又能充盈心血，从而使心神得调，诸病得治。

【医案】

夏阳医案

宋某，女，43 岁，2008 年 9 月 16 日初诊。

月经或提前或错后近 1 年。月经每次提前或错后 7~10 日，月经色淡，质稀，量少，末次月经 9 月 8 日。平时自觉乏力，气短心慌，腰骶酸痛，足跟痛，舌淡苔薄白，脉沉细涩。B 超示：子宫附件未见异常。诊断为月经先后不定期，证属心气不足，肾气亏损。治宜益气养血，补肾调经。方用炙甘草汤加减：炙甘草 10g，太子参 30g，桂枝 10g，麦冬 15g，生地黄 15g，阿胶珠 15g，炒枣仁 30g，白芍 10g，炙黄芪 20g，杜仲 15g，寄生 15g，菟丝子 30g，生姜 2

片。水煎服，每日1剂，服药7剂。

二诊：腰骶酸痛及足跟痛明显好转，气短心慌之症亦明显减轻，脉见流利，前方继服7剂。

三诊：月经于10月3日来潮，色红量增，上述症状消失。经期停药，经净后继服，前方加减连服3个月经周期来潮，量色正常。

按语 《妇人大全良方》指出："妇人以血为基本，气血宣行，其神自清。"临证治疗月经病重在调理气血，气血顺则月经和。《素问·五脏生成篇》又指出："诸血者皆属于心。"心藏神而主血脉，总统于血，心血在心气推动下完成血脉循行不息，参与化生经脉，排泄月经。心主血脉的功能如何，将直接或间接影响到妇女的生理活动和病理变化，只有心神畅达，心阳之气下降，心血下交于胞中，则月经才能按期来潮。根据《素问·上古天真论》"任脉通，太冲脉盛，月事以时下"可知，任通冲盛是月经产生机制的又一重要环节，而冲任二脉皆起于胞中，胞宫与心在经络上也有联属关系。如《内经》云："心气不得下通，胞脉闭也"，"胞脉者，属心而络于胞中"，可见胞宫的行经功能正常与否，和心之气血强弱有直接关系。应用炙甘草汤为基本方加减治疗妇科气虚血少之月经病，正是体现了从心论治之理法。

王峥医案

张某，女，32岁，1999年3月初诊。

产后42日恶露不止，淋漓不断，色淡红稀薄，无异味，每于活动后心悸，气短，烦躁，舌淡苔白，脉细数。此属气血两虚，立法益气滋阴，拟炙甘草汤加减治疗。处方：炙甘草20g，党参15g，阿胶10g（烊化），麦冬、生地黄、当归、艾叶炭各10g，墨旱莲20g，麻子仁6g，大枣5枚。每日1剂，水煎服。7剂后血止，于原方去艾叶炭，加炒白术10g，陈皮10g，5剂后，精神转佳，食纳渐增。

按语 产时失血耗气，以致冲任不固，不能摄血，而致恶露不绝，阴血愈虚。炙甘草汤为气血双补之剂，本方药味大多辛甘，具有补气升阳摄血、滋阴养血生血之功。麦冬、阿胶、生地黄、麻子仁、当归、大枣均为甘润之品，具有滋阴养血生血之功；炙甘草、党参具有补气升阳之功，既能摄血，又能生血，从而达到平衡阴阳、调和气血的作用，使出血得止，新血得生。

艾淑珍医案

李某，女，35岁，1999年4月23日初诊。

婚后六载未孕，素体薄弱，头目昏眩，心慌气短，咽干，月经先后无定期，20～50日一潮，色暗淡，量少，持续7～8日，经行少腹胀痛，得热则舒，白带不多，手心烦热，苔薄白，脉细。证属阴阳乖乱，气血不足，冲任失调。予以炙甘草汤加减：炙甘草15g，阿胶12g（烊化），麦冬10g，麻仁10g，桂枝10g，生地黄12g，党参15g，香附10g，艾叶12g，生姜5片，大枣5枚。每于月经期服之，每期10剂，连服6个周期后经调得孕。

按语 本例用炙甘草汤调补阴阳气血，达到冲任充盛，月事则可以时下。加艾叶、香附，旨在加强调气温经之力。可见炙甘草汤，只要审证确属气血两虚、阴阳失调为病者，均可用之，临床随症加减。

【现代研究】

炙甘草汤可以通过降低子宫平滑肌收缩力和单位时间内的收缩时间，明显抑制子宫平滑肌的活动力。而且这种抑制作用在一定的浓度范围内，随着浓度的增加不断增强。这与临床将炙甘草汤作为补益剂，用于治疗妇科、产科等病症是一致的。运用受体阻断剂进行机制探讨显示，中浓度血清可以和各阻断剂呈叠加的抑制作用，说明炙甘草汤含药血清对子宫平滑肌的抑制作用并非通过一个途径起作用，应当是多个途径的结果。主要可能与炙甘草汤含药血清抑制 L 型钙通道有关，且呈浓度依赖性作用增强。炙甘草汤还能够改善机体一般情况，增强免疫力，提高生命活力及延缓衰老过程。

（谭展望）

第十九节　乌　梅　丸

【原文】

第 338 条：伤寒，脉微而厥，至七八日，肤冷，其人躁，无暂安时者，此为脏厥[①]，非为蛔厥[②]也。蛔厥者，其人当吐蛔。今病者静，而复时烦，此为脏寒[③]。蛔上入膈，故烦，须臾复止，得食而呕，又烦者，蛔闻食臭出，其人当自吐蛔。蛔厥者，乌梅丸主之。又主久利。

【方药】

乌梅丸方

乌梅三百个，细辛六两，干姜十两，黄连一斤，当归四两，附子六两（炮，去皮），蜀椒四两（出汗），桂枝六两（去皮），人参六两，黄柏六两。

上十味，异捣筛，合治之，以苦酒渍乌梅一宿，去核，蒸之五升米下，饭熟，捣成泥，和药令相得，内臼中，与蜜，杵二千下，丸如梧桐子大。先食饮，服十丸，日三服，稍加至二十丸。禁生冷、滑物、臭食等。

【词解】

①脏厥：肾脏真阳极虚而致的四肢厥冷。
②蛔厥：蛔虫内扰，气机逆乱而致的四肢厥冷。
③脏寒：此指脾脏虚寒，实为肠中虚寒。

【释义】

本条首先提出脏厥，目的在于与蛔厥作鉴别。蛔厥因蛔虫内扰所致，多有吐出蛔虫的病史，故曰"其人当吐蛔"。由于肠寒胃热，蛔虫避寒就温，不安于肠而上窜于胃，蛔虫上扰，故见心烦，甚则伴有剧烈腹痛而呕吐。若蛔虫内伏不扰，其心烦、腹痛、呕吐等症即可随之缓解或消失，故曰"须臾复止"。若患者进食，蛔虫因闻到食物气味，动而上窜，不仅心烦、腹痛、呕吐等症又作，且可因胃气上逆，蛔虫随之吐出。蛔虫内扰，气机逆乱，阴阳气不相顺接，故见四肢厥冷。蛔厥证为上热下寒、蛔虫内扰所成，治当清上温下、安蛔止痛，方用乌梅丸。文末"又主久利"，补述乌梅丸不仅能治疗蛔厥，又可治疗寒热错杂，虚实互见的久利不止之证。

【注释选录】

尤在泾《伤寒贯珠集·卷八厥阴篇》 伤寒脉微而厥，寒邪中于阳也。至七八日，身不热而肤冷，则其寒邪未变可知。乃其人躁无暂安时者，此为脏厥发躁，阳气欲绝，非为蛔厥也。

蛔厥者，蛔动而厥，其人亦躁，但蛔静则躁亦自止，蛔动则时复自烦，非若脏寒之躁无有暂安时也。然蛔之所以时动而时静者，何也？蛔性喜温，脏寒则蛔不安而上膈；蛔喜得食，脏虚则蛔复上而求食，甚则呕吐，涎液从口中出。按古云：蛔得甘则动，得苦则安。又曰：蛔闻酸则静，得辛热则止。故以乌梅之酸，连、柏之苦，姜、辛、归、附、椒、桂之辛，以安蛔温脏而止其厥逆；加人参者，以蛔动中虚，故以之安中而止吐，且以御冷热诸药之悍耳。

【临证指要】

《临证指南医案》指出："女子以肝为先天"。肝经循行于人体的二阴及乳房，从而决定生殖器的病变多与肝经有关，因此肝对女性生理、病理有直接影响。从五脏功能看，肝藏血的功能，对女子则体现在月经的来潮，调节女性生殖功能的冲、任二脉，其正常功能的发挥有赖于肝血的滋养。肝主疏泄，肝的疏泄功能正常，人的心情舒畅，气血平和，女子月事才能按时而下，产后乳汁才按时分泌。可见生理上女子与厥阴肝经密切相关，又妇人生理上以血为本，所以妇科疾病发生与厥阴肝、气血、冲任关系密切。

若病邪侵厥阴，则肝失条达，气机不畅，阴阳失调，从阴化则为寒证，从阳化多为热证，正邪交争，邪胜则病进，正复则病退，故阴阳胜复，寒热错杂为妇科疑难病特征。另外肝气郁结也可致气滞血瘀，则疏泄与藏血失调，疏泄失调则坎中之阳亏损而下寒，藏血失调；则离中之阴亏损而上热，此时当升不升，当降不降，当变而不得变，致使阴阳各走其偏而呈上热下寒之寒热错杂证。妇科疾病的病机特点恰好与厥阴病病机相吻合，乌梅丸为治疗厥阴病之主方，乌梅丸加减治疗妇科杂病常获奇效。

【医案】

谷凌云医案 1

王某，女，32 岁，2010 年 10 月 15 日初诊。

婚后 4 年未避孕未妊娠，18 岁月经初潮，痛经始于初潮，呈渐进性加重，3 年前左侧卵巢行腹腔镜巧克力囊肿剥离术。术后服用孕三烯酮 3 个月人为闭经，因肝功能异常而停药。停药后月经随之来潮，即出现痛经加重，各种温补、理气化瘀诸药备尝效不佳。平素月经后期，量少不畅，血块多。刻下值月经第 2 日，少腹疼痛，放射至肛门，甚则全身冷汗，四肢不温，少腹部喜温热、喜按压，恶心欲吐，急躁易怒，头痛以巅痛为主，口苦、口干伴口渴，乳房胀痛，腰膝酸软，大便稀薄，每日 3～4 次，舌质红苔白腻，脉弦滑而数。予以乌梅丸，清上温下、祛瘀止痛。处方：乌梅 15g，炮附子 6g，肉桂 6g，桂枝 10g，炮姜 10g，川椒 6g，小茴香 10g，黄连 3g，黄柏炭 10g，黄芪 15g，当归 10g，蒲黄炭 10g，五灵脂 10g，益母草 20g，桃仁 10g，红花 10g，川牛膝 10g，白芍 20g，甘草 10g，肉豆蔻 15g。7 剂，水煎服。服药后痛经显著好转，伴随症状亦改善。方药随症略有增减，连服 1 月余，以后平日服八珍益母丸、艾附暖宫丸，月经前 1 周来服中药汤剂至月经结束，以善其后，连服 3 月余，半年后妊娠，产一女婴。随访 2 年未复发。

按语　该患者中年女性病史长，又行腹腔镜手术，本为正气不足，又遇后天损伤，加之欲妊娠迫切，最终导致肝、脾、肾多脏失调，气机失于调畅，冲任胞脉受阻，不通则痛，不荣则痛，郁久又可生热，致寒热虚实错杂之证。乌梅丸补肾、调肝、健脾，寒热并用，调理阴阳。方中乌梅、白芍酸以补肝体、疏肝气；肉桂、炮姜、炮附子、桂枝、小茴香、川椒暖宫散寒、温中扶脾；黄连、黄柏炭清郁热；蒲黄炭、五灵脂、益母草、桃仁、红花活血化瘀止痛；黄芪、当归、肉豆蔻益气健脾，养血补虚，共奏奇效达到治愈目的。

谷凌云医案 2

杜某，女，50岁，2011年8月13日初诊。

近1年月经紊乱，经量减少，经期长短不一，头痛时作，耳鸣目眩，颈部以上时有烘热汗出，烦躁不安，心悸易惊，失眠，腰背疼痛怕冷，小腹遇寒亦痛，口腔溃疡反复发作，缠绵难愈，夜尿频数，大便溏薄，舌偏红少津，脉弦细数。该患曾服多种补肾中药效不佳。予以乌梅丸温补脾肾，养肝血，滋下清上，通阳达郁。处方：乌梅30g，附子6g，桂枝10g，干姜10g，细辛3g，川椒6g，黄连10g，黄柏10g，当归10g，黄芪20g，生地黄10g，炙甘草10g，茯苓30g，益智仁15g，桑叶30g，金樱子15g，远志10g，珍珠母30g，浮小麦30g，生甘草10g。7剂，水煎服。服药后临床症状均有改善。方药随症略有增减，连服20余剂，除月经量仍少外，其他症状消失。

按语　更年期这类病症病程长、体征少、自觉症状多、又变幻无穷，临床见月经紊乱、头晕目眩、心悸、五心烦热、便溏、畏寒肢冷等寒热错杂的表现，选用乌梅丸，补肾、调肝、健脾，寒热并用，调理阴阳。方中重用乌梅，酸甘化阴以滋补肝体，通达阳郁，调整气机；附子、干姜、桂枝、细辛之辛热以温补脾肾之阳；黄芪、茯苓、当归健脾补气血；黄连、黄柏之苦寒以清肝热；益智仁、金樱子益脾气、补肝肾；远志、珍珠母滋肝阴、清肝火、安神定志；浮小麦益气除热治自汗、盗汗。乌梅丸治疗绝经综合征在临床上屡验屡效。

谷凌云医案 3

王某，女，46岁，2013年12月7日初诊。

因反复带下量多伴腰酸疼痛1年余就诊。曾服完带汤、补中益气汤、知柏地黄丸等反复不愈。近2个月来又见带下量多，色白、色黄稠，有腥臭味，时夹有血性分泌物，头晕，失眠，腰膝酸痛，下肢及腰部常有冷感，少腹痛，夜尿增多，月经量多，色黯，面色晦暗，舌淡苔白，脉沉迟。予以乌梅丸温补脾肾，清利肝胆湿热。处方：乌梅30g，白芍12g，黄连10g，黄柏10g，桑螵蛸30g，芡实20g，炮附子6g，川椒9g，细辛3g，炒白术12g，山药20g，茯苓30g，续断10g，川楝子6g，苦参15g，土茯苓30g，败酱草10g，肉豆蔻15g。共7剂，水煎服。服药后带下明显减少，腰酸冷痛及夜尿多均减轻。续服20剂后，症状完全消失。后予以人参健脾丸、知柏地黄丸善后巩固疗效。随访1年未再复发。

按语　带下病的病机是脾虚、肾虚、湿邪伤及任带二脉，使任脉不固，带脉失约，脾肾虚是疾病根本，湿邪是疾病本原，湿邪入侵，脾、肾、肝功能失调。该病纯虚症少，虚实夹杂者居多，而且病久湿邪内蕴又可化热，带下病反复发作易形成寒热错杂之证，故选乌梅丸。方中重用乌梅味酸可收涩止带，且乌梅又有抗菌消炎、增强免疫之功效；茯苓、炒白术、芡实、山药、土茯苓健脾祛湿止带；苦参、黄连、黄柏、败酱草、川楝子清热解毒、祛湿杀虫；白芍、肉豆蔻、续断、桑螵蛸补益肝肾、调固任带二脉；炮附子、川椒、细辛温阳健脾除湿止带。乌梅丸寒热并用，阴阳并调，收到理想疗效。

【现代研究】

乌梅丸可寒热并用，扶正祛邪，邪正兼顾，纵观近十几年的临床研究进展，乌梅丸的临床应用范围远超主方之治，因其适用于寒热错杂之证的治疗，因而现今被广泛应用于临床各科且具良效，同时体现了中医"异病同治"的治病法则。

乌梅丸具有镇静、镇痛和抗惊厥的作用。乌梅丸能够调节女性内分泌水平，升高雌二醇，降低卵泡刺激素。乌梅丸通过升高血清中的 5-羟色胺、脑源性神经营养因子水平，起到改善睡眠、提高睡眠质量、缓解焦虑的作用。乌梅丸可以降低外周血 Th17 细胞比例、Th17/Treg 比值及 Th17 细胞分泌的 IL-17 水平，升高外周血 Treg 细胞比例、血清 IL-10 的含量，缓解抑郁情绪。乌梅丸对大肠杆菌、金黄色葡萄球菌、溶血性链球菌等多种球菌和杆菌均有抑制作用，能够增强小鼠巨噬细胞的吞噬功能，对炎症控制有较好的效果。

（谭展望）